SV

Bitte schreiben Sie uns Ihre Meinung
per E-Mail an leseexemplar@suhrkamp.de
oder per Post an den Suhrkamp Verlag,
Pappelallee 78-79, 10437 Berlin

Sie sind damit einverstanden,
dass Ihre Meinung ggf. zitiert wird.

LESE-EXEMPLAR
Bitte keine Rezensionen
vor dem 04. März 2017

STEPHAN LOHSE

EIN FAULER GOTT

Roman

Suhrkamp

Erste Auflage 2017

Druck: CPI – Ebner & Spiegel, Ulm
Printed in Germany
ISBN 978-3-518-42587-9

EIN FAULER GOTT

Meiner Mutter

EINS

ES WÄRE BESSER, die Raufaserkrümel bewegten sich. Wenn sie an den Rand auswichen, könnte die Tapete in der Mitte reißen und die Decke dahinter gleich mit. Das Dach würde einstürzen. Der Dachstuhl würde sich durchs Haus bohren. Die Ziegel würden in den Garten fallen und die Büsche zerhauen. Man könnte den Himmel sehen.
Die Maschine würde starten. Sie würde Impulse vom Bauchnabel durch Lichtkabel an die Oberfläche senden. Die Relaisplatten unter der Haut würden klicken. Der Unterdruck in den Gehirnfunkschläuchen würde sie vibrieren lassen. Die Zentrale Verwaltung würde übernehmen.
Er würde fliegen, das kaputte Haus hinter sich lassen, den zerstörten Garten, die Siedlung, den Wald. Die Wiesen und die Wege. Die Bundesstraße. Die Welt.

Ben ist krank, ohne wirklich krank zu sein. Der Platz hinter seiner Nase ist durchs Weinen gewachsen und stößt von innen gegen seine Augen. Eigentlich müsste er aufstehen. Doch er traut sich nicht. Gestern ist sein Bruder gestorben. Ab heute ist Ben ein Einzelkind und mit Mami allein. Sein Bruder hieß Jonas. Er war acht und in der Dritten, und Ben hat ihn Piepmanscher genannt. Wie sein Bruder jetzt heißt, weiß Ben nicht, die Seelen haben lateinische Namen.

Irgendwo im Haus geht eine Tür. Dann noch eine. Mami lebt. Sie war zu gleichen Teilen seine und Jonas' Mutter. Was mit Jonas' Teil geschieht, ist unklar. Vielleicht bekommt Ben ihn. Vielleicht nicht.

Als Ben gestern aus der Schule kam, war Mami bereits aus dem Krankenhaus zurück. Er wollte ihr von dem Wunderschwimmer Mark Spitz und seinen bisher sechs Goldmedaillen erzählen und dass Mark Spitz in den letzten vier Jahren um zehn Jahre klüger geworden sei und nun vorhabe, Zahnarzt zu werden.

Doch Mami flüsterte ihm zitternd ins Ohr, dass sie ihm etwas sehr Trauriges sagen müsse. Dass sie im Krankenhaus erfahren habe, dass Jonas am Morgen seiner Krankheit erlegen sei und dass dies gestorben bedeute. Dass es offenbar schnell gegangen sei und bestimmt nicht wehgetan habe. Dass sie glaube, dass Gott nach Hilfe gesucht und sich für Jonas entschieden habe. Dass sie aber trotzdem traurig sein dürften und dass Jonas jetzt eine Seele sei.

Gott ist eine Art Herr Behrends des Himmels, der die Seelen an ihren Armen packt, bis der Schmerz in ihnen pocht, und sie zum Arbeiten in die äußersten Ecken des Himmels verbannt, wo sie nackt und mit verdreckten Gesichtern aufräumen müssen und putzen und Gottes Sachen durch die Gegend schleppen. Gott selbst ist faul in seiner Allmacht, und es bereitet ihm Freude, den Brüdern die Brüder zu stehlen und den Müttern ihre Kinder. Er ist unersättlich. Es gibt im Himmel mehr Tote als Lebende auf der Erde. Während Gott wie Herr Behrends, sein Sportlehrer, die Seelen machen ließ, weinte Mami und hatte zum Sprechen keine Luft mehr. Ben weinte auch. Er konnte nicht mehr aufhören.

Später starrte Mami ewig lange die Küchentür an. Es sah aus, als verwüchsen ihre Augen mit ihrem Gesicht, als sei ihr Ge-

sicht aus Holz und die Augen die Astlöcher und die Haare die Fusseln auf den Wurzeln und die Haut die Rinde, die sich furcht und faltet und keine Blätter und kein Spechtloch. Wie von einem plötzlichen Wind gekrümmt, stand Mami auf und nahm Jonas' Stundenplan von der Küchentür. Sie fuhr mit den Fingern über die Stunden und sagte, sie müsse in der Schule anrufen.
Zum Essen gab es Nudelauflauf. Mami aß nichts und Ben die Nudeln mit viel Rotze. Den Pudding durfte er auf Mamis Schoß essen. Er weinte noch immer und machte Mamis Blusenkragen nass mit Tränen und Nachtisch. Es störte Mami nicht. Ben schloss die Augen und machte sich schwer, um für Jonas mitzuwiegen. Dann schlief er an Mamis Schulter ein.

Heute Morgen schämt er sich. Er findet sich nicht traurig genug. Die Zeit, die Jonas im Krankenhaus war, hatte ihm gefallen. Er hatte sich vorgestellt, Mamis Ehemann zu sein, ein Ehemann, der die elektrischen Kontakte im Toaster putzt und die Serviettenringe geradebiegt. Der die Nägel, die in alten Babybrei-Gläsern im Heizungskeller aufbewahrt werden, ihrer Größe nach ins Regal sortiert, der für seine Frau ein schönes Muster ins Kaleidoskop schüttelt und kenntnisreich am Cognac nippt. Der sich, wenn sich Mami nach dem Krankenhaus erschöpft aufs Sofa legt, in den Sessel gegenübersetzt und mit ihr klönt. Spätestens am Dienstag hätte Jonas nach Hause kommen sollen.
Doch stattdessen hat seine Seele seinen Körper verlassen. Sie ist aus ihm herausgeweht, hat auf ihn hinuntergesehen und sich gewundert, dass man seinem Körper die Hände gefaltet hat. Es sieht aus, als bete er und als sei er ein Heiliger. Doch Jonas betet nicht. Beten ist ihm zu langweilig, und Achtjährige können nicht heilig sein, dafür sind sie zu jung. Eine Haarsträhne liegt verirrt auf seinem Gesicht und sticht in sein

linkes Auge. Sie wird nach seinem Tod noch etwas wachsen, das hat Ben einmal in einem WAS-IST-WAS über Menschen gelesen. Jonas hätte die Strähne weggeblasen, doch als Seele fehlt ihm die Kraft dazu. Nach einiger Zeit weht Jonas' Seele durch ein offenes Fenster. Ben schätzt ihre Geschwindigkeit auf die eines Vogels. Auf dem Weg in den Himmel könnte sie mit einem Flugzeug kollidieren, einer Boeing von Lufthansa oder Condor. Dem Flugzeug würde der Zusammenstoß nichts ausmachen, doch die Seele könnte auseinanderreißen und zerflattern, denn sie besteht hauptsächlich aus Luft. Die Seelenteile müssten sich dann wiederfinden. Schafften sie es nicht, dürften sie nicht in den Himmel. Jonas konnte gut Rad fahren und ziemlich gut schwimmen. Warum sollte er nicht auch gut fliegen können? Von Mami weg und von ihm, an den Flugzeugen vorbei und in den Himmel. Ben weint. Er ist nun doch traurig genug. An der Tür klopft es.

»Darf ich reinkommen?«, fragt Mami.
»Ja«, sagt Ben und wischt seine Tränen ins Bettzeug.
»Ich habe dir Kakao gemacht.«
»Danke.«
»Hast du Hunger?«
»Nein. Es ist immer noch Nudelauflauf drin.«
»Später solltest du aber etwas essen.«
Der Kakao hat eine Haut. Sie ist eklig, doch Ben trinkt sie mit, ohne das Gesicht zu verziehen.
»Lässt du mich unter deine Decke?«
»Ja«, sagt Ben.
Mami legt sich in sein Bett mit allem, was sie anhat. Ihrem Rock und der puddingverschmutzten Bluse von gestern. Nur die Hausschuhe zieht sie aus. Sie legt ihren Arm auf ihr Gesicht, und Ben hört sie atmen. »Möchtest du mit mir über Jonas sprechen?«

Ben weiß nicht, was er sagen soll. Er übt mit einem Ford Capri Autobahnpolizei an der Kante des Kopfkissens einparken. »Jonas hat dir im Krankenhaus ein Bild gemalt. Es zeigt eine Rakete. Ich habe es mitgebracht und auf den Küchentisch gelegt. In dem Fenster der Rakete steht eine Blumenvase, und an ihrem Eingang wacht ein Hund. Jonas' Bettnachbar hat sich über die Farbe des Raketenfeuers beschwert. So ein Feuer sei nicht grün. Ich finde das grüne Feuer aber schön.«
»Weißt du, dass Jonas nicht gewusst hat, dass Astronauten ihr Essen aus der Tube essen? Ich habe es ihm gesagt. Dass bei den Nudeln auch die Tomatensoße mit drin ist, und dass Schnitzel ein bisschen flüssiger sind, damit sie vorne durch den Ausgang passen. Jonas wollte dann Astronaut werden und Gerald mitnehmen. Ich habe ihm gesagt, dass Hunde nur in russischen Raketen erlaubt sind. Auch Spielzeughunde nur.«
Mami weint unter ihrem Arm. »Komm her«, sagt sie.

Sie verbringen den Nachmittag unter der Decke wie in einer Höhle und unterhalten sich über Jonas und die Kinder, die er im Krankenhaus kennengelernt hat, über das Mädchen ohne Haare, dessen Geschlecht man nur daran erkenne, dass es ein Album mit Pferdeglanzbildern mit sich herumtrage, über den großen Jungen, dem ein Bein fehle bis unters Knie und der deswegen den ganzen Tag heule, und über die asiatischen Zwillinge, von denen nur einer krank sei, der andere aber nicht gehen wolle und angedroht habe, loszuschreien, sobald man ihn zwinge. Sie erinnern sich, dass Jonas im letzten Winter nicht mehr Schlitten fahren wollte, weil ihm der Schnee leidtat, wegen des Rostes von den Kufen, und dass er als Papst dauernd über sein Messgewand aus Badezimmervorleger gestolpert ist. Sie sprechen über Rex Gildo und sein schönes Lied *Fiesta Mexicana* und über den bemerkenswerten

Umstand, dass das Orchester Kurt Edelhagen bei der olympischen Eröffnungsfeier zum Einmarsch der Nationen Stücke mit Takten von 114 Schlägen pro Minute gespielt habe, weil der Mensch dann am lockersten gehe, und dass dies mit seiner Größe zusammenhinge und den Auswirkungen der Erdanziehungskraft auf ihn. Sie unterhalten sich auch über die Farbe von Jonas' Haut, die in den letzten Tagen etwas gelb war.
»Hat Jonas geschlafen, als er gestorben ist?«, fragt Ben.
»Ja, bestimmt«, sagt Mami. »Da bin ich mir sicher.«
»Das habe ich mir gedacht«, sagt Ben. Er beginnt zu weinen und schlägt mit der Faust aufs Bett.

Am Abend zünden sie für Jonas eine Kerze an. Es ist wie Weihnachten in klein. Die Flamme zittert auf dem Docht, und die Schatten der Gegenstände flattern über die Wände. Ben erinnert sich, dass Jonas wegen seines Namens manchmal geglaubt hat, in einem Wal zu leben. Er erzählt es Mami.
»Das habe ich nicht gewusst«, sagt sie.
»Ja«, sagt Ben. »Er hat gedacht, dass er im Magen von dem Wal lebt. Und dass die Wände des Magens sich bewegen können und man aufpassen muss, dass man nicht hinfällt und im Magenschleim landet, weil der nach Fischkotze schmeckt. Deshalb hat der Piepmanscher Ersatzwände aus Lego gebaut, die den Walmagen abstützen, damit er sich nicht zusammenziehen kann oder in der Mitte durchhängt.«
»Das habe ich nicht gewusst«, sagt Mami.
»Ja«, sagt Ben.

Als er müde wird, fragt Ben, ob er Träumerle haben dürfe. Träumerle ist seine Puppe. Sie ist glatzköpfig, sie war schon zu oft beim Friseur.
»Wo ist sie?«

»Bei Jonas. In seinem Zimmer.«
Mami gibt Ben einen Kuss. »Es tut mir leid, Ben. Ich kann das nicht. Nicht heute.«
»Ja«, sagt Ben und nickt.
»Gute Nacht«, sagt Mami. Sie zögert, dann sagt sie: »Gute Nacht, Jonas.«
»Gute Nacht, Jonas«, sagt Ben.
Nachdem Mami gegangen ist, verzieht Ben sein Gesicht, wegen der Haut auf dem Kakao von vorhin.

BEN HAT GENUG VOM FALSCHEN KRANKSEIN. Er zieht sich an und geht hinunter. Er muss heute nicht zur Schule und morgen auch nicht. »Das kann warten«, hat Mami gesagt, »du gehst erst wieder, wenn du möchtest.« Er darf sich selbst aussuchen, wann er zur Schule gehen möchte, und findet, dass das ruhig mal richtig lange warten kann. Mami ist im Wohnzimmer. Sie hat die Sessel aufs Sofa gestellt, die Vorhänge abgenommen und die Zimmerpflanzen auf die Terrasse getragen. Sie hat die Bücher aus dem Regal geräumt und sie stapelweise gegen die Wand gelehnt. Sie steht auf Zehenspitzen auf einem Stuhl, besprüht die oberen Regalbretter mit einem Putzmittel und wischt sie ab. Nach jedem Wischen untersucht sie den Schmutz auf dem Wischlappen. Dann schüttelt sie den Kopf und wischt noch einmal.
»Hallo«, sagt Ben.
Ohne sich umzudrehen, sagt Mami: »Du kannst hier jetzt nicht rein, ich mache hier sauber. Geh in die Küche. Dort steht Frühstück für dich.« Als Ben gehen will, sagt sie: »Gib mir noch den Poliboy.«
Ben weiß nicht, was sie mit Poliboy meint, und gibt ihr einen Schwamm.

»Den Poliboy, Benjamin, die Flasche auf dem Fensterbrett, du kannst doch lesen. Und nimm die Vorhänge mit, die kannst du die Kellertreppe hinunterwerfen.«
Ben muss zweimal gehen, die Vorhänge sind schwer.
»Später kannst du mir die Leiter halten, wenn ich das Fenster putze.«

Ben toastet eine Scheibe Brot und schmiert Butter darauf. Die Butter ist weich, sie schmilzt und tropft durch das Brot, er hebt es an und sieht kleine Butterseen auf dem Frühstücksbrettchen schwimmen. Er rührt mit dem Messer durch die Kirschmarmelade und drückt die Früchte zur Seite. Er mag nur das Flüssige. Er versucht, es aufs Brot zu schieben, dabei fallen einige Kirschen auf den Tisch. Bens Hände kleben, die Butter auf dem Brettchen riecht sonderbar, und das Wachsmalkreidefeuer auf dem Raketenbild ist wirklich sehr grün.
»Mein Gott, Benjamin, was ist das für ein Schweinkram? Geh ins Wohnzimmer. Ich mache das hier sauber.«
Ben geht ins Wohnzimmer und setzt sich auf das Stück Sofa, auf dem kein Sessel steht. Seine verklebten Hände hält er sich vors Gesicht, damit sie nichts einschmieren.
Aus der Küche ruft Mami: »Pass auf, dass du nichts einschmierst.«
Ben zählt die Hälfte der Kord-Rippen des Stücks Sofa, auf dem er sitzt, und verdoppelt sie. 56 Rippen.
»Bring mir den Wischlappen.«
Ben klemmt den Wischlappen zwischen seine Ellenbogen und trägt ihn in die Küche.
»Sag mal, willst du mich veralbern?«
»Meine Finger sind verklebt.«
Er lässt den Wischlappen fallen und wäscht seine Finger an der Spüle. Er will ins Wohnzimmer zurück, doch Mami sagt: »Nein, da sauge ich jetzt.«

Ben fragt, ob sie eigentlich wisse, wie viele Rippen das Sofa habe. Nein, das wisse sie nicht und das wolle sie auch nicht wissen. »Setz dich hier hin und warte, dass du mir später die Leiter halten kannst.«
Während Mami das Wohnzimmer saugt, bekommt Ben Hunger. Das Frühstück ist mittlerweile abgeräumt, er öffnet den Küchenschrank und findet eine Packung Spaghetti. Er betropft drei Spaghetti mit Ketchup und zerknabbert sie. Mit einer vierten Nudel spielt er Dirigent. Mami kommt in die Küche. »Was soll denn das jetzt?«
Ben weiß nicht, wo er das Spaghetti hinlegen soll.
»Wirf das weg. Und komm mit, mir die Leiter halten.«
Als Mami Wischwasser auf seinen Kopf tropfen lässt, hat Ben auch vom Gesundsein genug. Er geht wieder hinauf. Dabei hält er sich am Treppengeländer fest. Das hat er noch nie gemacht. Er zieht seinen Schlafanzug an, legt sich ins Bett und baut aus einem Stück Decke eine Garage für den Ford Capri Autobahnpolizei und einen Aufenthaltsraum für die Polizisten, wo sie in ihre Funkgeräte sprechen können.

Später kommt Mami ins Zimmer. Sie setzt sich auf die Bettkante und hört auf, sich zu bewegen. Sie verwandelt sich wieder in einen Baum, nur dass der Baum heute nach Polyboy riecht. Ben stellt sich vor, dass es knarren würde, bewegten sich Mamis Astarme oder ihr Hals aus Stamm. Irgendwann zieht Mami ihre Gummihandschuhe aus, und es knarrt dann doch nicht. Sie streicht über Bens Haare und entschuldigt sich bei ihm.
»Wofür?«
Mami legt sich heute nicht mit unter die Decke, aber sie erzählt Ben ein Märchen. Ein Prinz soll eine hässliche Prinzessin mit einer schuppigen Warze im Gesicht heiraten, obwohl er in die schöne Tochter des Schmieds verliebt ist

und schon einige Male mit ihr heimlich beim Tanz war. Der Drehorgelspieler auf dem Tanzboden weiß Abhilfe, er ist im Nebenberuf Zauberer und zaubert dem Mädchen einen imposanten Stammbaum mit Baronessen und Baronen als Verwandtschaft. Das Märchen geht gut aus. Der König ist von der erzauberten Herkunft der Tochter des Schmieds so beeindruckt, dass er der Vermählung mit seinem Sohn nicht nur zustimmt, sondern obendrein verlangt, sie in allem Pomp durchzuführen. Die Warzenprinzessin wird aus dem Land gejagt. Sie muss sich künftig in Dänemark jemanden zum Heiraten suchen. Die Stelle mit dem Gestorbensein und dass sie noch lebten, wenn nicht, lässt Mami weg. Sie zieht Ben den Schlafanzug glatt, damit er auf keiner Falte liegt, und wartet, bis er einschläft.

›PIETÄT‹ STEHT IN GOLDENER SCHRIFT auf dem Schaufenster des Bestattungsinstituts. Dahinter ist eine Blechdose ausgestellt, die auf einem samtbezogenen Sockel steht. In den Falten des Samts liegen Kienäppel zur Verzierung. Ben wollte zunächst nicht mitkommen, dann doch, dann wieder nicht. »Ist Jonas da?«, fragte er. Mami beruhigte ihn. Jonas befinde sich nicht im Bestattungsinstitut, man habe einen Raum für ihn gefunden, in dem es angenehm kühl sei, doch sei Jonas' Seele von dieser Kälte ganz und gar unbeeindruckt.
Im Institut sieht es aus wie in einem Hotel. Von der Decke hängt ein Kronleuchter, der grüne Teppichboden ist so weich, dass man in ihm versinkt, und die Wände sind holzgetäfelt. Herr Pietät, der Inhaber des Instituts, ist sehr klein. Er rutscht von seinem Stuhl, kommt hinter dem Schreibtisch hervor und reicht Mami die Hand: »Frau Schrader, nicht wahr? Nehmen Sie doch bitte Platz.«

Er deutet auf zwei Stühle, die vor dem Schreibtisch stehen. Er wartet, bis Mami und Ben sich gesetzt haben, dann besteigt er seinen Stuhl, indem er sich an der Kante seines Schreibtisches hochstemmt.
»Mein Mann«, sagt Mami. »Mein Mann meinte, ich solle … ich weiß nicht.«
»Ja, Frau Schrader«, sagt Herr Pietät. »Es ist so, dass ich Ihren Gatten gebeten habe, ein Angehöriger möge den Sarg vor Ort auswählen. Es ist doch eine sehr persönliche Angelegenheit.«
Während er spricht, wackelt Herr Pietät ununterbrochen mit dem Kopf. »Für die Größe der Grabstätte, die wir in Ohlsdorf erwerben möchten, ist die Sarglänge ausschlaggebend. Bei einer Länge von 1,60 Metern, die ich Ihnen bei einem achtjährig Verstorbenen empfehlen würde, hätte die Grabstätte eine Größe von 2,20 Meter mal 90 Zentimeter. Wenn Sie mir erlauben möchten, Ihnen hierzu unser Sortiment an Kindersärgen vorzulegen …«
Herr Pietät öffnet eine Ledermappe, die wie eine Speisekarte aussieht. Ben zwingt sich, nicht hineinzusehen. Auf der Kommode hinter dem Herrn steht ein ausgestopfter Vogel.
»Dieses wäre dann Kiefer natur, und hier hätten wir Kiefer weiß lackiert.«
»Ich weiß nicht. Ich weiß es nicht. Vielleicht dieser hier.« Mami tippt auf die Speisekarte.
»Gern. Wünschen Sie Beschläge aus Messing?«
»Ja … Aus Messing.«
Der Vogel ist bunt. Er hat einen blauen Kopf und rote Backen. Sein Gefieder ist braun, übersät von hellen und dunklen Flecken. Er hat einen weißen Kragen und lange Schwanzfedern.
»Und der Grabstein?«, fragt Mami.
»Das hat keine Eile, Frau Schrader«, sagt Herr Pietät. »In frühestens zehn Wochen wird das Grab abgehügelt. Erst dann

kann der Stein gesetzt werden. Hierfür gibt es keine verbindlichen Fristen.«
Der Vogel steht auf einem halbierten Ast. Er hat seinen Schnabel geöffnet, als würde er gleich singen.
»Ich empfehle gerne eine Winterabdeckung mit Nordmanntanne. Zur Frühjahrsbepflanzung eignen sich dann Stiefmütterchen, Traubenhyazinthen oder Vergissmeinnicht. – Möchtest du den Fasan einmal aus der Nähe betrachten?«, fragt Herr Pietät. Sein Kopf wackelt in Bens Richtung.
»Nein, danke«, sagt Ben und sieht erschrocken auf den grünen Teppich.
»Ach, und wenn ich Sie daran erinnern dürfte, den Text für die Trauerkarten zu entwerfen, damit ich die Druckerei beauftragen kann.«
»Was, um Himmels willen, soll ich denn schreiben?«, fragt Mami und sieht ebenfalls auf den grünen Teppich.
Herr Pietät erklärt, dass die Metapher des Schlafs sich als zweckdienlich erwiesen habe, etwa in dem Sinne, dass der geliebte Verstorbene sanft entschlafen sei. Er wartet, bis Mami wieder aufsieht, dann sagt er: »Alles Geldliche wurde im Übrigen bereits im Voraus von Ihrem Herrn Gatten im fernen Frankfurt geregelt.«
»Ja ... Dann vielen Dank, Herr Freen«, sagt Mami.
Ben wird rot. Er starrt Mami an und denkt: Herr Pietät. Mami steht auf, putzt sich einen unsichtbaren Fussel vom Mantel und fasst nach Bens Hand. Herr Pietät springt von seinem Stuhl und geleitet sie zur Tür. Plötzlich schnappt er nach Luft und sagt: »Oh, bitte warten Sie noch einen Augenblick.«
Er durchquert trippelnd das Institut und verschwindet durch einen Spalt in der Holztäfelung. Ben spürt einen kalten Luftzug. Kurze Zeit später taucht Herr Pietät wieder auf. Er streckt ihnen eine Schallplatte entgegen: »*Wohlan denn, mein Herz, nimm Abschied*«, liest er vor. »Wir haben unseren Kun-

den eine Platte mit Musik zur trauernden Andacht zusammengestellt.«
»Vielen Dank, Herr Freen«, sagt Mami und lügt, »wir haben leider keinen Plattenspieler.«
Herr Pietät wackelt traurig mit dem Kopf.

BEN STEHT PÜNKTLICH AUF. Er wäscht sich, putzt seine Zähne und packt seine Sachen. Er wird heute zur Schule gehen.
»Bist du dir sicher?«, fragt Mami.
»Ja«, sagt Ben.
»Sie werden dich dort alles Mögliche fragen. Oder sie werden dich gar nichts fragen und dich nur sonderbar ansehen. Oder sie tun so, als sei nichts geschehen. Sie werden traurig sein, und dann wirst du denken, dass du sie trösten musst. Vielleicht werden sie dir auch helfen wollen. Sie werden auf jeden Fall anders sein als sonst.«
»Macht nichts«, sagt Ben.
Bei den Haferflocken bemerkt Ben, dass Mami ihn beobachtet. Er sieht in die Schüssel und stellt sich vor, dass die Flocken Inseln sind und ihr Rand Strand.
»Weißt du denn, was du heute hast?«
»Französisch, Erde, Mathe, Bio und Sport.«
»Und hast du deine Sachen?«
»Ja.«
»Deine Turnsachen auch?«
»Ja.«
»Gut. Dann bringe ich dich«, sagt Mami. »Und ich hole dich später auch wieder ab.«

Es regnet. Zum ersten Mal seit Jonas gestorben ist, regnet es. Auf dem nassen Asphalt dröhnt der DAF doppelt laut. Mami schafft die Einfahrt zum Schulparkplatz im zweiten Anlauf. Sie parkt den DAF neben dem roten Audi von Herrn Behrends, dreht sich zu Ben und richtet den Kragen an seinem Anorak.

»Willst du wirklich?«, fragt sie. »Du musst nicht.«

»Doch«, sagt Ben.

Mami lächelt aus nassen Augen. Sie streicht ihm komisch übers Gesicht und gibt ihm einen Kuss. »Vergiss mich nicht.«

Ben steigt aus und rennt über den Parkplatz. Hinter einem Mauervorsprung versteckt er sich in einem Hagebuttenbeet. Er hält die Luft an und lauscht. Dabei wischt er sich Mamis Lippenstift vom Mund. Er möchte, dass sie wegfährt, doch er kann den DAF nicht hören, der Regen prasselt auf seine Kapuze. Neben dem Beet gehen Füße vorbei. Füße in Gummistiefeln, in Halbschuhen, zweimal in Turnschuhen und einmal Füße in Sandalen. Das sind die von Guido Borgmann. Ben wartet, bis keine Füße mehr kommen, dann steigt er aus den Hagebutten. Der Platz neben dem roten Audi ist leer. Mami ist weg. Ein Mädchen kommt zu spät. Es läuft an Ben vorüber und sieht ihn sonderbar an, es ist aber nicht in seiner Klasse.

Ben schleicht durch die Flure. Hinter den geschlossenen Türen hört er Lärm. Als er die Tür zur 6c öffnet, kitzeln seine Zähne. Seine Nase zieht sich zusammen und schiebt etwas nach oben, das von innen Tränen in seine Augen drückt. Tränen kann er jetzt nicht gebrauchen. Er zieht seine Kapuze ins Gesicht und sieht halb zu Boden. Es wird still. Ein paar reden noch, aber leise. Susi Gronewoldt hält ihren Kopf schief. Arno Barkhahn und Oliver Erdmannsdorff sehen sich etwas im Papierkorb an. Matze Schmidt zirpt durch seine Zahnlücke. Dagmar Vollrath liest ein Buch und kitzelt sich mit der Spitze

ihres Zopfes im Gesicht. Das ist aber nichts Besonderes, das macht sie jeden Morgen.
Ben überlässt sich der Zentralen Verwaltung. Sie fährt ihn summend zu seinem Platz. Thorsten Mähler, zu blöd für Erdkunde, geht neuerdings in die Realschule und wird wohl doch kein Bundeskanzler. Nach den Sommerferien blieb der Platz neben Ben zunächst leer. Eigentlich sollte dort der Sohn seiner neuen Französischlehrerin Madame Windgassen sitzen, doch man habe ihrem Sohn mehrere Polypen aus der Nase entfernen müssen, »les poulpes«, sagte Madame, und er habe sich deshalb einige Tage Erholung verdient. Inzwischen sitzt der Neue auf Thorsten Mählers Platz. Ben schiebt die Bücher, die er auf Bens Hälfte verteilt hat, auf seine Hälfte zurück und zeichnet wortlos eine unsichtbare Linie über die Mitte des Tisches. Dann zieht er seinen Anorak aus und holt sein Französischbuch aus dem Ranzen.
Madame betritt den Klassenraum.
»Bongschur, Madame Windgassen«, sagt Martina Pölcher.
»Salut, mes enfants. Isch bin schon wieder zu spät. Pardon. Eigentlisch muss isch in die Klassenbuch eingeschrieben werden. Madame Windgassen zu spät. Trop tard. Sie hat ihre Schuhe nischt gefunden. Aber sie sind schön, die Schuhe, n'est pas, Susanne?« Madame zeigt ihre Schuhe. »Les chaussures.« Sie glänzen und haben hohe Hacken. Susi nickt, erst von oben nach unten, dann zur Seite und in Bens Richtung.
»Oh, Benjamin, wie schön, dass du wieder da bist!« Madame Windgassen tritt an Bens Tisch und ordnet seine Haare. »Isch habe dir schon vermisst.« Sie beugt sich vor und flüstert: »Wenn es nischt mehr geht, meldest du disch, schnips, schnips, und wir finden die Lösung, einverstanden?«
»Einverstanden«, sagt Ben, ohne auszuatmen, um nicht aus Versehen Madames vornehmen Duft wegzupusten. Der Neue neben ihm wird knallrot.

Madame tritt vor die Klasse und entrollt ein Schaubild. Es zeigt das Leben einer französischen Familie. Auf dem ersten Bild sitzt die Familie um einen Tisch. La famille. Le table. Die Mutter, der Vater, die Kinder. La mère, le père, les enfants. Madame klopft mit einem Bleistift auf den Kopf der Mutter. »Ça c'est Madame Leroc.« Das ist Frau Leroc. »Et ça c'est Monsieur Leroc.« Herr Leroc.
»Il est au chômage, parce qu'il est stupide«, flüstert der Neue. Er ist immer noch knallrot.
»Ce sont les enfants!«, ruft Madame.
Geschrieben sieht es aus wie Elefanten, es heißt aber Kinder. Das Kind rechts ist Lucien Leroc, das links Nicole Leroc. Nicole ist la sœur von Lucien, und Lucien le frère von Nicole. Frère heißt Bruder. Ben hat das Gefühl, dass ihn alle anstarren, er hält die Luft an und verschwindet mit seinem Gesicht im Ausschnitt seines Nickis. Als er wieder atmen muss, erfährt er, dass Nicole und Lucien la fille et le fils de Madame et Monsieur Leroc sind. Die Kinder eben. Auf dem nächsten Bild sitzt Madame Leroc in einer Konditorei. Die Bedienung sieht aus, als hätte sie was getrunken. »Voulez-vous un café?« Wollen Sie einen Kaffee? »Oui, avec plaisir!« Ja, mit Milch. Auf dem nächsten Bild geht die Familie am Abend gemeinsam ins Kino. Le soir. Le cinéma. La famille.

In der großen Pause fragt Susi Gronewoldt, ob Ben Lust habe, Gummitwist zu spielen, Beate Seibert und Anke Petersen würden auch mitmachen. Ben sagt, er habe noch nie Gummitwist gespielt. Das mache nichts, sagt Susi Gronewoldt und dreht ihre Arme wie Windmühlenflügel, er könne ja das Gummi halten. Ben sieht sich um, ob Jungs zusehen, dann zieht er das Gummi über seine Knöchel. Die Mädchen hüpfen. Dabei singen sie: »Die Wissenschaft hat festgestellt, dass Rote Beete Gift enthält.« Das ist ja sehr peinlich. Ben sieht, dass der Neue

sich an den Mauervorsprung gehockt hat und ihn beobachtet. Er zerreibt eine Hagebutte zwischen seinen Fingern.
»Ich muss den Neuen mal was fragen«, sagt Ben und gibt Susi Gronewoldt das Gummi zurück. Sie hält ihren Kopf immer noch schief. Ben stellt sich vor den Neuen und sieht auf ihn herunter. »Was heißt auf Französisch: Meine Eltern sind geschieden?«
Der Neue sieht Ben lange an, ehe er sagt: »Mes parents sont divorcés.«
»Und was heißt: Mein Bruder ist gestorben?«
»Mon frère est mort.«
Es klingt wie ermordet. »Und wie heißt du noch mal?«
»Christophe.«
»Das ist ja auch Französisch.« Und ein bisschen wie durch Polypen geatmet.
»Du kannst Chrisse sagen, wenn du willst. Die meisten sagen Chrisse.«
»Mal sehen«, sagt Ben.

Nach Sport bei Herrn Behrends wartet Mami auf dem Parkplatz. Sie steht neben dem DAF im Regen und raucht.
»Das ist hier verboten«, sagt Ben.
»Das macht mir nichts«, sagt Mami.
La mère, wundert sich Ben.

IN DER NACHT ERWACHT RUTH durch ein vages sexuelles Verlangen. Es beschämt sie. Sie richtet sich auf und wartet, dass ihr die schmale Lust vergeht, die sie in ihrer Lage für unzulässig tierhaft hält. Nach einiger Zeit geht sie auf den Flur hinaus, lauscht an der Tür zu Bens Zimmer und an der Tür zu Jonas' Zimmer ebenso.

Sie kehrt ins Schlafzimmer zurück, setzt sich auf eine Heizdecke, schlägt die Enden der Decke um ihre Füße und schaltet die Decke ein. An der Wand gegenüber hängt eine oval gerahmte Schwarz-Weiß-Fotografie ihrer Eltern, die Anfang 1953 am Deutschen Eck aufgenommen wurde. Kurz zuvor hatte Ruth ihren Mann Hans kennengelernt, von dem sie seit etwa einem Jahr geschieden ist. Er hat die Eltern damals fotografiert. Papschs liebes Gesicht, die Augen hinter dem Glas seiner schlecht sitzenden Brille grotesk verzerrt, die Mutter in kalter Distanz zu ihm, in schwarzem Vorkriegspelz. Die unerbittliche Forderung im Blick ihrer Mutter hält Ruth die Stunden bis zum Morgen wach.

DER GRÜNE ANORAK des Piepmanschers ist vom Haken gerutscht. Er liegt als rasenbewachsene Insel im schwarzen Linoleummeer des Flurs. Sein höchster Punkt ist die linke Schulter, dort steht ein Ausflugslokal. Eine Hügellandschaft führt zum Hafen am Reißverschluss hinab. An den Zähnen des Reißverschlusses werden Segelboote vertäut. Bergsteiger klettern über die Kapuze in den Krater eines erloschenen Vulkans. Die Hauptstadt der Insel liegt unterirdisch in der Brusttasche. Auf den Nähten verkehren Taxis und ein Linienbus.
Mami hebt den Anorak auf und bringt ihn nach oben. Die Stelle, wo der Anorak gelegen hat, ist jetzt leer. Die Stelle neben der Terrassentür, wo Jonas' Gummistiefel gestanden haben, ist auch leer. Mami hat die Gummistiefel schon vor Tagen weggeräumt.

»Gehst du heute wieder zur Schule?«, fragt Mami.
»Ja«, sagt Ben.

»Ich kann dich bringen, aber ich kann dich nicht abholen. Vielleicht ist es vernünftiger, wenn du mit dem Rad fährst.«
Ben weiß nicht, was er sagen soll.
»Wenn du aus der Schule kommst, werde ich noch unterwegs sein. Ich mache Erledigungen in der Stadt und muss danach noch zum Bestattungsinstitut.«
»Warum hast du eigentlich Herr Freen gesagt?«
»Weil der Herr so heißt.«
»Wieso?«
»Weil das sein Name ist.«
»Ich dachte, er heißt Herr Pietät.«
»Wie kommst du darauf?«
»Das steht an seinem Fenster.«
»Das ist der Name des Instituts.«
Mami hängt Ben den Schlüssel um den Hals.
»Und was heißt das?«
Mami denkt nach. »Es bedeutet, dass man sich, wenn ein Mensch gestorben ist, rücksichtsvoll verhält. Zu Jonas' Beerdigung werden wir schwarze Kleidung tragen. So wissen die anderen, dass wir in Trauer sind. Sie können Rücksicht auf uns nehmen. Das nennt man Pietät.«
»Herr Freen«, sagt Ben.
»Nimm dir heute Mittag was aus dem Kühlschrank, wenn du Hunger hast.«

Nach der Schule durchsucht Ben das Haus nach Stellen, die noch nicht leer sind. Am Türrahmen im Wohnzimmer sind die Striche vom weihnachtlichen Messen. Bens Striche sind blau, die vom Piepmanscher rot. Er hat Ben überholen wollen. Unter der Tischplatte des Esstisches kleben massenhaft Jaffa-Schilder, die sie von den Apfelsinen gepult haben, und ziemlich viele Popel, was Mami nicht wissen darf. Im Teppich ist ein Brandloch. Als Jonas sich mit Pappis Fotolampe den Po aufwärmte, hat er nicht aufgepasst, und die Lampe hat sich durch den Teppich gekokelt. Auf dem Fenstersims liegt ein langweiliger Stein. Weder eingeschlossene Tiere noch Quarzsprenkel. Jonas hat ihn im Garten gefunden. In der Küche hat Jonas, wenn sie allein waren, gekocht. Er hat den Schalter für die Schnellkochplatte so oft hin und her gedreht, bis die Lampe, die den Betrieb der Platte anzeigt, durchgebrannt ist. Er hat Brötchen in Würstchenwasser eingeweicht und sie zum Trocknen in den heißen Ofen gelegt, er hat Kirschen gebraten, Nudeln mit Nutella beschmiert und Maggi darüber geschüttet, und einmal hat er Rosenkohl getoastet. Ein Kollege von Pappi hatte auf einer Jagd einen Hirsch geschossen und Pappi gefrorenes Hirschragout geschenkt. »Das ist ein Hirsch aus dem Hunsrück«, hat Pappi gesagt, »den essen wir an unserem Hochzeitstag.« Doch Jonas hat das Ragout einige Tage später aufgetaut und mit Schokostreuseln gebraten. Es hat abscheulich geschmeckt. Sie haben sich nicht getraut, das Ragout ins Klo zu kippen, also haben sie es im Garten beerdigt, im Grab ihres verstorbenen Goldhamsters Kasimir Kolumbus. Zum Glück hat der Hochzeitstag dann nicht mehr stattgefunden, Pappi war einige Wochen zuvor ausgezogen. In das Zimmer vom Piepmanscher traut sich Ben nicht hinein.

Er geht in Mamis Schlafzimmer und schließt die Tür hinter sich. Es ist kühl. Das Fenster steht offen. Mami hat ihre Seite des Bettes noch nicht gemacht. Die Bettdecke ist von der Matratze gerutscht. Auf dem Laken liegt eine Heizdecke.

Pappis Seite des Bettes ist unberührt. Auf seinem Nachttisch liegt ein Buch. *Zur Berechnung der Bruchlast von Trägerrostbrücken aus Stahlbeton.* An der Wand über Mamis Nachttisch hängt ein Foto. Mamis Eltern in Schwarz-Weiß. Gegenüber eine Schrankwand. Ben öffnet eine Schublade. Mamis Unterhosen. Sie sehen aus wie Kinderunterhosen mit Verzierung. Hinter ihnen eine vergessene Unterhose von Pappi. Sie ist groß und hat vorne einen Schlitz, aber keine Verzierung. Der Schlitz ist Ben etwas peinlich. In der Schublade darunter Mamis Unterhemden. Sorgfältig gebügelt und ordentlich übereinandergelegt. Hinter einer Schranktür Mamis Röcke und Blusen, auf Bügeln an einer Stange hängend. Ben streicht über den Ärmel einer Bluse, es knistert und fühlt sich kühl an. Er schiebt die Bluse zur Seite und setzt sich in den Schrank. Er streckt sich, zwingt sich zu rücksichtsvoller Pietät und erinnert sich, dass er die Kasperleglocke ins Bestattungsinstitut mitnehmen wollte, um sie in Jonas' Sarg legen zu lassen. Der Piepmanscher hätte im Fall seines Scheintodes läuten können. Doch seitdem Mami heute Morgen Jonas' Anorak in sein Zimmer getragen hat, weiß Ben, dass der Piepmanscher wirklich tot ist. Er liegt, verlassen von seiner Seele, die einen lateinischen Namen trägt, im kalten Luftzug hinter der Holztäfelung des Herrn Freen, vor der Ben sich von einem Vogel mit einem blauen Kopf von der Pietät hat ablenken lassen.

Die Tür wird aufgestoßen. Mami kommt herein. Sie trägt eine schwarze Seidenbluse, ein schwarzes Kostüm, Ohrringe, eine Halskette und Schuhe mit hohen Hacken und einem grünen Preisschild auf der Sohle. Sie hat sich Locken machen lassen, die sie hochgesteckt trägt. Sie sieht aus wie zu Besuch. Sie wirft einige Tüten aufs Bett. Aus einer Tüte rutscht ein Karton mit einem gelben Spielzeugkipper. Vielleicht ein Geschenk für Ben zur Beerdigung. Mami setzt sich und zieht ihre neuen Schuhe aus. Sie leckt über ihren Zeigefinger und betupft eine wunde Stelle an ihrem Knöchel. Dabei entdeckt sie Ben im Schrank. Sie springt auf. »Bist du verrückt geworden? Was hast du hier zu suchen? Verschwinde aus meinem Schrank! Das ist mein Schrank! Das sind meine Kleider! Das ist mein Schlafzimmer! Mein Schlafzimmer ist für euch absolut tabu! Raus hier!« Sie zerrt an Bens Arm, und ihre rot lackierten Fingernägel graben sich in seine Haut.

STATT DEN GEWOHNTEN WEG ZU NEHMEN, fährt Ruth abseits der Straße über einen schmalen, unbefestigten Wirtschaftspfad entlang des Moores zum Krankenhaus. Regen prasselt auf die Scheiben, Zweige schlagen gegen die Autotüren, trübes Wasser spritzt aus den Pfützen.

Bei dem Versuch, mit einem Messer ein eingetrocknetes Kaugummi aus dem Führerhäuschen eines Spielzeuglasters zu entfernen, brach Ruth versehentlich dessen Beifahrertür ab. Statt den Laster zu reparieren, zerkratzte sie seine Windschutzscheibe, stach auf die Pritsche ein und schnitt einige Kerben in einen der Hinterreifen. Dann warf sie den Laster in den Müll. Bevor sie Ersatz besorgen konnte, starb Jonas. Mittlerweile hat sie einen kostspieligen Kipper gekauft, der auf gezacktem Stollenprofil fährt und dessen Mulde aus gelb lackiertem Zinkguss gefertigt ist.

Ruth parkt den Wagen auf dem Bürgersteig. Sie steigt aus, hetzt durch den Regen und duckt sich unter das düstere Portal des Krankenhauses, das dem ersten Bataillon der SS-Standarte Germania 1937 als Festung erbaut worden war. Bruchrauer Sandstein. Ewige Siegeszuversicht.
Einige Augenblicke später steht sie im Flur der Kinderstation vor dem Zimmer Nummer 14, ohne sich erinnern zu können, wie sie dort hingelangt ist. Sie wischt sich den Regen von der Stirn, zwingt sich ein Lächeln aufs Gesicht, klopft an die Tür und tritt unaufgefordert ein.

Jonas' Bett unter dem Fenster ist abgezogen, ein Nachttisch liegt quer über der Matratze und verdeckt nur unzureichend einen Fleck. Im Bett nebenan liegt ein Mädchen. Es schläft. Seine Zöpfe sind so fest geflochten, dass sie wie struppige Wüstenpflanzen vom Kissen abstehen. Aus einer Infusionsflasche rinnt Flüssigkeit in das Mädchen.
Im Schwesternzimmer trifft Ruth auf die Oberschwester.
»Oh«, sagt die Schwester. Ein Buchstabe ist von dem bunten Namensschild aus gebrannter Knetmasse, das an ihrem Kittel steckt, abgefallen. Gu run.
»Mein Name ist Schrader«, sagt Ruth.
»Ich weiß, Frau Schrader.« Die Schwester stellt ein Tablett ab und fasst Ruth am Arm, eine Geste, die vermutlich freundlich gemeint ist, Ruth jedoch anmaßend erscheint.
»Ich hatte leider keine Gelegenheit, Ihnen mein Beileid auszusprechen. Ihr Sohn ist nicht in meiner Schicht gestorben. Es tut mir aufrichtig leid, Frau Schrader. Was kann ich denn jetzt für Sie tun?«
»Ich habe ein Spielzeug zu viel. Ich habe es gekauft. Um ein kaputtes Spielzeug zu ersetzen. Es ist ein Kipper. Ich habe auch einen Fahrradwimpel gekauft. Vor zwei Wochen schon.« Es ärgert Ruth, dass sie stammelt. »Ich möchte Jonas' Bettnachbarn, dem kleinen Michael, ein Geschenk machen. Ich habe ihn aber auf seinem Zimmer nicht angetroffen.«
»Er ist längst nicht mehr hier, Frau Schrader. Er hat sich gut erholt und ist jetzt in der Rehabilitation.«
»Er benötigt keine Schläuche mehr?«
»Nein. Alles arbeitet wieder einwandfrei.«
»Ach«, sagt Ruth. Und nach einer Weile: »Ein Sieg, durch Zuversicht errungen.«
Die Oberschwester sieht sie verständnislos an.

Ruth schleicht durch die vertrauten Gänge zum Ausgang. Sie hätte damit rechnen müssen. Michaels Genesung war zu erwarten gewesen. Wo Kinder sterben, überleben auch Kinder. Der Verlust des einen ist der Sieg des anderen. Zuletzt werde die Summe der widerstreitenden Kräfte stets null ergeben, so hatte es ihr Hans einmal erklärt. Sie wirft den Kipper in einen Mülleimer mit Verbandmaterial, der auf Rollen in einer Nische steht.

In der Eingangshalle begegnet sie Jonas' behandelndem Arzt. Er lehnt an einer Wand, raucht und schnippt die Asche seiner Zigarette in den Kübel einer Zierpflanze. Er wünscht Ruth Kraft auf dem beschwerlichen Weg, der nun vor ihr liege. Die Brille vor seinen reißzweckengroßen Augen gleicht der des IOC-Präsidenten, den Ruth einige Tage zuvor in den Fernsehnachrichten gesehen hat.

Hart lächelnd sagt sie: »The games must go on. Und das tun sie ja letztlich auch.« Dann verliert sie die Kontrolle über ihr Gesicht. Sie lässt den Arzt stehen und läuft durchs Portal des Krankenhauses ins Freie. Der Regen hat nachgelassen.

AUF DEM FRIEDHOF FÄHRT EIN LINIENBUS. Ben sitzt neben Mami und schwitzt seinen Anzug voll. Eine neue Fliege mit Gummizug quetscht ihm den Kehlkopf. Sein Bauch ist mit Wachs gefüllt, das von innen gegen seine Rippen drückt. Seine Schultern sind wie ausgeleiert, die Arme liegen schlaff und ohne Knochen in seinem Schoß. Die Beine funktionieren auch nicht mehr richtig. Sein Kopf rollt zur Seite und gegen Mamis Schulter. Er schließt die Augen. Mami streicht über seinen Rücken. Über jeden Wirbel einzeln wie über die Wachstropfen einer kalten Kerze. »Komm, wir sind da«, sagt sie.

Die Haltestelle heißt Kapelle 12. Pappi wartet auf dem Vorplatz der Kapelle. Er trägt ebenfalls einen Anzug, aber keine Fliege mit Gummizug, sondern einen schwarzen Schlips. Darüber trägt er einen dunklen Mantel. Als Pappi Ben sieht, geht er in die Knie und streckt seine Arme aus. Ben geht langsam auf ihn zu. Pappi umarmt ihn und seine rasierte Haut kratzt über Bens Gesicht. Sie riecht wie früher und ein bisschen nach nichts. Pappi sieht stumm zu Boden, als würde er dort etwas suchen. Einige Schritte entfernt steht eine Frau in einem Mantel aus Pudellocken. Pappi winkt sie heran. »Das ist Maren. Meine Frau. Du kannst ruhig Maren sagen. Oder Tante Maren. Wie du möchtest.« Die Frau hat kalte Hände.

Omis Mantel ist leopardengemustert. Sie ist die Mutter von Pappi und verkalkt. Sie liest die Rundfunkzeitschrift falschrum, fragt sich, was aus dem Hitler geworden ist, und verteilt in ihrem Zimmer zittrig beschriebene Zettel, die sie daran erinnern sollen, Baldrian zu kaufen. Als sie noch in ihrer Wohnung lebte, sind Ben und Jonas manchmal zu Besuch gewesen. Sie haben am Drehaschenbecher gedreht und mit dem Brausekopf telefoniert. Manchmal setzte sich Jonas Omis gesteppten Kaffeekannenwärmer auf den Kopf und spielte Papst. Ben musste ihn dann anbeten. Dafür bekam er eine Backoblate. Seit der Scheidung hat Ben Omi nicht mehr gesehen, und sie scheint ihm geschrumpft, als sie ihn jetzt auf den Mund küsst. In den Falten um ihre Lippen klebt Spucke.

Die übrigen Trauergäste sehen wie lebende Mäntel aus, und Ben kann sie nur schwer voneinander unterscheiden. Die Verwandten von Pappi tragen dunkle Mäntel, Frau Knoll, die Nachbarin von rechts, einen hellen Mantel mit einem schmalen Gürtel, der Mantel von Frau Wagner, der Klassenlehrerin von Jonas, endet über ihrem Knie, und die Mäntel der Kinder aus Jonas' Klasse haben verknautschte Kapuzen. Die Nachbarsfamilie Berg von links drängt sich neben den

Eingang der Kapelle. Sie tragen Mäntel wie zum Wandern, nur ihr behinderter Sohn nicht, weil er mit einem Wandermantel nicht in seinen Rollstuhl passt. Jonas' ehemalige Kindergärtnerin, deren Schildkröte Jonas füttern und durch den Flur des Kindergartens schlittern durfte, trägt einen Mantel, der durch einen weiteren Mantel vor Nässe geschützt ist. Die Verwandten von Mami leben in der Ostzone, und Ben weiß nicht, ob sie dort auch gute Mäntel haben. Mami streicht über das Gummi von Bens neuer Beerdigungsfliege und sagt: »Jetzt gehen wir hinein.«

Am Ende eines Ganges steht der Sarg, den Mami im Bestattungsinstitut ausgesucht hat. Er ist glänzend weiß und hat Griffe aus poliertem Messing. Eine Seidenschleife schmückt einen Kranz gelber Blüten. Auf der Schleife steht: »In stillem Gedenken. Mami, Papi und Benjamin.« Pappi mit einem P und die Buchstaben von Benjamin kleiner als die übrigen, weil das Wort so lang ist. Im Sarg liegt Jonas, sein toter Bruder. Das lässt sich nicht beweisen, denn der Sarg ist verschlossen. Möglicherweise trägt Jonas einen grünen Anorak, aber ziemlich sicher keinen Mantel. Neben Jonas soll sein Teddy Christian Pauli liegen.
Mami und Ben setzen sich in die erste Reihe, wo außer Pappi sonst niemand sitzt. Die Bank ist hart, und Mami zieht Ben auf ihren Schoß. Leise fragt sie ihn, ob er den kleinen Engel auf Jonas' Sarg erkennen könne.
»Ja«, flüstert Ben.
Mamis Stimme klingt sonderbar heiser, als sie sagt: »Er soll uns daran erinnern, dass der liebe Gott einen Engel gebraucht hat. Und dafür hat er sich Jonas ausgesucht.«
Fauler Gott. Fauler Kackgott.
Die Orgel spielt ein Kirchenlied und Pfarrer Menke weht durch eine Seitentür in die Kapelle. Er trägt ein Messgewand,

das aussieht wie ein Mantel mit heiligen Stickereien. Während er Mami begrüßt, bringt er Bens Haare durcheinander. Dann verneigt er sich vor Jonas' Sarg, putzt sich mit seinem Schal den Mund und besteigt die Kanzel. Sofort betet er los: »Im Namen des Vaters und des Sohnes und des Heiligen Geistes.«

»Amen«, sagt Mami leise.

»Die Gnade des Herrn sei mit euch.«

»Und mit deinem Geiste«, sagt Mami noch leiser.

Pfarrer Menke rollt das R in Schrader, Freunde und Trauergemeinde, in tragen und in Grabe. Er zankt ein bisschen mit Gott, weil dieser sich gegen uns gekehrt und unsere Träume und Hoffnungen zunichtegemacht hat und wir keine Worte finden, um dieses Unglück zu beschreiben. Dann blättert er in seinem Buch und liest ein Gedicht über einen Stecken und einen Stab vor. Er kann die Bibel leider nicht auswendig.

»Mir wird nichts mangeln, beten wir, und wissen doch, dass Jonas uns fehlen wird«, predigt Pfarrer Menke, obwohl er Jonas eigentlich nicht gekannt und er ihm bisher auch nicht gefehlt hat. Doch nun fehlt er ihm, und es graut ihm vor dem finsteren Tal der Trauer, das vor ihm liegt. »Du bist bei mir, beten wir, doch wissen wir es? Ist der Herr bei uns? Ist er bei jedem einzelnen von uns?«

Ben kann hören, dass Mami leise »Nein« weint.

Dann redet Pfarrer Menke von Jesus, und dass er hinabgestiegen sei in die dunkelsten Tiefen, dass es keine Tiefe mehr gebe, in die wir stürzen könnten, ohne zu wissen: Du bist bei mir, dein Stecken und Stab trösten mich.

Den Rest bekommt Ben nur halb mit, das Wachs aus seinem Bauch ist in seine Ohren gestiegen und hat sie von innen verpfropft. Irgendwann drückt Pfarrer Menke seine Handflächen gegeneinander, wie es die Maria in Bens Bibel tut, wenn sie auf einem Esel reitet, dann betrachtet der Pfarrer die De-

cke der Kapelle und empfiehlt Jonas mit flehentlichem Blick der Gnade seines barmherzigen Gottes.
»Amen«, sagt Mami und bekommt es kaum raus.
»Amen«, sagen auch die anderen Mäntel in der Kapelle.
Die Orgel spielt, und sechs alte Männer schreiten durch den Gang. Ihr Anführer, ein gebückter Greis, sagt: »Danke«, worauf er und seine Kollegen sich vor Jonas' Sarg verbeugen, was bei dem Greis nicht weiter auffällt. Dann sagt der Greis: »Bitte.« Die Männer stemmen den Sarg auf ihre Schultern und tragen ihn hinaus. Pfarrer Menke folgt ihnen. Mami flüstert Ben ins Ohr, dass es nun draußen weitergehe. Eine ihrer Tränen bleibt an Bens Ohr hängen. Sie rinnt über seine Ohrmuschel und kitzelt am Ohrläppchen. Während er mit Mami durch den Gang geht, starrt er dem alten Mann hinten rechts auf den Absatz seines rechten Schuhs. Dort klebt ein Grashalm.

Draußen nieselt es. Auf dem Vorplatz haben sich Pfützen gebildet. Die Männer gehen unbeirrt geradeaus. Zum Glück tritt der alte Mann hinten rechts mit seinem rechten Schuh in keine der Pfützen, und der Grashalm bleibt kleben. Aus den Wolken, die in grauen Haufen über ihnen stehen, fühlt sich Ben millionenfach belauert, als habe Gott seine Seelen angewiesen, sie zu überwachen. Ben lässt das Wachs in seinem Körper bis zu seiner Schädeldecke aufsteigen und hofft, dass es für die Blicke der Seelen undurchdringlich ist. Sie laufen an verwitterten Grabmalen vorüber, die von Moos und Flechten überwachsen sind, und betreten zuletzt eine kleine Rasenfläche auf der Kuppe eines Hügels. Sofort kleben mehrere Grashalme am Absatz des Mannes hinten rechts, und Ben verliert die Übersicht. Nach einigen Metern setzen die Männer den Sarg ins Gras.
Mami fragt Ben, ob er noch könne, und Ben sagt, ja, er kön-

ne noch, er sei wie eine kalte Kerze. Er wundert sich über eine Windmühle aus blauem Papier, die auf einem der Gräber steht und sich im Regen nicht drehen kann. Sie sind in der Kinderabteilung des Friedhofs angekommen. Mami stellt sich hinter Ben und verschränkt ihre Arme vor seiner Brust, als seien sie Äste eines Baumes, vom Sturm verhakt. Pappi steht etwas abseits neben seiner neuen Frau. Ihre schwarzen Lackschuhe sind voller Grashalme. Die Schuhe der übrigen Trauergäste kann Ben nicht sehen, sie sind durch Büsche oder Mäntel verdeckt. Direkt vor ihm liegt das Grab seines toten Bruders. Es sieht wie eine Baustelle aus. Aufgehäufte Erde und Bretter, wie von einem Gerüst. Ben würde gerne wissen, wie tief das Grab ist, er weiß aber nicht, ob es erlaubt ist, hineinzusehen.
Die Kinder aus Jonas' Klasse stellen sich auf und singen *Großer Gott wir loben Dich* statt *Fiesta Mexicana*, was Ben gerne gehört hätte. Sie singen das Lob schlecht, weil sie nicht auf Frau Wagners Hände achten, die versuchen, gegen das Wetter anzudirigieren. Nach dem Lied legen die Kinder Sonnen aus Filzer und Wachsmalkreide ans Grab, wahrscheinlich weil Jonas am liebsten die Sonne gemalt hat, das rechte Auge immer größer als das linke. Dass Jonas die Sonne im Verdacht hatte, an seinem Hosenpissen schuld zu sein, weil das nasse Gelb in seiner Unterhose von ihrem Hineinscheinen herkomme, wissen die Kinder nicht.
Ben hat keine Ahnung, wie er die Kinder ansehen soll. Gestern hatte er extra die Pietät geübt, aber heute bekommt er sie nicht mehr hin. Man muss sich zur Pietät strecken und seine Mundwinkel fallenlassen, man muss den Kopf schräg halten wie Jesus am Kreuz oder wie Jesus' Mutter bei seiner Kreuzigung, wie sein Vater oder sein Bruder, wenn er denn einen hatte. Als machte es ihnen nichts aus, kein Geschenk bekommen zu haben. Ein Geschenk hätte ihnen vielleicht

geholfen, ein Stofftier oder ein Auto, etwas Kleines, das sich in die Manteltasche stecken und dort heimlich berühren lässt. Bens Wachskörper wird so schwer, dass er sich am liebsten hinlegen würde.
Mittlerweile haben die alten Männer drei Seile unter Jonas' Sarg geschoben und wickeln sich die Seilenden um die Hände. Pfarrer Menke tritt an das Grab und leider auf die Sonnen der Kinder und spricht so laut, dass man es noch jenseits des Hügels hören kann: »Ich bin die Auferstehung und das Leben.«
Der Greis sagt: »Bitte.« Die Männer ziehen an den Seilen. Für einen Moment schwankt der Sarg, und Ben erschrickt. Ob sich Jonas bewegt hat? Vielleicht ist er verrutscht und liegt jetzt schief. Wenn das so ist, dann bleibt das jetzt so. Als der Sarg sich beruhigt hat, lassen die Männer ihn ins Grab hinab. Währenddessen liest Pfarrer Menke aus der Bibel: »Fürchte dich nicht, denn ich bin mit dir, hab keine Angst, denn ich bin dein Gott.«
Der Greis sagt: »Danke«, die alten Männer ziehen die Seile aus dem Grab und wickeln sie auf. Dann sehen sie verlegen zur Seite und stolpern durch die Sonnen davon.
Mami reibt so fest mit ihren Astarmen über Bens Brust, dass es wehtut. Er kann sie nicht sehen, doch er weiß, dass sie weint, denn ihr Körper schüttelt sich.
Pfarrer Menke wirft seine Hände in die Luft, dass die Stickerei auf seinen Ärmeln kopfüber steht, und betet: »O Gott, nimm dieses Kind auf ins ewige Licht. Tröste seine Mutter, seinen Vater und seinen Bruder Benjamin und gib ihnen die Kraft des Glaubens, denn sie sind Kinder Gottes. Darum beten wir, wie Jesus uns zu beten gelehrt hat: Vater unser im Himmel, geheiligt werde Dein Name.« Das ganze Vaterunser bis zur Kraft und Herrlichkeit in Ewigkeit. Amen. »Der Herr sei mit euch.«

»Und mit deinem Geiste«, sagen die anderen, nur Mami schluchzt: »Ich bin noch nicht so weit.«
»Es segne und behüte euch der allmächtige und barmherzige Gott, der Vater, der Sohn und der Heilige Geist.«
»Amen.«
Jetzt weint Mami so laut, dass es selbst die alten Männer auf dem Weg in die Kantine hören können.
»Gehet hin in Frieden.«
»Dank sei Gott, dem Herrn.«
Pappi flüstert seiner neuen Frau etwas ins Ohr, sie antwortet ins Pudelfell, Pappi tritt vor und stellt sich neben Mami ans Grab. Er zögert, bevor er auch Mami etwas ins Ohr flüstert. Sie nickt. Pappi bückt sich, hebt Ben hoch und hält ihn fest. Seine Barthaare sind während der Beerdigung gewachsen.
Pfarrer Menke fasst Mamis Hand. Er legt sie in seine vom Weihwasser durchweichten Hände und erklärt Mami, dass sich Jonas in seinem kurzen Leben an niemandem versündigt habe und dass sein Sterben seine Hände freigebe für die ewige Umarmung Gottes.
Mami zieht ihre Hand aus Pfarrer Menkes Händen und sagt: »Ja, ist ja gut jetzt. Danke, Herr Pfarrer.«
»Gott segne Sie.«

Im Friedhofscafé gibt es Biskuitrolle mit Sahnefüllung. Die Kinder sollen ihre Rolle unter Frau Wagners Aufsicht in einem Nebenraum essen, durch eine Glastür von der Trauerfeier der Erwachsenen getrennt.
»Möchtest du auch dort sitzen?«, fragt Pappi.
»Die sind acht, ich bin elf«, sagt Ben.
»Gut, dann sitzt du neben mir und Tante Maren.«
Mami sitzt am anderen Ende des Tisches. Sie stochert mit der Gabel in ihrem Kuchen und steckt sich ein Stück in den Mund, kann aber nicht gleichzeitig weinen und essen. Nach

kurzer Zeit spuckt sie das Kuchenstück auf den Teller zurück. Omi dreht ihren Kuchen auf die Seite und sucht nach einem Preisschild. »Die arme Käthe. Tot und begraben, was soll man da machen?« Ihre Schwester ist im letzten Jahr gestorben und anonym begraben worden, es war ihr letzter Wille, ohne Trauerzug und Biskuitrolle danach. »Um sich an Omi zu rächen«, hat Pappi gesagt.
»Da hast du recht«, sagt Mami jetzt und lacht verrotzt, »was soll man da machen?«
Pappi steht auf, klopft gegen seinen Biskuitteller und beginnt eine Rede, in der er davon spricht, dass Jonas vor etwa eineinhalb Jahren während einer Autofahrt gesagt habe: »Ab jetzt bin ich ich.« Pappi sei damals so verblüfft gewesen, dass er zunächst nichts habe erwidern können. Er habe Jonas dann gefragt, was er seiner Meinung nach vorher gewesen sei. »So Geister«, habe Jonas gesagt. Pappi sieht erschrocken auf seinen Teller. Ihm sind ein paar Tränen auf die Biskuitrolle getropft. Dann erzählt er noch von den rätselhaft nutzlosen, jedoch vollkommenen Gebilden, die Jonas aus Lego gebaut habe. Ben wundert sich, dass Pappi nichts über die Wände im Magen des Wals weiß.

Als die Biskuitrolle aufgegessen ist, darf sich Ben zu Mami setzen.
»Du hast euch gesagt«, flüstert er ihr ins Ohr.
»Wann?«, fragt sie.
»Als du mich aus deinem Schlafzimmer rausgeschmissen hast.«
»Was habe ich gesagt?«
»Mein Schlafzimmer ist für euch … ich weiß das Wort nicht. Dass wir da nicht rein dürfen.«
»Es tut mir leid, Ben. Es tut mir leid.«
Mami baut aus ihren Händen einen Tunnel um ihre Gesich-

ter, so dass es dunkel wird. In diesem Tunnel weinen sie, für Gott unsichtbar. Das Wachs schmilzt, und Ben kann wieder besser hören.
»Ich sage ja auch nicht euer Schlafzimmer, sondern deins, obwohl Pappis Buch da noch liegt.«

Zum Abschied drückt Omi Ben gegen ihre Leopardenfellbrüste, so dass seine neue Beerdigungsfliege umknickt. »Nu sach ma, mien Lütten, wie heißt du denn?«
»Ich heiße Benjamin, Omi.«
»Oha. Ich kannte mal einen Benjamin. Der war Boxer. Oder Konditor. Das weiß ich nicht mehr so genau. Aber er trug eine Bluschienhose und hatte Haare wie ein Beatnik.«

ZWEI

IM LEBLOSEN GRAU DES VORMITTAGS scheint das Mobiliar wie von einer Wachsschicht überzogen. Das Sideboard unter dem lithographierten Birkenwald, das Bücherregal, der antike Stuhl, dessen Benutzung den Kindern, nunmehr Ben, verboten ist, der Teppich, selbst das Brandloch darin, die Sessel, orangefarben bezogen, die helle Grastapete, davor die Stehlampe mit dem verchromten Kugelschirm, die Zimmerpflanzen auf dem Fensterbrett, ein faustgroßer Stein und zwischen den Pflanzen das Kaleidoskop. Der Cordsamt des Sofas, senffarben und verschlissen und wie mumifiziert. Ruth setzt sich. Die Bereitschaft des Sofakissens, ihrem Gewicht nachzugeben, verblüfft sie.

Als sie Bens Stimme hört, ist ihr rechtes Bein eingeschlafen. Sie stemmt sich aus dem Sofa, hinkt in die Küche und lässt das Rollo des Küchenfensters hochschnellen. Ben steht in der Einfahrt zum Nachbarhaus und unterhält sich mit Frau Knoll. Er zeigt in den milchglasbleichen Himmel, während die Nachbarin mit bewundernswerter Sorgfalt die Hecke ihres Vorgartens stutzt. Nach einer Weile scheint Frau Knoll zu begreifen. Sie verschwindet im Haus, kehrt kurz darauf zurück und schenkt Ben ein verpacktes Metall-Besteck und ein Erfrischungstuch, eine kostbare Erinnerung an ihre nur

einige Monate andauernde Laufbahn als Stewardess bei der Lufthansa. Ben verstaut das Geschenk in seinem Ranzen und läuft über die Einfahrt. Etwas später klingelt er. Die Nachbarin stellt einen Rasensprenger auf.
»Dann mache ich dir jetzt Fischstäbchen«, sagt Ruth. Sie nimmt Ben den Ranzen ab und hängt ihn an die Garderobe.
»Ja«, sagt Ben und leise: »Leckerschmecker.«

Während Ruth die gebratenen Fischstäbchen auf Bens Teller schiebt, scheinen die weißen Einschlüsse im schwarzen Linoleum des Küchenbodens zu wuchern. Ruth steigt über sie hinweg wie über Gestrüpp. Sie setzt sich und stellt ihre Füße auf. Tote Ranken winden sich um ihre Knöchel und zerren an ihnen. Sie tritt nach dem Kraut. Dabei starrt sie auf die Tischplatte und sucht das Resopal nach Wiederholungen seines Musters ab. »Ist dir aufgefallen, dass sich die Dinge seit Jonas' Tod nicht verändert haben?«
»Nein«, sagt Ben und reißt seine Augen auf.
»Das haben sie nicht. Sie haben sich nicht verändert. Und sie werden es auch künftig nicht tun.«
Ben hebt die Panade von einem Fischstäbchen und stochert mit der Gabel im Filet. Ruth fragt ihn, was er nun machen werde. Ben erschrickt.
»Ich meine heute, nach dem Essen.«
»Soll ich denn was machen?« Bens Mund steht offen, die zerkauten Bestandteile des Fischstäbchens auf seiner Zunge ekeln Ruth.
»Nein. Aber irgendwas wirst du doch machen. Irgendwas muss man ja machen.«
»Hausaufgaben, vielleicht.«
»Hast du denn welche auf?«
»Nein.«
»Wieso solltest du dann Hausaufgaben machen?«

»Ich kann auch aufräumen.«
Ben zieht mit den Zinken seiner Gabel Fettschlieren über den Teller.
»Ich will nur wissen, ob du im Haus bleibst.«
»Soll ich nicht?«
»Benjamin, du kannst machen, was du willst.«
»Dann will ich meine Autos aufräumen.«
Ein Großteil der Autos, die er für sich beansprucht, hat vor kurzer Zeit noch Jonas gehört.
»Na bitte, das ist doch mal eine Antwort.«
Ruth steht auf, geht in den Flur, verschließt die Haustür und steckt den Schlüssel ein.

Nachdem sie das Geschirr abgeräumt hat, setzt sie sich an den Küchentisch und lauscht. Außer dem Rauschen des Rasensprengers in Frau Knolls Vorgarten ist nichts zu hören. Aus der Doppelhaushälfte nebenan, in der das Ehepaar Wendler wohnt, dringt kein Laut. Ruth hat die Wendlers seit Wochen nicht mehr gesehen. Selbst ihr preisgekrönter Kurzhaardackel Rüdiger, der für gewöhnlich auf der Straße Insekten jagt, lässt sich nicht blicken. Sein dritter Platz bei der letztjährigen Zuchtschau brachte Herrn Wendler die Schriftführerschaft im Landesverband des Deutschen Teckelklubs ein.

»Mami?«
Ruth zuckt zusammen. Ben steht in der Tür. In seinem Gürtel steckt ein Revolver.
»Musst du mich so erschrecken?«
»Ich kann nicht raus.«
»Wie lange habe ich denn hier gesessen?«
»Ich weiß nicht.«
»Und warum kannst du nicht raus?«
»Es ist abgeschlossen.«

Ruth wischt über den Küchentisch und gibt vor, ihn zu putzen. »Was willst du überhaupt da draußen?«
»Meine Luftpumpe ans Klapprad ranmachen.«
Während sie aufsteht, sieht sie verstohlen auf die Uhr.
»Kann das nicht warten?«
»Ich mach schnell.«
»Ja, bitte. Wir wollen dann auch bald zu Abend essen.«

Während sie zum Abendessen das Rollo am Küchenfenster herunterlässt, fragt Ruth, was Ben am Mittag mit Frau Knoll besprochen habe.
»Ich habe sie gefragt, ob sie Jonas geheiratet hätte.« Er balanciert ein Kügelchen Hüttenkäse auf seiner Zungenspitze.
»Warum das denn?«
»Weil sie geschieden ist. Und weil schlimme Sachen vorbeigehen, wenn man heiratet. Windpocken und so.«
»Und was hat sie gesagt?«
»Dass sie zu alt gewesen wäre, um Jonas zu heiraten.«
»Tatsächlich?«, sagt Ruth und fügt hinzu, dass dies nur die halbe Wahrheit sei. »Frau Knoll ist nicht geschieden. Sie ist von ihrem Mann sitzengelassen worden. Das ist ein großer Unterschied.«
»Und warum?«, fragt Ben.
»Ich nehme an, ihr Mann hat eine andere Frau kennengelernt.«
»Wie Pappi?«
»Nein, nicht wie Pappi. Ganz anders als Pappi.«
»Und wie?«, fragt Ben und klemmt ein Hüttenkäsekügelchen zwischen die Zinken seiner Gabel.
»Ich war nicht dabei, Benjamin.«
Ruth ist erleichtert, als Ben sie kurz darauf fragt, ob er aufstehen dürfe.
»Ja. Und du kannst auch bald ins Bett gehen.«

Er rutscht von seinem Stuhl und richtet den Revolver in seinem Gürtel.
»Du könntest sie alle erschießen, nicht wahr?«
»Wen denn?«, flüstert Ben.
Statt zu antworten, fragt Ruth: »Was magst du eigentlich an Frau Knoll?«
»Dass sie Tennis kann und einen Karmann Ghia fährt.«
»Tennis ist keine große Kunst, Benjamin.«
Nach einer Weile sagt Ben: »Gute Nacht, Mami.« Es klingt wie ein Vorschlag.
»Ja, gute Nacht.«
Er ist bereits an der Tür, als Ruth sagt: »Gute Nacht, Jonas.«
Ben bleibt stehen. »Gute Nacht, Jonas.«

AM NÄCHSTEN MORGEN STEHT RUTH nach durchwachter Nacht pünktlich um sechs Uhr auf. Sie macht sich fertig, stellt eine Packung Haferflocken und eine Flasche Milch auf den Küchentisch, schlägt die Kette mit dem Schlüssel um den Flaschenhals, schreibt auf die Rückseite eines Kassenzettels, Ben solle nicht vergessen, abzuschließen, und fährt im dichter werdenden Berufsverkehr zum Friedhof. Sie wartet fast eine Stunde im Wagen, bis man um acht Uhr das Haupttor öffnet und sie einlässt. Sie verzichtet auf den Bus, Bequemlichkeit scheint ihr unangebracht, durchquert den Friedhof zu Fuß und wird es auch künftig so tun.

Der Regen hat Jonas' Grab verwüstet. Die gelben Tulpen ihrer Schwiegermutter haben die Blüten verloren, Frau Knolls weiße Rosen sind zerdrückt und eingeknickt. Nur die grellen Gerbera der Familie Berg halten sich tadellos, ihre Stengel sind mit Draht umwickelt. Die zerrupften Sonnenbilder der

Kinder rühren Ruth. Sie steckt einige in ihre Manteltasche. Die Blumen wirft sie in einen Mülleimer, der am Ende der Gräberreihe in einer Nische steht. Vom eigenen Kranz reißt sie die verschmutzte Schleife ab, steckt sie ebenfalls ein und wirft den Kranz zu den Blumen in den Müll. Sie kehrt zum Grab zurück und glättet die Erde, bis der Grabhügel eine vollkommene Kuppel darstellt. Dann säubert sie die Ränder des Grabes. Sie ist entschlossen, dem Anspruch ihres Kindes auf ein Stück Erde in der Größe von 2,20 Meter mal 90 Zentimeter Geltung zu verschaffen. Sie wird nicht zulassen, dass eine gierige Natur es überwächst. Leider hat sie versäumt, zu fragen, wo dieser Anspruch in der Tiefe endet. An einem Wasserhahn, an dem mehrere Gießkannen bereitstehen, wäscht sie sich die Hände und trocknet sie am Gürtel ihres Mantels. Sie erinnert sich, dass der Bestattungsunternehmer Herr Freen ihr die Nordmanntanne zur Bepflanzung empfohlen hat. Nordmanntanne und einige Vergissmeinnicht, das ist völlig ausreichend, denkt Ruth. Auf dem Rückweg zum Auto lässt sie sich in der Friedhofsgärtnerei einen Prospekt mitgeben.

Als sie ihren Wagen aufschließen will, sieht sie, dass an seinem Heck ein Fahrrad lehnt. Für ein Kinderrad ist es zu groß, für das Fahrrad eines Erwachsenen zu klein. Ein bunt behaarter Drahtring hängt an der Nabe des Hinterrades. Das Fahrrad ist durch ein Zahlenschloss gesichert und lässt sich nicht fortschieben. Für einen Augenblick gerät Ruth völlig aus der Fassung. Hilflos zerrt sie am Gürtel ihres Mantels. Dann fängt sie sich, hebt das Fahrrad an, trägt es über den Bürgersteig und lehnt es gegen einen Baum.

Sie nimmt einen Umweg, fährt zu Bens Schule und parkt gegenüber dem Haupteingang. Sie zündet sich eine Zigarette an und betrachtet die schwarzen Raubvogelsilhouetten, die auf die großzügige Glasfront des Eingangs geklebt sind.

Ihr fällt auf, dass auf dem äußeren linken Fenster mehrere Silhouetten eng beieinander kleben, während sie auf dem mittleren Fenster offenbar vergessen worden sind. Sie fragt sich, ob jemals ein Vogel auf der Flucht vor den Vögeln zu seiner Linken das mittlere Fenster als Ausweg genommen hat. Sie nimmt allerdings an, dass der Hausmeister, falls dies je geschehen ist, den Leichnam des Vogels aufgekehrt und weggeworfen hat, bevor die Kinder ihn sehen mussten. Sie öffnet die Fahrertür, wirft die halb gerauchte Zigarette auf die Straße und fährt davon.
Zu Hause studiert sie den Prospekt der Friedhofsgärtnerei. Die empfohlenen Pflanzen sind alphabetisch aufgelistet. An erster Stelle steht der Buchsbaum. Ruth gefallen seine kleinen Blätter, doch er muss in Form geschnitten werden, wodurch Jonas' Grab in Wettstreit mit anderen Gräbern treten würde. Die Fetthenne kommt wegen ihres Namens nicht in Betracht. Jonas hätte den Feuerdorn gemocht, doch Ruth entscheidet sich für den Ginster. Sie kennt ihn aus einem Gedicht, das ihr immer gefallen hat, und seine Blüten leuchten gelb. Die Nordmanntanne ist nicht aufgelistet, Ruth schreibt ihren Namen in Blockbuchstaben dazu. Auch die Vergissmeinnicht fehlen im Prospekt.

Während des Mittagessens schlägt Ben den eingerollten Prospekt wütend gegen die Tischkante. Er lehnt sich zurück, zieht seinen Rotz durch die Nase und schüttelt grimmig den Kopf.
»Was ist los?«, fragt Ruth. »Warum schnaubst du so?«
»Die Nordmanntanne ist ein Pfahlwurzler.«
Er sieht Ruth böse an.
»Wie bitte?«
»Sie ist ein Pfahlwurzler.«
»Was ist das?«
»Ein Baum, der eine Wurzel hat wie ein Pfahl.«

»Woher weißt du das?«
»Weil alle Tannen Pfahlwurzler sind.«
»Und was ist dagegen einzuwenden?«
»Das wächst durch Jonas durch. Man muss einen Flachwurzler nehmen.«
»Und was sind Flachwurzler?«
»Fichten.«

Als Ruth Ben am Abend zu Bett bringt, scheint sich sein Zimmer auszudehnen. Die Wände strecken sich und treiben auseinander. Es kommt Ruth vor, als verflüssigten sie sich. Der Raum dehnt sich ins Unermessliche. Ein Nebel droht das Zimmer zu verschlingen.
»Gute Nacht, Jonas«, sagt Ben.
Ruth nickt, dann fragt sie: »Fehlt er dir?«
»Wer?«
»Jonas.«
»Ja«, sagt Ben und presst seine Lippen aufeinander.
»Und was tust du dagegen?« Ruth weiß, dass er Angst hat, zu antworten. Es ist ihr egal. »Sag schon.«
»Ich stell ihn mir vor.«
»Und wie stellst du ihn dir vor?«
»Lebendig.«
»Und was macht er?«, fragt sie.
»Nichts.«
»Er muss doch etwas machen.«
»Nein. Er ist einfach lebendig.«
Allmählich wird Ruths Neid auf Ben unerträglich.
»Mami?«
»Ja?«
»Stellst du ihn dir auch vor?«
»Unentwegt.« Sie zieht Ben zu sich heran. »Komm her.«
»Ist er da auch lebendig?«

»Natürlich«, lügt Ruth. Sie sieht Jonas, wie sie ihn zuletzt gesehen hat, als Leichnam in einem Krankenzimmer, an dessen Tür ein Schild vor drohender Infektion warnt und den Zutritt untersagt, wenige Stunden nachdem ein durch eine studentische Hilfskraft alarmierter Arzt von Wiederbelebungsversuchen abgesehen hat, da man von einem Todeseintritt mindestens dreißig Minuten zuvor ausgehen musste. Die milchige Blässe seiner Haut, eine violette Verfärbung auf seinem Rücken, ein winziger Fleck in seiner Halsbeuge, eine unerwartete Asymmetrie seiner gefalteten Hände. Das ist alles, was Ruth sieht. Neben Jonas liegt sein Teddy Christian Pauli und lächelt.

»Wenn Jonas was macht, dann was aus Lego. Einmal hat er in dem Walmagen ein Hotel nur aus Dreiern und ein paar Tricksteinen gebaut. Im dritten Stock war ein Schwimmbad und eine Schuhputzmaschine, das hat er mir gesagt, und im Keller ein Parkplatz, wenn mal jemand zu Besuch kommen möchte.«

EIN RUF AUS EINEM KIEFERNWALD. Ruth läuft über sandigen Boden, zwischen eng stehenden Bäumen hindurch. Am Rand einer Lichtung kauert Jonas auf einem kienigen Baumstumpf. Er ist sechs Jahre alt.

»Da war ein Rehkind!«, ruft er. Er streicht über den Sand, als liege das Kitz noch immer dort. »Es hatte Flecken und eine Nase.«

»Natürlich hat es eine Nase«, sagt Ruth. Sie lacht.

»Die war schwarz.«

»Vielleicht damit man den Schmutz nicht sieht, wenn das Reh am Boden schnuppert«, schlägt Ruth vor.

»Ja, damit man das nicht sieht«, sagt Jonas. Er rennt über die

Lichtung, schlägt einen Haken und verschwindet im Wald. Sein Hosenboden ist vom Harz des Baumes verklebt.
Jonas ist fünf Jahre alt. Sie kehren von einem Ausflug zurück. Hans fährt den Wagen in eine Autowaschanlage. Ben sagt, dass das jetzt gefährlich werden könne, denn es sei wie tauchen und Jonas müsse aufpassen, dass kein Wasser in seine Nase laufe. Jonas hält sich die Nase zu und kneift seine Augen zusammen.
»Ich bin schnell getrocknet«, sagt er, als sie die Anlage verlassen.
Jonas ist siebeneinhalb. Vor einigen Wochen ist Hans endgültig ausgezogen. Eines Abends fragt Jonas, ob Ruth mal Pappi zu ihm sagen möchte.
Jonas ist vier. Seit einem halben Jahr geht er in den Kindergarten. Als Ruth ihn dort abholt, läuft er ihr weinend entgegen: »Die Schildkröte!«
»Was ist mit der Schildkröte?« Ruth sucht in ihrem Mantel nach einem Taschentuch. Sie findet keines und zieht ihren Handschuh aus. »Komm, schnäuz dir die Nase. Was ist nun mit der Schildkröte?
»Sie ist angewachsen.«
»Wo ist sie angewachsen?«
»An ihrem Haus.«
»Aber das ist doch sehr praktisch.«
»Nein«, sagt Jonas. Tränen laufen über sein Gesicht.
»Warum nicht?«, fragt Ruth.
Jonas schweigt. Er zieht die Autotür auf und steigt auf den Rücksitz. Während Ruth sich hinters Steuer setzt, beobachtet sie Jonas im Rückspiegel. Wie entrückt sieht er hinaus, als teile er mit der Welt ein Wissen, das ihr verborgen bleibt.

Ruth steht auf. Sie geht die Treppe hinunter und sucht unten im Flur nach ihrem Handschuh. Nach einer Weile findet sie ihn. Sie kehrt ins Schlafzimmer zurück, legt den Handschuh auf ihr Kopfkissen, setzt sich auf die Heizdecke und stellt sie auf die höchste Stufe. Sie weint. Heiser, fast tonlos. Mit trockenem Rachen.

Jonas ist acht Jahre und vier Monate alt. Er fährt mit Ben, der Nachbarin Frau Berg und ihrer Tochter ins Schwimmbad. Ruth bleibt zu Hause und gönnt sich einen freien Tag im Garten. Das Letzte, was sie von Jonas sieht, ist seine offene Sandale.

BEN MÖCHTE RUTH EINEN NEUEN FREUND VORSTELLEN. Deshalb backen sie einen Kuchen. Ruth zeigt Ben, wie man Eier trennt, und lässt ihn vom Backpulver probieren.
»Igitt.«
»Backpulver hat doch überhaupt keinen Geschmack.«
»Doch. Nach Staub.«
»Du kannst das hier ablecken.«
Sie reicht ihm den Teigschaber. Nachdem sie die Nussmasse auf dem Blech eingerollt und zu einem Kranz geformt hat, fragt sie: »Als ihr im Schwimmbad wart, habt ihr doch ein Wettschwimmen gemacht?«
»Ja.«
»Und wer hat gewonnen?«
»Keiner. Wir waren noch nicht fertig, als Jonas DIE SACHE gekriegt hat.« Es ist das erste Mal, dass Ben Jonas' Anfall im Schwimmbad DIE SACHE nennt. Er wird dabei bleiben. »Jonas war vorne, weil er geschummelt hat.«
»Wie kann man bei einem Wettschwimmen schummeln?«
»Er hat ›Auf die Plätze‹ langsam gesagt und ›Fertig, los!‹ schnell.«

»Und wer hatte die Idee zu dem Wettschwimmen?«
»Er.«
»Bist du sicher?«
»Nein.«
»Aber es ging ihm gut?«
»Ich glaube.«
»Ihr habt ihn zu nichts gezwungen?«
»Nein.«
Ruth schweigt und sieht aus dem Fenster.
»Mami?«
Ohne zu antworten, überprüft Ruth im Rezeptbuch die Temperaturangabe, stellt den Herd auf 180 Grad und schiebt das Blech in den Ofen.

Später sucht sie im Schrank nach der Schokolade für die Kuvertüre.
»Hier im Schrank hat ein großes Stück Kochschokolade gelegen. Wo ist das?« Ben beißt auf seine Lippen. »200 Gramm Kochschokolade verschwinden nicht einfach, Benjamin. Wo ist meine Schokolade?«
»Ich glaube, Jonas hat sie gegessen.«
Ruth packt Ben an der Schulter und reißt ihn herum. »Du denkst wohl, nur weil dein Bruder tot ist, kannst du ihn für alles verantwortlich machen? Das hättest du wohl gerne, aber so läuft das hier nicht, mein Freund. Warum sollte ausgerechnet Jonas meine Kuvertüre essen? Jonas isst keine Kuvertüre, Jonas isst Würste und Käse und trinkt Maggi aus der Flasche!« Sie stößt Ben in den Flur und schlägt die Tür zu. »Ohne Kuvertüre bleibt mein Kuchen staubtrocken!«
Der Geruch von frisch gebackenem Haselnusskuchen wie ein Vorwurf.

»DER RIECHT NACH KNETE«, sagt Chrisse.
»Wer?«, fragt Ben und klingelt.
»Herr Stehr.«
»Weißt du, dass der Socken in seiner Aktentasche hat?«
»Neben seinen Broten!«
»Und eine Brille wie Heino!«
Sie kichern. Chrisse sagt: »Wenn die Sonne von vorne in Heinos Brille scheint, kann man sehen, dass er Augen hat.« Er habe Heino bei der Kieler Woche singen hören und sich davon überzeugen können.
Mami öffnet die Tür. Chrisse macht einen Diener. Er sagt, er heiße Christophe Windgassen, und Ben fällt auf, dass sein Hemd bis zum letzten Knopf zugeknöpft ist.
»Was für ein schöner Name«, sagt Mami. »Kommt rein. Wir essen den Kuchen im Wohnzimmer.«

Auf Bens und Mamis Platz ist gedeckt. Auf Jonas' Platz ebenso.
»Setzt euch«, sagt Mami. Sie macht eine Bewegung, als wische sie etwas fort, das unsichtbar über dem Tisch schwebt.
Ben zeigt auf Jonas' Platz und sagt: »Kannst dich hinsetzen.«
Schweigend sehen sie Mami zu, die dicke Scheiben vom Kuchen schneidet, sie auf die Teller legt und sich bemüht, sie nicht auseinanderfallen zu lassen. Ben kommt sich vor wie zu Besuch. Er knöpft den obersten Knopf seines Hemdes ebenfalls zu.
»Der Kuchen ist etwas trocken, aber ich habe Sahne.«
Ben denkt an 200 Gramm Kochschokolade, versucht aber, es sich nicht anmerken zu lassen.
»Über wen habt ihr euch denn eben unterhalten?«, fragt Mami.
»Über Herrn Stehr«, sagt Ben und überprüft die Konsistenz der Nussmasse in seinem Kuchen. »Er war heute Biovertretung.«

»Er war was?«
»Biovertretung. Für Frau Piening.«
»Wer ist Frau Piening?«
»Unsere Biolehrerin.« Schon lange, denkt Ben.
»Und was macht ihr gerade in Bio?«
»Wir malen Staubblätter ab.«
»Bei Frau Piening?«
»Nein, bei Herrn Stehr«, sagt Ben. »Frau Piening erzählt uns was von Geoparden und dass sie extrem schnell außer Atem kommen.«
»Es heißt Geparden, ohne O. – Habt ihr auch schon die Vererbungslehre? Die Geparden haben Probleme mit ihrer Vererbung.«
»Nein«, sagen Ben und Chrisse gleichzeitig und schütteln die Köpfe.
Außer von Herrn Stehr, der nach Knetmasse riecht, erzählen sie noch von ihrem Kunstlehrer Herrn von Storkow, der die erste Stunde nach den Ferien auf Latein unterrichtet habe, und von einem Elektrolyse-Experiment, das so dramatisch misslungen sei, dass der Physikraum für den Rest des Tages gesperrt werden musste. Sie erklären Mami, dass die Mengenlehre, die Frau Gehlen unterrichte, Kreise untersuche, die sich kreuzten und eine Schnittmenge ergäben, und Ben sagt, dass sein Gehirn im Unterricht von Frau Gehlen immer wie tot sei, zum Glück aber in der darauffolgenden Pause wieder auferstehe. Dann bemerkt er, was er gerade gesagt hat.
»Und Französisch?«, fragt Mami, »ihr habt doch jetzt auch Französisch?«
»Chrisses Mutter ist bei uns die Französischlehrerin, sie kommt aus Frankreich.«
»Oh, dann kannst du sicher gut Französisch?«
Chrisse schüttelt den Kopf, doch Ben sagt: »Sehr gut sogar.« Er ist darauf etwas neidisch. Es ist wie doppelt leben.

»Und dein Vater? Was ist er von Beruf?«
»Chefredakteur«, sagt Ben, und Chrisse nickt. »Sie waren in den Sommerferien in China. Als Chefredakteur darf man da hin.«
»Das war sicher sehr interessant.«
»Ja«, sagt Chrisse. »Die Chinesen haben unsere Haare angefasst, weil sie selber nur schwarze Haare haben.«
»Wenn man sie alle übereinanderstellt, kann man zu Fuß zum Mond gehen und braucht keine Rakete mehr«, sagt Ben.
»Sie essen aber komische Sachen, die sie in Lampenschirmen braten«, sagt Chrisse.
»Sahne gibt es bei denen nicht«, vermutet Ben.
Ihnen fällt noch ein, dass der Vater von Hanno Winterkorn bei der Verkehrspolizei ist. Er spiele dort für die Kleinen den Verkehrskasper und sei schon einmal im Fernsehen aufgetreten, allerdings nur im dritten Programm. Er sei aber, weil er Alkoholiker sei, kein richtiger Polizist mehr und er habe auch kein Autotelefon wie richtige Polizisten.
»Oder wie Erik Ode, der Kommissar«, sagt Chrisse.
Mami fragt noch, ob der Schlagersänger Rex Gildo auch bei der Kieler Woche aufgetreten sei. Nein, sagt Chrisse, diesen Sänger kenne er nicht.
Als sie vom Tisch aufstehen, zieht Chrisse ein Jaffa-Schild von seinem Finger und hoffentlich keinen Popel. Er reicht Mami die Hand und sagt, dass es ihm leidtue wegen Jonas.
»Vielen Dank, Christophe.«

BEN KANN LEISER WEINEN als andere Elfjährige. Man hört nicht viel mehr als ein Rauschen. Selbst seine Rotze ist leise, wenn er sie laufen lässt. Neben seiner Nase machen seine Tränen eine Kurve, die auf der Haut juckt. Er wischt sie

weg und leckt sie vom Finger. Die Tränen schmecken salzig. Aber noch lange nicht salzig genug.
Ben drückt sein Gesicht gegen die Scheibe seines Aquariums. Er sieht unscharf. Ein Fleck paddelt durchs Wasser. Ben reibt sich die Augen, und der Fleck wird scharf. Es ist Goldi. Der nächste, etwas kleinere Fleck ist wieder unscharf. Das wird Silberchen sein. Blacky-Glubschauge hält sich im Hintergrund oder ist weinend überhaupt nicht zu erkennen. Knapp unterm Wasserspiegel klebt die Schnecke an der Scheibe und leckt sie sauber. Sie heißt Hieronymus im Gehäuse und ist einige hundert Jahre alt. Sie weint nie. Oder immer. Das lässt sich unter Wasser kaum feststellen.
Der Wasserfilter hat einen Motorschaden. Er saugt etwas Wasser ein, setzt aus, springt wieder an und spuckt das Wasser ins Becken. Wahrscheinlich stört es die Fische, doch sie lassen sich nichts anmerken. Sie schwimmen planlos durch ihr trübes Zuhause, unscharfe Flecken, zwei von ihnen orangefarben schillernd, einer stumpf und schwarz, die nichts weiter vorhaben, als Würste ins Wasser zu kacken, die ihnen am Poloch hängen bleiben, und mit ihren Flossen zu flattern. Manchmal stoßen sie gegen den Javafarn oder die Wasserpest. Wahrscheinlich sehen sie unscharf mit ihren kalten, starren Augen.
Ben denkt inzwischen seltener an den Piepmanscher, weil er ihn sich nicht mehr gut vorstellen kann. Er weiß noch die Farbe seiner Haare und die Form seiner Nase, vor allem von der Seite. Er erinnert sich an die Breite seines Mundes und ziemlich gut an seine Augen. Er weiß seine Größe und hat eine Ahnung vom Klang seiner Stimme. Doch im Ganzen kann er ihn sich nicht mehr vorstellen. Jonas ist aus der Leere, die er zurückgelassen hat, verschwunden. Übrig geblieben ist ein Brei aus bunten Flecken, wie formlos verschmierte Knete. Manchmal zuckt etwas heraus, ohne dass man es scharf sehen kann. Danach fehlt von Jonas noch mehr.

Goldfische können sich nichts merken. Ihr Gehirn ist dafür zu klein. Die Leute glauben, dass es den Goldfischen deshalb gutgehe, weil alles für sie neu und aufregend ist und ihr Leben nie langweilig. Doch die Goldfische wissen, dass sie etwas vergessen haben, sie wissen nur nicht, was. Sie kennen nur die Leere. Die ganze Zeit versuchen sie, sie sich zu erklären. Das Leben der Goldfische ist traurig, und vielleicht weinen sie auch.

Ben wischt sich die Tränen ab und streut Futter ins Aquarium. Silberchen bemerkt es zuerst. Er paddelt durchs Wasser, plätschert an die Oberfläche und schnappt sich einige Flocken. Die beiden anderen gucken ihm zu, dann folgen sie ihm. Ben steckt seine Zunge in die Futterdose. Ein paar Flocken bleiben an seiner Zungenspitze hängen. Jetzt schmecken seine Tränen salzig genug.

RUTH WARTET AM EINGANG DES FREIBADES. Sie streicht über die Steine im Waschbeton des Kassenhäuschens und zählt sie wie unter Zwang. Als sie an der Reihe ist, legt sie eine Zehnerkarte in die Mulde unter dem Fenster. Die Kassiererin stempelt die Karte ab und schiebt sie zurück. Ruth schüttelt den Kopf.

»Aber da sind noch drei offen.«

»Die werde ich nicht brauchen.«

In der Drehtür befällt sie ihre übliche Angst, sich an den Metallstangen zu verletzen. Auf dem Vorplatz zu den Kabinen zieht sie Schuhe und Strümpfe aus und krempelt ihre Hosenbeine hoch. Vor der Dusche zwängt sie sich durch eine wartende Menschenmenge. Nackte Arme und Beine berühren sie. Als sie vor dem Büro des Schwimmmeisters steht, klopft sie an die offene Tür.

»Entschuldigung?«
»Ja?«, sagt ein Mann. Sein Hemd spannt über dem Bauch, die Knopfleiste klafft auf und gibt den Blick auf Ellipsen weißer Haut frei.
»Ich bin die Mutter des Jungen, der vor etwa einem Monat hier im Schwimmbad einen Anfall hatte.«
»Ach ja. Stimmt. Geht's dem Lütten wieder gut?«
»Es gab Komplikationen.« Ein Satz, der den Schlag des nächsten auffängt. »Er ist gestorben.«
»O Gott. Da setzen Sie sich mal erst mal hin.« Der Mann zeigt auf einen leeren Stuhl neben der Tür. »Das tut mir leid. Nicht zu glauben. So ein zäher Bursche.« Der Mann reicht Ruth die Hand, sie ist groß und trocken. »Kleist, Schwimmmeister. Was sagt man dazu? Das tut mir aber leid.«
»Vielen Dank, Herr Kleist.«
»Womit kann ich denn jetzt helfen?«
»Ich würde gerne wissen, ob Sie sich noch an Einzelheiten des Vorfalls erinnern.«
»Direkt war ich ja gar nicht dabei gewesen. Da müssen Sie den Lehrling fragen, aber der ist zur Berufsschule, der kommt erst noch. Ich habe an dem Tag den Dienstplan für die nächste Woche gemacht. Dann bin ich runter, das Ein-Meter-Brett sperren. Das Drei-Meter-Brett hatten wir schon am Morgen dichtgemacht, war ja voll gewesen an dem Tag. Da lag dann der Junge schon am Beckenrand. Der Lehrling und ein griechischer Badegast haben sich um ihn gekümmert. Der Lehrling kann so was. Kopf überstrecken, stabile Seitenlage, was man so macht. Ich bin hoch ins Büro, die 112 holen.«
An einem Haken an der Wand hinter dem Schwimmmeister, etwa auf der Höhe seiner Schulter, hängt eine Kinderbadehose.
»Wissen Sie, wie der griechische Herr hieß?«
»Wie Griechen eben so heißen.«

»Es lässt sich nicht mehr herausfinden?«
»Nein.«
»Und wann, bitte, kommt der Lehrling?«
»Später.«

Ruth steigt über Arme, die wie angeschwemmtes Strandgut auf dem Beckenrand liegen. Sie setzt sich im Schatten einer Kiefer auf eine Bank, um auf den Lehrling zu warten. Sie rekapituliert, was sie bisher über die Ereignisse weiß, die zu Jonas' Tod geführt haben. Die Tochter der Nachbarin Frau Berg, deren Namen Ruth sich nicht merken kann – sie heißt entweder Kirsten oder Kerstin –, holte Jonas und Ben an jenem Samstag zu einem Besuch im Freibad ab. Ruth erinnert sich an eine essbare Kette, die dem Mädchen pastellfarben den Hals einschnürte. Sie mussten auf Jonas warten. Er hatte am Morgen seine Badehose ruiniert, als er versucht hatte, das Seepferdchenabzeichen, das sich vom Stoff gelöst hatte, mit Klebstoff zu befestigen. Nachdem Ruth die Badehose in den Müll geworfen hatte, bemühte sich Jonas vergeblich, Bens Badehose mit dem Fahrtenschwimmerabzeichen geliehen zu bekommen. Doch Ben ließ sich nicht überreden, da das viel zu eklig sei. Jonas brauchte dann ewig, um sich für eine Unterhose zu entscheiden, die er stattdessen mitnehmen wollte. Schließlich stürmte er aus dem Haus, einen aufblasbaren Delfin unterm Arm, die rechte Sandale offen und ein wenig verdreht. Nachdem die Kinder fort waren, erschien Ruth die Stille im Haus so unbegreiflich, dass sie für einen Moment glaubte, taub geworden zu sein. Sie zog sich einen Badeanzug an, den sie kürzlich gekauft hatte und dessen schrilles Mohnblütenmuster sie als Herausforderung betrachtete, legte sich in den Garten und las in Heinrich Bölls Neuerscheinung etwas über das Liebesverhältnis einer Blumenbinderin zu einem russischen Kriegsgefangenen. Um kurz nach zwölf war das Freibad, wie Ruth später in Erfahrung bringen konnte, bereits gut besucht. Nachdem sie die Eintrittskarten gelöst hatte, forderte Frau Berg die Kinder auf, einen Platz auf der Liegewiese auszuwählen, sie selbst wolle die Umkleide aufsuchen. Mit großer Sorgfalt verschloss sie dort ihre Ohren mit Watte, das Eindringen von Wasser war ihr stets unangenehm. Als sie kurze Zeit später ins Becken stieg, spielten die Kinder bereits im Nichtschwimmerbereich mit Jonas' aufblasbarem Delfin. In mittlerem Tempo, Sportschwimmern ausweichend, bewegte sich Frau Berg durchs Wasser und verlor im Gedränge die Kinder aus den Augen. Jonas bestand, Ben zufolge, auf einem Wettschwimmen über 25 Meter. Ben wollte zunächst nicht mitmachen, an jenem Tag habe er schlecht Luft bekommen, »wie beim Singen in der Kirche«. Doch Jonas ließ sich von seinem Vorhaben nicht abbringen. Sie hatten etwa zwei Drittel der Strecke zurückgelegt, als Jonas DIE SACHE bekam. Er trat dabei um sich und traf eine Frau am Kopf. Das Folgende ging dann so rasch vor sich, dass sich keines der Kinder später daran erinnerte. Frau Berg bekam von dem Tumult zunächst nichts mit, ganz ins Schwimmen vertieft, blieben die erschrockenen Rufe nach dem Bademeister wegen der Watte in ihren Ohren für sie unhörbar. Kirsten/Kerstin bemerkte noch, dass Jonas' Lippen blau waren, aber das sei im Schwimmbad ja normal. Wie Schwimmmeister Kleist nun bestätigt, war ein Krankenwagen alarmiert worden. Etwa gegen halb drei unterrichtete Frau Berg Ruth telefonisch über den Vorfall, und Ruth fuhr, eine rote Ampel überfahrend, ins Krankenhaus. Dort teilte ihr eine unangemessen junge Ärztin mit, dass Jonas in der Klinik einen weiteren Krampfanfall erlitten habe und man daher zur Abklärung eine Punktion seines Rückenmarkkanals beabsichtige. Ruth hob Jonas von der Liege und tröstete ihn, er trat gegen ihre Beine und murmelte unverständlicherweise das Wort »Milchtüte«. Frau Bergs seifiges Mitleid und die verkniffene Scham ihrer Tochter, mit der sie sich eine Perle aus ihrer Kette biss, gingen Ruth, wie sie sich jetzt erinnert, unglaublich auf die Nerven. Nachdem ein Arzt, offensichtlich der Vorgesetzte der jungen Ärztin, die Punktion durchgeführt hatte, ein komplikationsreicher Vorgang, in dessen Verlauf Jonas durchgehend brüllte, wurde Ruth erklärt, dass man ihren Sohn für einige Tage stationär aufnehmen werde, um durch weitere Untersuchungen eine ernsthafte Erkrankung auszuschließen, etwa eine Gehirnhautentzündung, eine bisher unbemerkte Epilepsie oder im ungünstigsten Fall eine Raumforderung. Am nächsten Tag erkundigte sich ein anderer Arzt nach möglichen Vorerkrankungen, und Ruth bestand darauf, dass ihr Sohn unverwüstlich sei. Eine neurologische Untersuchung verlief ergebnislos. Jonas berichtete nach deren Beendigung stolz, keine Angst gehabt zu haben und elektrisch gewesen zu sein wie ein Toaster. In den folgenden Tagen besserte sich sein Zustand allmählich. Am Donnerstag fertigte man eine Verwischungstomographie seines Kopfes an, eine Röntgenaufnahme, bei der der Röntgenfilm gegenläufig zur Strahlenquelle bewegt wurde. Nach der Untersuchung schenkte Ruth Jonas einen Cockerspaniel aus Plüsch, den er Gerald nannte, nach einem Mitarbeiter des Krankenhauses, der einige Tage zuvor sein Zimmer ausgewischt hatte. Zwei Tage später verschlechterte sich sein Zustand erheblich. Er hatte in der Nacht Fieber bekommen, am Morgen stieg es auf 40,6 °C. Nach Gabe eines Antipyretikums erholte er sich etwas. Er »lieh« Ben, der Ruth an jenem Sonnabend ins Krankenhaus begleitete, seinen Pfirsichjoghurt, rutschte von seinem Bett und schob seinen Infusionsständer durchs Zimmer. Er fragte, ob Blumen lebendig seien, immerhin könnten sie sich nicht bewegen. Ruth erklärte ihm, dass sie dies nicht müssten, alles, was sie brauchten, käme zu ihnen. Einige Zeit später, wieder in seinem Bett liegend, verfiel er in einen Zustand nahezu bewegungsloser Apathie. Mit starren Augen zur Decke blickend, zeichnete er mit seinen Fingern etwas in die Luft und sagte, dass da helle Fäden seien und ein Lama aus Licht. Mit bemerkenswerter Präzision stellte er fest, dass er genau von der Mitte nach unten friere. Um einen Arzt zu alarmieren, musste Ruth Ben mit seinem Bruder allein lassen. Sie bat ihn, seine Hand zu halten, Ben griff nach ihr, förmlich und steif, wie nach einem Gegenstand. Es dauerte über zwanzig Minuten, die Ruth durch die Flure des Krankenhauses irrte, vorbei an grimmigen Krankenschwestern, vorgeblich zu beschäftigt, um sich mit ihr abzugeben, ehe sie einen Arzt fand, der bereit war, nach Jonas zu sehen. Nach kurzer Untersuchung gestand der Arzt ein, dass es in der Beurteilung der Ursache von Jonas' Fieber zu einer kollegialen Meinungsverschiedenheit gekommen sei, er selbst vermute eine Infektion und sei zuversichtlich, durch die Gabe hochdosierten Penicillins die Situation in den Griff zu bekommen. Am folgenden Tag erlitt Jonas mehrere schwere Krampfanfälle. Man erklärte Ruth, dass sich die Erkrankung ihres Sohnes zwar diffus progredient entwickle, ein Krampfanfall jedoch, sowohl was seinen akuten Verlauf als auch die Prognose beträfe, ein eher harmloses Ereignis sei. Am frühen Montagmorgen, um 5.07 Uhr, zehn Tage nach seinem Anfall im Schwimmbad, stirbt Jonas.

»Sie haben nach mir gefragt?«
Vor Ruth steht ein junger, zu groß geratener Mann mit dünnem Haar und ungepflegter Haut.
»Sie sind der Lehrling?«
»Ja, ich bin der Schwimmmeistergehilfe.«
»Wollen Sie sich nicht setzen?«

Der junge Mann setzt sich. Seine dürren Beine sind von entzündeten Haarwurzeln übersät. Während er mit Ruth spricht, fixiert er einen Punkt in der Baumkrone über ihr.
Er habe seinen Dienst am Beckenrand verrichtet. Dort habe er den kleineren der beiden Jungen beim Rennen erwischt und ihn angewiesen, nicht zu rennen. Der große Junge habe dabeigestanden. Ein Mädchen sei hinzugekommen, es habe ein aufblasbares Tier unter dem Arm getragen, einen Seelöwen. Der kleine Junge habe dem Mädchen das Tier abgenommen, es ins Wasser geworfen und sei hinterhergesprungen. Er selbst sei dann auf seinen Turm gestiegen, um das Becken überblicken zu können. Er habe nicht weiter auf die Kinder geachtet, Jugendliche hätten bei der Dusche um das Oberteil eines Bikinis gestritten, das habe seine Aufmerksamkeit erfordert, nur einmal noch sei ihm der große Junge aufgefallen, weil er, statt zu schwimmen, sich mit merkwürdigen Sprüngen durchs flache Wasser fortbewegt habe. Das alles sei etwa gegen halb eins gewesen. Vielleicht zehn Minuten später habe eine Dame lautstark auf sich aufmerksam gemacht. Er sei eilig vom Turm gestiegen und ins Becken gesprungen, da er erkannt habe, dass die Dame den kleinen Jungen zu halten versucht habe, was ihr missglückt sei, da der Junge unter Zuckungen gelitten habe. Er allerdings habe den Jungen packen und ihn über den Beckenrand heben können. Gemeinsam mit einem griechischen Badegast habe er den Jungen, da er geatmet habe und Wiederbelebungsmaßnahmen nicht erforderlich gewesen seien, in die stabile Seitenlage verbracht und ihn mit einem geliehenen Handtuch gewärmt. Fünfzehn Minuten später habe er den Jungen in die Obhut der mittlerweile angerückten Sanitäter übergeben und dafür gesorgt, dass sich die Menschentraube, die sich am Beckenrand gebildet hatte, wieder zerstreute. An mehr könne er sich nicht erinnern und er müsse jetzt auch wieder.

Der Schwimmmeistergehilfe steht auf.
»Wie heißen Sie, junger Mann?«, fragt Ruth. Der Schwimmmeistergehilfe kratzt sich am Bein und sagt, er heiße Wenger. Jörn Wenger.
»Vielen Dank, Herr Wenger«, sagt Ruth. »Für alles.« Und nach einer Weile: »Es war übrigens ein Delfin.«
»Was?«, fragt der Schwimmmeistergehilfe.
»Das aufblasbare Tier.«
Mit matter Höflichkeit verabschiedet Ruth den jungen Mann und bleibt, unfähig, sich zu bewegen, auf der Bank sitzen. Sie betrachtet ihre nackten Zehen. Sie sind knotig und krumm.

Eine Stunde später gibt Schwimmmeister Kleist durch die Lautsprecheranlage bekannt, dass alles ein Ende habe, nur die Wurst nicht, und man daher das Freibad für dieses Jahr schließen müsse, sich aber freue, die Gäste im nächsten Jahr wieder begrüßen zu dürfen.

DREI

DER KNOPF FÜR DEN NEBEL KNIRSCHT UNTER BENS HANDSCHUH ins Armaturenbrett und bleibt dort stecken. Rausziehen lässt er sich nicht mehr, und Nebel kommt auch keiner. Ben hat den Rekord kaputtgemacht. So hat sich das Herr Gäbler sicher nicht vorgestellt.

Jonas und Ben lernten Herrn Gäbler an Jonas' letztem Geburtstag kennen. Während einer Geheimdienstsache bei den Häusern hinter der Siedlung, wo die Leute wohnen, die weniger modern sind als sie, gerieten sie in eine Sackgasse. Vor dem letzten Haus spielte ein älterer Herr auf einem Stück Rasen Crockett mit sich selbst durch vier Tore. In einem Beet stand ein Autowrack.

»Was ist das?«, fragte Jonas den Herrn.

»Das ist ein Auto.«

»Aber ohne Räder.«

»Ja, leider ohne Räder. Es fährt aber trotzdem.« Der Herr sagte es, ohne zu lachen.

»Welche Sorte?«

»Das ist ein Rekord. Ein Opel Rekord P1. 45 PS und 92 Prozent Rundumsicht, bavariablau, die Sitze veronagrün. Leider fehlt die Frontscheibe.«

»Ich heiße Jonas. Ich habe heute Geburtstag.«

»Tatsächlich?« Der Herr erkundigte sich, wie alt Jonas geworden sei, und entschied, dass acht Jahre genug seien, um sich hinter das Steuer eines Rekord zu setzen und eine Runde zu drehen. »Und wer bist du?«
»Ich bin sein großer Bruder. Ich heiße Benjamin.«
»Sehr erfreut, Benjamin, mein Name ist Gäbler. Würdest du bitte auf der Rückbank Platz nehmen?«
Jonas wollte zu Pappi fahren, und Herr Gäbler empfahl, mit einer Rechtskurve zu beginnen. Ben beugte sich vor und erklärte Jonas zum tausendsten Mal, wo rechts ist, Herr Gäbler legte den ersten Gang ein, und Jonas brummte wie ein Motor und ließ dabei Spucke aufs Lenkrad tropfen. Links neben dem Loch für den Zigarettenanzünder befand sich ein Knopf mit der Aufschrift »Nebel«. Wenn man den drückt, macht das Auto Nebel, dachte Ben, wie praktisch, im Nebel kann man es nicht mehr sehen, es ist getarnt und ein Geheimnis. Herr Gäbler zeigte Jonas, wie man hochschaltet, um schneller zu fahren, doch Jonas legte lieber seinen Finger in das Loch des Zigarettenanzünders, sagte »Raketewumm«, und einige Minuten später waren sie in Frankfurt. »Hallo, Pappi.«
Für den Rückweg nahm Jonas eine Linkskurve.
Herr Gäbler erlaubte ihnen, falls sie nochmals verreisen wollten, wiederzukommen, selbst dann, wenn er nicht zu Hause sei, was recht häufig vorkomme, das Auto stehe jederzeit für sie bereit.
»Tschüss.«
»Tschüss, Herr Gäbler.«

Ben drückt den Knopf noch mal, doch der Nebel sitzt fest. Er drückt den Knopf mit der Aufschrift »Wischer«, sieht sich in dem gesprungenen Rückspiegel doppelt und kommt sich blöd vor. Er ist elf und glaubt noch an die Unsichtbarkeit. Er will schon wieder gehen, als plötzlich eine Nebelwand vor

ihm aufsteigt. Sie bauscht sich wie eine Gardine im Wind und legt sich sanft über das Auto. Es wird still. Bens Herz klopft, und seine Zähne kitzeln an den Spitzen. Zur Probe sagt er: »Hallo.« Seine Stimme klingt im Nebel blechern. Er nimmt an, dass er jetzt getarnt ist und für die Welt unsichtbar. Doch sicher ist er sich nicht. Woher soll man wissen, dass man unsichtbar ist? Man ist es nie für sich selbst. Nur die Seelen wissen es. Sie sind zu beneiden, für sie ist es normal, unsichtbar zu sein und bei Hagenbeck umsonst reinzukommen, so wie es für sie normal ist, nichts zu wiegen, keinen Hunger zu haben und nie zu schwitzen. Ben schwitzt, ihm wird heiß im Nebel, er öffnet den Reißverschluss seines Anoraks und zieht seine Handschuhe aus. Vorsichtig legt er seine Hände aufs Lenkrad, es klebt vielleicht noch etwas von Jonas' Spucke daran. Doch sie ist nicht mehr seine Spucke. Sie gehört noch zur Welt und wäre unter einem Mikroskop zu erkennen, während Jonas nicht mehr zur Welt gehört, er ist unsichtbar geworden, und nur ein Rest seiner Spucke ist von ihm übrig geblieben, so wie ein Blatt, das von einem Baum gefallen ist, in der Welt übrig bleibt, obwohl der Baum, an dem es gehangen hat, längst gefällt und tot und unsichtbar, ein Schrank geworden ist oder ein Stuhl oder einige Frühstücksbrettchen.
Ben startet den Motor. Er tippt mit dem Zeigefinger auf das Zündschloss, schiebt die Lenkradschaltung durch die Gänge und drückt den Knopf neben der Uhr. Er zieht am Hebel für den Blinker, obwohl der Blinker sicher auch unsichtbar ist, und schlägt das Lenkrad links ein. Jonas' Spucke stört ihn jetzt nicht mehr. Er beginnt seine Fahrt mit einem Kreis links herum. Das scheint ihm am sichersten zu sein, denn ihm fällt auf, dass er bisher übersehen hat, dass die Welt, für die er unsichtbar ist, für ihn umgekehrt ebenso unsichtbar ist. Als er annimmt, wieder am Ausgangspunkt des Linkskreises angekommen zu sein, schaltet er den Blinker aus und fährt

einige Meter geradeaus. Dabei macht er die Heizung an. Er will eben am Knopf neben der Uhr hochschalten, als es an die Beifahrertür klopft. Der Nebel ist fort. Draußen steht Herr Gäbler und zeichnet eine Spirale in die Luft. Rechtsherum. Ben weiß nicht, was Herr Gäbler meint, vielleicht möchte er, dass Ben einen Rechtskreis fährt, weil Linkskreise den Rekord vielleicht auch kaputt machen können. Doch dann zeigt Herr Gäbler aufs Innere der Beifahrertür, und Ben versteht, dass er das Fenster hinunter kurbeln soll, obwohl da eigentlich kein Fenster mehr ist.

»Guten Tag. Benjamin, nicht wahr?«

»Ja.«

»Darf ich für einen Augenblick zusteigen?«

Ben erlaubt es mit einem noblen Nicken, immerhin ist es Herrn Gäblers Rekord.

»Wo geht es denn hin?«, fragt Herr Gäbler. Er trägt eine gelb gestreifte Krawatte und ausgelatschte Filzpantoffeln.

»Zum Ohlendieksredder«, sagt Ben. Er kann ja schlecht sagen, dass er seine Unsichtbarkeit durch die Gegend fahren wollte.

»Das ist eine Straße, von der ich noch nie gehört habe. Hast du etwas dagegen, wenn ich dich begleite?«

Ben schüttelt den Kopf und murmelt, er würde mit einer Rechtskurve beginnen. Herr Gäbler hält das für eine ausgezeichnete Idee. Eine Weile fahren sie schweigend rechts herum. Ben bittet Herrn Gäbler, am Wischerknopf zu ziehen.

»Für die Sicht.«

»Ich verstehe«, sagt Herr Gäbler und weist Ben darauf hin, dass er vorne an der roten Ampel anhalten müsse.

Ben zieht am Lenkrad, und der Rekord bremst nach einigen Metern. Leise zählt Ben bis dreizehn, weil es nach dreizehn meistens wieder grün ist. Bei zwölf nickt Herr Gäbler und schlägt vor, die Kupplung langsam kommen zu lassen. Ben hat keine Ahnung, wovon Herr Gäbler spricht. Herr Gäb-

ler zeigt auf drei große Schalter unter Bens Füßen, die Ben bisher übersehen hat. Links, das sei die Kupplung, sie müsse mit dem linken Fuß getreten werden, erst dann könne man die Gangschaltung betätigen, das mittlere Pedal sei die Bremse, die eine Alternative zur Methode der Lenkrad-Bremsung darstelle, und das rechte Pedal sei das Gaspedal, fraglos das wichtigste der drei, denn erst durch seinen Einsatz setze sich das Auto in Bewegung. Allerdings müsse, bevor das Gaspedal getreten werden könne, die Kupplung gelöst werden.
Es ist kompliziert, weil Ben die Pedale nur im Stehen erreicht. Nach einigem Treten zieht er am Lenkrad und sagt: »Ohlendieksredder.«
»Interessant«, sagt Herr Gäbler und meint wahrscheinlich alles.

Auf dem Rückweg fragt Herr Gäbler nach Jonas, Bens kleinem Bruder.
»Der hat zu tun«, sagt Ben und wird rot. Er zieht am Lenkrad, tritt auf die Kupplung, drückt den Knopf für die Heizung und sagt, dass er nach Hause müsse, seine Mutter warte auf ihn. Herr Gäbler nickt, dreht am unsichtbaren Zündschlüssel und sagt, er plane für das kommende Wochenende, sofern das Wetter es zulasse, eine längere Ausfahrt und es wäre ihm eine große Entlastung, wenn Ben das Auto fahre, so dass er, statt sich, wie üblich auf seinen Touren, stur auf die Straße konzentrieren zu müssen, die Aussicht genießen könne, die sich so eindringlich von der seiner süddeutschen Heimat unterscheide.
Etwas zwingt Ben, einen Diener zu machen. Er verbeugt sich, wird noch mal rot und sagt: »Füss, Herr Säbler.«
»Tschüss, Benjamin. Hier sind deine Handschuhe.«
Ben geht über den Platz vor den Reihenhausgaragen nach Hause. Es ist kalt geworden, die Teerwürste zwischen den

Betonplatten drücken sich hart durch seine Schuhsohlen. Wie soll man eine Ausfahrt machen, wenn einem die Räder am Auto fehlen? Und wie dabei eine Aussicht genießen, die eigentlich unsichtbar ist? Und wie soll man eine Lüge geradebiegen, die schneller gewesen ist als die Wahrheit? Ben nimmt sich vor, am nächsten Wochenende was anderes vorzuhaben.

DOCH SCHON AM SAMSTAG kehrt er in die Sackgasse zurück. Der Rekord steht im Beet, als hätte er nie woanders gestanden. Durch seine Kotflügel wächst Farn, am Heck lehnt ein moosbewachsener Gartenstuhl, und auf der Kühlerhaube hockt ein Vogel. Er hat Durchfall. Er hebt seinen Schwanz und macht eine weiße Pfütze aufs verrostete Bavariablau.

Ben geht über einen schmalen Schotterweg und klingelt an Herrn Gäblers Haustür. In der Mitte der Tür ist ein Briefschlitz eingelassen, auf dessen offene Klappe der Vogel auch schon gekackt hat. Durch den Schlitz hört Ben Herrn Gäbler durchs Haus schlurfen. Als er die Tür öffnet, ist Bens Kopf in seinem Hals eingerastet, und er kann ihn nicht heben. Auf der Höhe des Briefschlitzes ist jetzt das breite Ende von Herrn Gäblers Krawatte zu sehen.

»Guten Tag, Benjamin.« Weiter oben scheint Herr Gäbler von Bens Besuch nicht besonders überrascht zu sein. »Möchtest du hereinkommen?«

»Nein«, sagt Ben zur Krawatte.

»Ach«, sagt es von oben her.

»Ich kann im Rekord warten«, schlägt Ben vor.

»Einverstanden. Ich sorge für etwas Proviant.«

Als sich die Krawatte ins Haus wenden will, sagt Ben: »Mein Bruder ist gestorben.«

Die Krawatte rutscht runter, und kurz darauf sieht Ben in Herrn Gäblers schreckensstarre Augen. »Um Gottes willen, was ist geschehen?«
»Es ist schon einen Monat her.«
Herr Gäbler sieht Ben lange an. Nicht wie Pappi, der wegsieht, wenn er vor ihm kniet. »Möchtest du wirklich nicht hereinkommen?«
»Nein«, sagt Ben.
»Gut«, sagt Herr Gäbler, »dann setz dich doch schon mal hinter das Steuer.«

»Magst du Rollmops?«, fragt Herr Gäbler, als er sich neben Ben auf den Beifahrersitz setzt.
»Nein«, sagt Ben.
»Ach«, sagt Herr Gäbler, »dann werde ich ihn wohl allein essen müssen. Aber du magst Schwarzwälder Kirschtorte?«
»Nein«, sagt Ben, obwohl es nicht stimmt.
»Du musst wissen, dass ich aus dem Schwarzwald komme.«
»Ich kann sie ja mal probieren«, sagt Ben und zuckt mit den Schultern.
»Magst du von Jonas erzählen?«, fragt Herr Gäbler nach einer Weile.
»Nein«, sagt Ben.
»Aber du könntest es probieren?«
Ben gerät in einen dunklen Tunnel, der immer schmaler wird, bis er am Ende so eng wie ein Strohhalm ist. Um herauszukommen, sagt Ben leise: »Ja.«
Herr Gäbler isst den Rollmops und wirft den Holzspieß durch das fehlende Fenster der Beifahrertür.
»Wenn du die Kupplung trittst, könnten wir einen Gang einlegen.«
Ben tritt auf die Kupplung, und Herr Gäbler zieht an dem langen Knüppel, der aus der Lenksäule ragt.

»Jetzt löst du sie langsam und trittst gegenläufig das Gaspedal. Und schon fahren wir.«
Herr Gäbler sieht aus dem fehlenden Fenster.
Das Dunkle im Tunnel türmt sich zu einer schwarzen Wolke, aus der ein Unwetter loszubrechen droht.
»Jonas hat DIE SACHE im Schwimmbad bekommen.«
Ben erwartet, dass Herr Gäbler etwas fragt, doch er sieht nur mit halb geschlossenen Augen aus dem Auto. Ben sieht in dieselbe Richtung. Plötzlich erinnert er sich, dass er sich damals im Schwimmbad über die dichten Haare auf der Brust des Mannes, der Jonas half, gewundert hat. Irgendwo im Tunnel geht ein Licht an.
»Einer hatte schwarze Haare auf der Brust. Einer im Schwimmbad. Der dem Bademeister bei Jonas geholfen hat. Dann haben sie Jonas in einem Krankenwagen ins Krankenhaus gebracht und haben auf der Straße das Blaulicht angemacht, und wir sind hinterhergefahren, im Auto von Frau Berg, und Frau Berg hat gesagt, dass immer viel los ist, wenn man es eilig hat, und dann ist meine Mutter ins Krankenhaus gekommen, und ich bin mit zu Frau Berg nach Hause gefahren, und wir haben die Eröffnungsfeier für die Olympiade in Farbe angesehen, weil sie einen Farbfernseher haben.«
Jetzt ist an mehreren Stellen im Tunnel Licht angegangen.
»Und Jonas ist im Krankenhaus geblieben?«, fragt Herr Gäbler.
»Ja«, sagt Ben. Und dass Mami damals im Krankenhaus unter ihrer Bluse einen Badeanzug mit roten Flecken getragen und nach Sonnenmilch gerochen habe. Noch ein Licht.
Herr Gäbler legt seine Hände in den Schoß, und Ben sieht, dass seiner linken Hand ein Finger fehlt. Das ist ihm bisher nicht aufgefallen. Hinter einer Krümmung des Tunnels ist ein besonders helles Licht. Ben würde gerne durch das Licht aus der schwarzen Wolke raus, doch er glaubt, nicht hindurchzupassen.

»Im Krankenhaus haben sie mit einer Maschine Jonas' Gedanken aufgeschrieben. Seine Gedanken waren schnelle Zacken. Deswegen gebe ich mir Mühe, dass meine Gedanken mehr wie lange Kurven sind.«
Fast unmerklich nickt Herr Gäbler, und Ben passt nun doch durch das Licht.

»Soll ich mal die Torte probieren?«, fragt Ben.
»Oh. Selbstverständlich. Gern.«
Herr Gäbler öffnet eine Tupperwaredose. Zwei Stück Schwarzwälder Kirschtorte liegen quer auf Durchpauspapier. Herr Gäbler reicht Ben eine Kuchengabel, und sie essen die Torte aus dem Plastikbehälter.
»Sie hat ihren Namen vom Schwarzwälder Bollerhut, obwohl sie vermutlich gar nicht aus dem Schwarzwald stammt«, sagt Herr Gäbler.
»Mhm«, sagt Ben und tut so, als wisse er das schon.
»Eine weitere Legende sagt, dass ihre Schokoladenraspel aus der Rinde der Bäume des Schwarzwaldes gemacht sind.«
»Aber sie sind nicht so hart«, sagt Ben.
»Nein, das sind sie nicht«, sagt Herr Gäbler und lacht.
»Soll ich noch mal auf die Kupplung treten?«, fragt Ben.
»Nein«, sagt Herr Gäbler, »für heute ist es besser, wenn du die Bremse trittst. Sie ist das Pedal in der Mitte.«
Als sie sich verabschieden, bedankt sich Herr Gäbler, wofür auch immer. Er sagt, die Ausfahrt sei zwar anders verlaufen, als er erwartet habe, doch sei sie deshalb bestimmt nicht weniger schön gewesen. Ben verbeugt sich heute nicht mehr so tief: »Tschüss, Herr Gäbler.«
»Tschüss, Benjamin.«

DER FRIEDHOFSGÄRTNER, DER ABSEITS SEINER KOLLEGEN AUF DEM RASEN HOCKT und verblühte Rosen köpft, kommt Ruth bekannt vor. Als er seinen Kollegen etwas zuruft, erinnert sie sich, dass der Mann vor einigen Jahren ihrer Schwiegermutter eine Gürtelrose besprochen hat. Er hat einen unverwechselbaren Sprachfehler, ein eigenartiges Fauchen, das seine Worte begleitet. Ruth fragt, ob es erlaubt sei, ihn hinsichtlich der Bepflanzung eines Kindergrabes um Rat zu fragen.

»Natchürlich, gnächge Frau«, faucht der Gärtner und richtet sich zu voller Größe auf. Seine Wangen sind eingefallen wie die Wangen eines Asketen. Um was es sich denn handle?

»Wie gesagt, um das Grab eines Kindes.«

»Hattche es einen Unfall, oder hattche es eine Krankheitch?«

»Es hatte eine Krankheit«, sagt Ruth und bereut es, den dürren Mann angesprochen zu haben. Doch nun ist es zu spät. Der Mann möchte wissen, was für eine Krankheit es gewesen sei, denn im Lichte der Natur betrachtet, gehöre jene Pflanze, die man zuvor dem Kinde zu verabreichen versäumt habe, worauf es dann gestorben sei, nach seinem Tode auf sein Grab gepflanzt, um einen etwaigen Fluch, der auf dem Kinde laste, von ihm zu nehmen. Man habe sich bei der Auswahl einer Grabespflanze also von ihrer heilenden Kraft leiten zu lassen, wobei die Form der Pflanze einige Rückschlüsse auf ihre Wirkung zulasse, so würden herzförmige Blüten verfluchten Herzen beispringen, höckrige Wurzeln könnten hingegen den Fluch eines Geschwüres heilen. Es sei im Übrigen eine glückliche Fügung, dass die gnächge Frau ihn hier antreffe, denn er habe neben seiner heilkundlichen Gabe auch das Vermögen, in seiner Kehle Obertöne zu erzeugen, mithin sei er ein Musikus und kein Gärtner und hier im Friedhof nur aushilfsweise angestellt.

Ruth ist von der Selbstgerechtigkeit dieses Eiferers wie behext.

Entgeistert starrt sie ihn an. Dann fasst sie sich, holt mit dem rechten Fuß aus und tritt zielgenau gegen einen Eimer voll abgeschnittener Rosenköpfe. Zufrieden verfolgt sie den Flug des Eimers, der krachend in einem Rhododendron landet. Ohne den Friedhofsgärtner eines weiteren Blickes zu würdigen, hinkt sie über den Rasen und steigt in den bereitstehenden Bus, der sie zum Haupttor fährt. Als sie sitzt, flüstert sie: »Ginster und damit basta.«

Sie überquert den Platz vor dem Verwaltungsgebäude des Friedhofes, um auf die Straße zu gelangen. Eine Dame kreuzt fluchend ihren Weg. Mit der Spitze ihres schwarzgelackten Schuhs tritt sie kleine Blätter vom Asphalt. »Das hätten sie nun auch schon längst machen können.«
»Was bitte?«, fragt Ruth und hofft inständig, dass die Dame, die ihr eine Doppelgängerin der bösen Schwester ihrer Mutter zu sein scheint, nicht antwortet.
»Das Laub und den ganzen Dreck«, zetert die Doppelgängerin.
»Vielleicht ist der Herbst für die Friedhofsverwaltung unerwartet gekommen«, sagt Ruth, »die Bäume verlieren in diesem Jahr ihre Blätter ungewöhnlich früh.«
»Ach was.« Die Doppelgängerin schnaubt, ein Tropfen ihres Speichels trifft Ruth im Gesicht. »Faul sind sie und nachlässig, diese Hilfsgärtner. Und unverschämt außerdem.«
»Ja, einige scheinen tatsächlich sonderbar zu sein.«
»Sonderbar? Infam sind sie!« Die Lippen der Dame beben. »Mein Gesuch, das ich bereits vor Monaten eingereicht habe, haben sie glattweg abgelehnt.« Sie zerrt ein Papier aus der Tasche ihres Persianers, hält es Ruth vors Gesicht und erklärt in schrillen Tönen, sie habe veranlassen wollen, dass auf den Gräbern ihrer Verwandten der rotblättrige Spitzahorn angepflanzt werde, so dass sie bei ihren häufigen Besuchen

in Ohlsdorf schon von weitem erkennen könne, wo ihre lieben Toten begraben lägen, sie habe eine beträchtliche Anzahl verstorbener Verwandter zu beklagen und daher bis heute angenommen, einen entsprechend großen Einfluss auf die Friedhofsverwaltung zu haben. Der Blick der Dame fordert unerbittlich Zustimmung.
Ruth weiß nicht, was sie sagen soll. »Vielleicht sollten Sie es mit einer anderen Pflanze versuchen«, schlägt sie vor, »ich zum Beispiel werde einen Ginster anpflanzen. Und ich werde es nötigenfalls ohne Genehmigung tun.«
»Der Ginster ist gelb«, bellt die Doppelgängerin. »Nicht rot wie der Spitzahorn.« Und als sei damit alles gesagt, dreht sie sich um und stampft auf das Haupttor zu, weiterhin kleine Blätter vom Asphalt tretend.

Erschöpft lässt sich Ruth auf eine Bank fallen. Bisher glaubte sie, Friedhöfe seien Exklaven des Himmels, irdische Nachbauten des Reichs Gottes, uneinnehmbar ummauert, so dass die Hunde draußen bleiben müssen, die Huren und die Totschläger, die Abgöttischen und all die Lügner. Ein umhegtes Reich, wo Gott die Tränen der Menschen trocknet, weil der Tod dort nicht mehr ist, noch Leid, noch Geschrei, ein heiliges Geviert, so lang wie breit, dessen Mauern sich nach Engelsmaß bemessen, dessen Tore aus Perlen sind und die Straßen aus Gold. Wo das Holz des Lebens steht, das zwölfmal im Jahr Früchte trägt und nicht reguliert wird durch eine Bepflanzungsverordnung oder den heilerischen Irrsinn eines Obertonsängers.

DIE SCHWEREN STÜHLE hinterlassen Spuren im weichen Teppich. Ihre sandfarbenen Polster sind mit Pagoden bestickt, die aus Kieferngärten hervorragen. Über dem Oval des Kirschholztisches prangt ein Kronleuchter. Er wirft sein Licht auf ein Ölgemälde. Jünglinge in Uniform scharen sich unter einem Baum und zielen mit ihren Flinten auf braungefiederte Vögel. Ihre Hunde, die Zähne gefletscht, jagen durch die Büsche. Einige Damen sitzen eng geschnürt auf herbeigeschafften Möbeln und wohnen dem Schauspiel bei. Mit spitzen Lippen nippen sie an winzigen Tassen. Etwas abseits steht eine Gestalt mit selbstvergessen gekreuzten Beinen und nascht von einem Kuchen. Sie trägt eine gepuderte Perücke.
»Das ist der Schwuli«, sagt Chrisse.
»Sie schießen Fasane«, bemerkt Ben.
»Bravo!« Dr. Windgassen ist eingetreten. »Endlich einmal jemand, der mein Bild zu würdigen weiß. Und wer bist du, junger Freund?«
»Benjamin Schrader. Ich bin in der Klasse von Chrisse, Ihrem Sohn.«
»Na, dann herzlich willkommen, Benjamin Schrader, bitte nimm Platz.«
Als sich Ben auf einen Tümpel setzt, in dessen Mitte ein Reiher sich eine Daune aus dem Flügel zupft, fliegt die Tür auf. Madame Windgassen trägt eine Schale mit dampfendem Reis herein. »Françoise«, flötet sie und zarter, als es ein Fasan oder ein Reiher je könnte: »Bonjour Benjamin, isch freue misch.«

Françoise ist die Frau, die Ben einmal heiraten wird. Sie ist Chrisses Schwester, hat sein Haar in Lang und Glänzend, und obwohl es in dichten Strähnen vor ihren Augen hängt, trifft sie halbwegs ihren Stuhl, als sie sich jetzt fallen lässt. Sie ist sechzehn, ihr Alter gestattet es ihr nicht, sich mit Ben abzugeben, doch ist er sich sicher, dass sie ihn durchs Silber der Reisschale beobachtet. Er knöpft seinen obersten Hemdknopf zu. Zum Reis serviert Madame Windgassen einen Hahn, der an Karottenstücken durch einen Topf voll Wein driftet. Ben bekommt ein Bein gereicht. Chrisse sagt: »¡Arriba! ¡Arriba!«, und drückt seinen Reis platt.

Während er sich einem Stummelflügel widmet, berichtet Dr. Windgassen von Martha Mitchell, der Frau des republikanischen Wahlkampfleiters. Sie wolle sich schleunigst von ihrem Mann trennen, wenn er nicht unverzüglich seinen Posten aufgebe, um den entschieden zu viel trübes Wasser sprudele. Bisher habe es ihr gefallen, das Leben einer Ministergattin zu führen, immerhin sei sie in Hoovers Dienstlimousine zum Einkaufen chauffiert worden, doch nun wolle sie diesen ganzen Dreckskram hinter sich lassen.

Chrisse sagt: »¡Ándale, Ándale!«, saugt seine Unterlippe ein, schiebt seinen Kopf vor und sein Gesicht so weit nach rechts, dass man in sein linkes Nasenloch sehen kann.

In einem kalifornischen Hotel sei Mrs. Mitchell von fünf Sicherheitsbeamten in ihrem Zimmer überwältigt und mit einer Nadel in ihr Hinterteil gestochen worden, um sie vom Verkehr mit der Außenwelt abzuschneiden.

Chrisse reißt seinen Mund auf und rollt seine Zunge ein.

»Das müsst ihr euch einmal vorstellen«, sagt Dr. Windgassen, und Ben versucht, Chrisse zu ignorieren, um es sich wenigstens einigermaßen vorstellen zu können. »Sie beschimpft Nixon in Telefonaten, die sie betrunken aus ihrem Badezimmer führt, als hinterhältigen Lügner, der ihren Mann Mr. Mitchell, immerhin der ehemalige Justizminister der Vereinigten Staaten und noch dazu ein gottverdammter Idiot, als Sündenbock vor sich hertreibe.«

Chrisse lässt seinen Kopf neben seinen Teller auf den Tisch fallen und schielt mit seinem rechten Auge.

»Lass die Quatsch, crapaud«, sagt Madame Windgassen.

»Ich bin eine Maus, keine Kröte«, sagt Chrisse. Sein Serviettenring hat einen ovalen Abdruck in seinem Gesicht hinterlassen.
»Und was ist passiert mit die Mitchell-Idiot?«, fragt Madame Windgassen.
»Er wurde gefeuert und bemüht sich seither um Aussöhnung mit seiner zu grotesker Widerspenstigkeit neigenden Frau.«
»Diese américaines maudites sind alle Idioten und jetzt Schluss mit ihnen.«
Es gibt Käse von einer großen Platte.
»Le fromage«, flüstert Ben.
»Mais oui, mon petit«, ruft Madame Windgassen.
Dr. Windgassen hat sich einen Zigarillo angezündet und bläst graue Wolken in die Luft. »Würde meine verehrte Frau Tochter uns bitte darüber aufklären, durch Mitwirkung welcher der talgigen, jungen Kerle ihres Bekanntenkreises sie sich die Rötung an ihrem Hals zugezogen hat?«
»Laisse-la tranquille«, sagt Madame Windgassen und versucht, sich ein Lächeln zu verkneifen.
»Das ist ein Ausschlag, den habe ich von der blöden Fa«, sagt Françoise, und zwei Falten in Form einer Bratengabel wachsen aus ihrer Nasenwurzel.
»Das ist ein Knutschfleck, den hast du vom blöden Knutschen«, sagt Chrisse. Über seiner Nase tut sich nichts.
»Halt du bloß die Klappe!« Françoise drückt ihren Ellenbogen in Chrisses Unterarm, bis er zu quieken beginnt. Dann verschwindet sie wieder hinter ihren dichten Haarsträhnen. »Debededehakape.« Françoise spricht Französisch mit leichtem Akzent.

Nach dem Essen möchte sich Ben noch ein bisschen länger über Amerika unterhalten.
»Das haben wir doch gerade.«

»Oder über Ausschlag.«
»Spinnst du?«
Sie einigen sich auf Fernsehen, falls sie es erlaubt kriegen.
»Exceptionnellement!«, sagt Madame Windgassen.
Der Fernseher befindet sich in einem eigens angefertigten Schrank hinter weißlackierten Türen mit bäuerlich aufgetupften Feldblumen. Es knistert schön, bevor es mit einem Kinderchor beginnt: »Man ruft nur Flipper, Flipper, gleich wird er kommen.« Die heutige Folge heißt *Flipper im Hubschrauber*.
»Die ist alt, die kenne ich schon«, sagt Chrisse.
Zwei Jungen sind Brüder. Sie heißen Böt und Sändi und tragen bunte Badehosen, weil Chrisses Eltern einen Farbfernseher haben. Der Delfin Flipper ist ihr Haustier. Er quakt und nickt mit dem Kopf. Ein Mann auf einem Boot funkt Porter Ricks an, den Vater der Brüder, ein Haifisch habe ihn gebissen und er benötige eine Transfusion. Porter Ricks bestellt Blut, das von einem Hubschrauber gebracht werden soll. Radio WD 9598 over. Böt und sein Vater rasen übers Wasser, Sändi bleibt zu Hause und überwacht das Funkgerät.
»Der Punkt da ist die Frau von dem mit dem Haifisch.« Chrisse springt auf und drückt seinen Zeigefinger ins Meer auf dem Bildschirm. Kurz darauf zieht Porter Ricks eine nasse Frau aufs Boot, und sie rasen weiter. Die Frau ist ins Wasser gesprungen, weil sie sich scheiden lassen wollte. Später auf dem Boot des Mannes tut ihm sein Haifischbiss dann höllisch weh. Er muss es seiner Frau sagen, ehe es vielleicht zu spät ist, und dass er sie sehr lieb hat. Sie sagt: »Ja, Bill«, und heult.
Als der Hubschrauber kommt, schießt Böt eine Signalrakete ab. Dabei sagt er »Vati« zu seinem Vati.
»Wie sagst du eigentlich zu deinem Vater?«, fragt Ben.
»Papa, was denn sonst?«, sagt Chrisse.

Das Krankenhausblut wird in einer Box abgeseilt, und Chrisse sagt: »Die fällt gleich ins Meer.«
Kurze Zeit später fällt sie tatsächlich ins Meer, und Porter Ricks muss nach ihr tauchen.
»Achtung Hai!«, schreit Chrisse, lange bevor man einen Hai sieht.
Porter Ricks taucht trotzdem weiter, es geht um Leben und Tod.
»Achtung Hai!«, schreit Chrisse noch mal und schüttelt seine Hände.
Irgendwann geht auch einem Porter Ricks die Luft aus. Das Blut ist verloren. Dreihundert Fuß tief auf dem Meeresgrund. Nichts zu machen und gerade jetzt, wo es sich die Frau mit der Scheidung noch mal überlegt hat. Böt spielt, dass ihm ein Licht aufgeht und Flipper die Box holen könnte. Daran hat Vati gar nicht gedacht. Doch sofort bereut Böt seine Idee, denn der Haifisch könnte Flipper verletzen oder ihn sogar töten. Porter Ricks sieht seinen Sohn ernst an und sagt, dass ein Menschenleben auf dem Spiel stehe, und meint wohl, dass man sich, wenn man sich entscheiden müsse, für den Menschen entscheiden solle und gegen den Delfin.
Das war beim Piepmanscher umgekehrt. Er ist gestorben, den aufblasbaren Delfin gibt es aber immer noch irgendwo.
Porter Ricks funkt Sändi Böts Idee, over, und dass der Hubschrauber Flipper abholen komme.
»Der stirbt nicht an der Luft, weil er kein Fisch ist«, sagt Chrisse.
»Das weiß ich selber«, sagt Ben.
Als sie an den Booten ankommen, wird Flipper vom Hubschrauber ins Wasser gekippt, und Böt erklärt ihm, was zu tun ist. Flipper quakt und nickt und taucht ab. Der Haifisch biegt um die Ecke. Flipper steckt seine spitze Nase in den Henkel der roten Box. Der Haifisch taucht geräuschlos

durchs Wasser. Flipper sieht ihn und lässt vor Schreck die Box fallen. Der Haifisch schwimmt kurz in die falsche Richtung. Flipper greift ihn an. Man sieht Blut.
»Da, Vati, Blut!« Flipper greift noch mal an. Sehr viel Blut. Auf dem Boot denken sie jetzt, dass Flipper tot ist. »Flipper, oh Flipper!« Doch dann taucht Flipper auf und hat sogar die Box an seiner Nase hängen. »Prima.« Sändi findet, dass Flipper der tollste Kerl ist. Flipper und sein Bruder. Dabei reibt er über Böts Schulter, und Ben fällt auf, dass er nie über die Schulter vom Piepmanscher gerieben hat. Flipper nickt und quakt.
»Das war spannend«, sagt Ben.
»Ich kannte die schon«, sagt Chrisse.
Nach einer Weile sagt Ben: »Früher hat mein Bruder manchmal in die Lüftungsschlitze von unserem Fernseher geguckt, um die Leute von der Seite zu sehen. Die sind da nicht drin, hat meine Mutter gesagt, sonst wären sie ja schwarz-weiß. Das würde bei euch nicht gehen.«
»Nein«, sagt Chrisse.
»Ich muss nach Hause, meine Mutter wartet auf mich.«

Während Madame Windgassen den Reißverschluss seines Anoraks hochzieht, sagt Ben: »Die Fa ist ab jetzt meine Lieblingsseife.«
»Wie schön«, wundert sich Madame.
»Kann Ben bald wiederkommen?«, fragt Chrisse.
»Natürlisch«, sagt Madame.
»Dann gucken wir Speedy Gonzales, die schnellste Maus von Mexiko.«
Von draußen betrachtet, ist das Haus der Windgassens nur ein langweiliger Bungalow. Doch die Klinke an der Haustür verrät die Wahrheit: Sie ist golden.

RUTH ZÄHLT. Die Gießkanne von der Fensterbank nehmen, eins, das Usambaraveilchen gießen, zwei, die Gießkanne zurückstellen, dreieinhalb, weil es gedauert und sie einen Tropfen von der Tülle gewischt hat, ein vertrocknetes Blatt zügig vom Fensterbrett aufheben, um auf eine Vier zu kommen, das Blatt zwischen den Fingern zerreiben, fünf, seine Reste ins Usambaraveilchen rieseln lassen, sechs, die Blüten der Azalee ins Licht drehen, sieben, das Blatt der Schefflera abstauben, acht. Genau genommen, achteinhalb. Sie überspringt die Neun, die Zehn, die Elf und die Zwölf. Bei dreizehn hat sie die Jalousie gerichtet, so dass sie das Licht im Zimmer in sonnige Streifen schneidet. Ein Fleck auf dem Fensterbrett mit einem feinen, braunen Rand beschäftigt Ruth bis sechzehn. Jede Handlung ist eine Zahl. Solange sie dauert, widmet sich Ruth ihr konzentriert, ist sie gezählt, wird sie vergessen. Das Gezählte ist vergangen, das noch nicht Gezählte unbestimmt. Auf dem schmalen Grat zwischen Gezähltem und nicht Gezähltem bewegt sich Ruth in zeitloser Gegenwart. Bei siebzehn entdeckt sie einen verschmierten Handabdruck auf der Fensterscheibe. Es ist Jonas' Hand. Die Gegenwart zerfällt. Warum hat er sich dort festgehalten? Warum hat er nicht aufgepasst mit seinen klebrigen Kinderhänden, die im Garten gegraben haben und in die er seinen Rotz geschmiert hat? Die alles anfassen mussten, das Essen und die Möbel? Die jeden Einkauf zu einem Alptraum gemacht haben und immer schmutzig waren? Mit schwarzen Rändern unter den Nägeln und glänzenden Flecken auf der Haut? Die ständig in Bewegung waren, die Finger überspannt, als erwarteten sie etwas? Die selbst beim Gebet geflattert haben und erst zuletzt ruhig wurden, blass und wächsern, wie die Hände einer Puppe? Ruth findet am Fenster keinen Halt und hockt sich auf den Teppich. Wie gerne würde sie ihr Weinen verbergen. Doch sie weiß nicht, wohin sie sich wenden soll. Es scheint ihr, als kämen aus jeder Richtung starre Blicke. Sie legt ihren Kopf auf ihre gekreuzten Arme. Dieser Schmerz wird dauern. Als sie sich beruhigt hat, schmiert sie den Rotz in ihre Hände. Sie lächelt. Am Leben bleiben. Am Leben bleiben, zwanzig.

SEIT DREI TAGEN HAT BEN HERBSTFERIEN, doch Mami hat keinen Urlaub geplant. Als Ben ihr Hirsche im Hunsrück oder Amerika in einem kalifornischen Hotel vorschlägt, fragt sie ihn, wie er jetzt überhaupt an Urlaub denken könne. Er versteht sie falsch und sagt: »Mit meinem Gehirn«, worauf Mami die Küchentür zuknallt.

Die anderen sind weg, Matze Schmidt bei seinem Brieffreund in Darmstadt, Andy Senkbach bei einem Fußballturnier in Sankt Peter-Ording und Sven Kähler bei seiner Großmutter um die Ecke. Beate Seibert besucht mit ihrer Familie eine Gummi-Fabrik in Magdeburg, ihr Onkel ist dort Vulkaniseur. Chrisse ist bei seinen Verwandten in Paris.

Draußen gießt es. Der Wind hat die Blätter von der Berberitze an die Fensterscheibe des Wohnzimmers geweht. Ben fährt die Spur der Regentropfen, die über die Scheibe rinnen, von innen mit einem VW-Porsche ab. Bevor er mit dem Fensterrahmen zusammenstößt, bremst er. Der VW-Porsche hat keine guten Stoßstangen.

Am Morgen hat Ben seine Finger in Fang-den-Hut-Hütchen gesteckt und sie sich ins Gesicht gepiekt. Beim Versuch, sein Zimmer aufzuräumen, sind die meisten Hütchen wieder abgefallen. Er hat eine Textaufgabe in sein Matheheft geschrieben, ohne sie lösen zu können, weil die Zeilen sich nach oben gebogen haben. Er hat einem Kugelschreiber-Männchen mit einem schwarzen Filzer etwas Karies in den Mund getupft und dem Spionageausweis des Internationalen Geheim-

dienstclubs einen fälschungssicheren Rand gemalt. Dann hat er eine Kassette mit dem Gesang der Nachtigall eingelegt und nur Gepiepe gehört. In einer abgelaufenen Rundfunkzeitschrift hat er sich ein Bild von Heide Rosendahl angesehen, auf dem sie ihre Medaillen um den Hals trägt und den Geist von München darstellt. Er hat seine Hand in seine Hose gesteckt, seine Bohnen durchgezählt und seinen Pimmel zur Seite geschoben, weil er hart gewesen ist, und ziemlich lange hat er einfach gegen die Wand gestarrt, als sei sie die Ferne.
Ben parkt den VW-Porsche in dem Usambaraveilchen.
»Ich will jetzt vielleicht dann doch mal raus.«
»Bei dem Wetter?«, fragt Mami und sieht aus dem Fenster. Sie schüttelt den Kopf, doch der Regen hat etwas nachgelassen.
»Ich kann mir Gummistiefel anziehen.«
»Und einen Regenmantel, und du machst ihn ordentlich zu, und beim nächsten Guss stellst du dich unter.«

Ben schlüpft durch ein Loch in der Hecke, um auf den Platz bei den Reihenhausgaragen zu gelangen. Dort hängt Philip Bührmann, der Chef der Siedlungsbande, an einer Teppichstange wie ein Tier mit toten Augen. Als er Ben sieht, lässt er sich fallen. Er klatscht träge auf den Asphalt, steht breitbeinig auf und sagt den Ben völlig unverständlichen Satz: »Ein schönes Kind macht noch keinen Sommer.« Gelangweilt, als gehorche er einer lästigen Pflicht, nimmt er Ben in den Schwitzkasten. Er trägt eine ärmellose Jeansjacke, seine nackten Arme sind feucht, und er bekommt Ben nicht richtig zu fassen. Ben rutscht mit seinem Gesicht in Philip Bührmanns Achselhöhle. Dort riecht es nicht nach Kind.
»Du musst dich wehren«, sagt Philip stumpf, »sonst bringt es nichts.«
»Wie?«, fragt Ben und versucht, in die Achselhöhle zu beißen. Philip drückt fester, so dass Bens linkes Ohr abknickt.

»Idiot«, sagt Philip und stößt Ben fort. Ben presst sein Ohr gegen seinen Kopf, damit es nicht verbogen bleibt. Er würde gerne weglaufen, doch Philip tut ihm leid. Er erinnert sich, dass Philip bei seiner tauben Großmutter im Reihenhaus am Ende der Siedlung wohnen muss, weil sein Vater Rocker ist, obwohl er eigentlich bei einer Versicherung arbeitet, und dass es bei Philips Großmutter jeden Tag dicke Suppe gibt, außer vielleicht sonntags mal ein Stück Kassler. Und dass es Leute in der Siedlung gibt, die Philips Großmutter in Verdacht haben, in Wirklichkeit seine Mutter zu sein. Philip wirft sich gegen ein Garagentor, und man hört einen dumpfen Knall. Eine Zeitlang sieht Ben Philip nur von hinten. In seiner Hosentasche steckt ein Kamm, den er wahrscheinlich nie benutzt, sondern nur an Mädchen ausleiht. Plötzlich dreht sich Philip um und fragt Ben, ob er es ihm mal zeigen solle.
»Was denn?«, fragt Ben. Seine Stimme klingt wie die Stimme eines Neugeborenen.
»Wie man sich wehrt.« Aus Philips rechtem Mundwinkel schäumt etwas Spucke.
»Vielleicht nicht gerade heute, vielleicht, wenn besseres Wetter ist.«
Philip reibt über seine wimpernlosen Augen und nickt nachdenklich. Dann sagt er: »Komm«, und steigt an einem Blitzableiter aufs Dach der Garagen.
Ben ist von Philips Befehl wie gebannt. Er folgt ihm. Einmal rutscht er von der regennassen Schelle, mit der der Blitzableiter im Mauerwerk verschraubt ist, dann zieht er sich hinauf. Philip steht an der gegenüberliegenden Kante des Daches und sieht in die Gärten der altmodischen Häuser hinter der Siedlung. Ben stellt sich neben ihn und sagt: »Ich kenne jemanden da drüben.« Er bereut es sofort und zeigt in die falsche Richtung. »Nur ein alter Mann.«
Doch Philip hat ihm nicht zugehört. Mit offenem Mund und

halb geschlossenen Augen, flehmend wie eine Katze, hält er sein Gesicht in die Luft. Er geht, ohne den Mund zu schließen, in die Knie und zieht aus der Regenrinne, die verdreckt am Garagendach hängt, einen alten Staubsaugerschlauch. Er richtet sich auf, stößt Ben zur Seite und beginnt, den Schlauch wie einen Rotor über seinem Kopf zu schwingen. Seine Augen hält er geschlossen. Nachdem der Schlauch einige Male durch die Luft gesaust ist, setzt ein vages Heulen ein. Es bricht wieder ab, doch dann bekommt Philip ein Gespür für den Schlauch, er schwingt ihn mit dem ganzen Körper, nur sein linker Arm, der nicht mitschwingt, bleibt ruhig und scheint zu wachsen. Das Heulen wird lauter und der Ton schärfer. Ein Klang aus der Luft, seit Ewigkeiten dort, doch lautlos und verborgen, bis Philip Bührmann kommt und ihn dröhnen lässt, weil er sein Meister ist.
Plötzlich hört Philip auf, und der Schlauch schlägt gegen sein Bein. Ben fragt, ob er auch mal dürfe. Er flüstert es, um die Erinnerung an die Luftmusik nicht zu verjagen.
»Nein«, sagt Philip und versteckt den Staubsaugerschlauch wieder in der Regenrinne. »Du kannst jetzt abhauen.«
Als Ben am Blitzableiter hängt, schießt Philip einen Moosbuckel vom Dach, der an Bens linkem Ohr vorbeizischt.
»Tschüss, Philip«, sagt Ben.
Philip sieht über die Kante des Daches und fragt, woher Ben seinen Namen wisse. Es klingt bedrohlich. Ben lässt sich fallen, rennt über den Parkplatz und bricht durch die Hecke.
»Ich weiß ihn eben«, schreit er.

Die Bezüge des Rekord in Herrn Gäblers Garten glänzen wie lackiert. Es regnet durchs Dach und die fehlenden Scheiben. Wahrscheinlich ist der Nebel bei so schlechtem Wetter außer Betrieb. Ben will schon wieder gehen, als er es aus einem der Bäume knacken hört. Ein Eimer wird an einem Strick her-

abgelassen. Bevor er sicher auf dem Rasen steht, kippt er um, und einige Äpfel rollen heraus. Zwei schwarze Gummistiefel tasten im Laub nach einer Leiter.
»So ein Mist.« Schimpfend steigt Herr Gäbler aus dem Baum. »Hallo Benjamin. Das ist nun wirklich kein Wetter für die Apfelernte. Aber sie müssen runter, sonst fallen sie ab und werden faulig.«
Ausgerechnet jetzt fällt Ben ein, dass Jonas das Kerngehäuse immer gehasst hat. Mami musste es sorgfältig herausschneiden, sonst hat er den Apfel ausgespuckt und gesagt, dass da was Ekliges drin sei.
Herr Gäbler hebt einen Apfel vom Rasen auf. »Möchtest du probieren?«, fragt er.
»Nein«, sagt Ben, »ich mag das Kerngehäuse nicht.« Und weil ihm scheint, dass Herr Gäbler etwas traurig aussieht, sagt er noch: »Aber danke schön.«
Herr Gäbler lächelt: »Ich verstehe dich, Benjamin. Ich habe lange geglaubt, mir wachse, wenn ich versehentlich einen Apfelkern verschlucke, in meinem Magen ein Apfelbaum, was angesichts der Größe eines Apfelbaumes sicher unangenehm wäre. Seit ich allerdings einiges über Magensäure weiß, glaube ich das nicht mehr.«
Jetzt sieht Herr Gäbler wirklich traurig aus. Er knotet den Strick vom Eimer, sammelt die Äpfel auf, schüttet sie in eine Schubkarre und rollt die Karre hinters Haus.
»Tja, mein Lieber, unsere Limousine ist leider wegen der Nässe unbrauchbar. Falls du nichts dagegen hast, würde ich vorläufig meinen Dienstwagen als Exil vorschlagen. Es ist der Audi dort vorne.« Am Anfang der Sackgasse steht ein unscheinbarer, dunkelroter Wagen. »Er hat den Vorteil einer Standheizung.«
Ben nickt unbestimmt. Eine Zeitlang betrachten sie den Audi, der unter einer Kiefer parkt. Dann zieht Herr Gäbler einen

Schlüsselbund aus seiner Hosentasche und legt ihn Ben in die Hand. »Es ist der größte der Schlüssel, und du müsstest ihn nach rechts drehen. Ich sorge unterdessen für den Proviant.« In einer Unzahl glänzender Flecken spiegelt sich der Himmel im nassen Asphalt, und es scheint Ben, als befinde sich der Audi milchstraßenweit entfernt am Rand einer fremden Galaxie. Während er sich wie in Zeitlupe auf den Wagen zubewegt, achtet er darauf, dass seine Gummistiefel die Milchstraße unter ihm möglichst wenig berühren. Er schwebt durch die Sackgasse wie ein Astronaut. Gewichtslos und in vollkommener Stille. Als er am Audi angekommen ist, weiß er nicht weiter. Es scheint ihm, als habe er eine Welt verlassen, ohne eine andere betreten zu haben. Herr Gäbler ruft aus dem Haus, dass er bei diesem Wetter heiße Milch für erforderlich halte. Ben nickt. Milch passt.

»Lass uns einsteigen, Benjamin, wir haben einiges zu lernen.« Herr Gäbler stellt ein Tablett mit zwei Gläsern heißer Milch und einem Teller mit Mamorkuchen in die Lücke zwischen den Vordersitzen. »Zunächst zu den Fakten: Wir befinden uns in einem Audi 60 mit 55 PS und einer Höchstgeschwindigkeit von 130 Stundenkilometern. Der Wagen verfügt über einen vierzylindrischen Mitteldruckmotor, dessen Getriebe über die Lenkradschaltung geschaltet wird, eine Mittelschaltung wäre ein Sonderwunsch. Eine Neuentwicklung dieser Serie ist der versenkte Tankeinfüllstutzen am hinteren Kotflügel der Beifahrerseite.« Herr Gäbler lacht. »Du musst mich entschuldigen. Es ist mein Beruf. Ich bin Vertriebsmitarbeiter eines süddeutschen Landmaschinenherstellers. Ich klappere mit meinem Dienstwagen die Bauern in Schleswig-Holstein und im nördlichen Niedersachsen ab und verkaufe ihnen Traktoren und Zugmaschinen jenseits der 100-PS-Grenze. Es sind sehr starke Maschinen mit Unterflurmotor.«

»So stark wie Raketen?«, fragt Ben.
Herr Gäbler denkt eine Weile nach, dann schüttelt er den Kopf und sagt: »Nein, vielleicht nicht ganz so stark. Aber es sind Ungetüme, die einem gefährlich werden können.«
Er zeigt Ben den Zeigefingerstumpf an seiner linken Hand. Es fehlen zwei Glieder, der Stumpf selbst ist so lang wie eine Filzerkappe. Ben kann sich nicht vorstellen, dass dort, wo einmal der Finger war, jetzt nur noch Leere ist. Er hält es für möglich, dass es auch unsichtbare Finger gibt.
»Du musst dir keine Sorgen machen, Benjamin, die Verletzung ist längst verheilt. Es ist viele Jahre her.« Herr Gäbler versteckt den Stumpf unter der Spitze seiner Krawatte. »Kommen wir zum Unterricht. Die wichtigste Regel im Straßenverkehr lautet rechts vor links. Du solltest sie stets befolgen. Jeder Verkehrsteilnehmer, der dir auf deiner rechten Seite entgegenkommt, hat Vorfahrt, also andere Autofahrer, Lastwagenfahrer natürlich, Busfahrer und auch Kraftradfahrer, vorausgesetzt, du befindest dich nicht auf einer Vorfahrtsstraße. Gut. Der nun folgende Ablauf ist immer derselbe: Zunächst trittst du die Kupplung. Dann drehst du den Zündschlüssel. Als Nächstes löst du die Handbremse. Bei durchgetretener Kupplung legst du den ersten Gang ein. Mit einem Schulterblick vergewisserst du dich, dass kein Verkehrsteilnehmer hinter dir ist, dann steigst du langsam aufs Gas und löst ebenso langsam die Kupplung. Und schon fährst du.«
Ben fasst ans Lenkrad und zieht sich aus dem Sitz. Das Lenkrad ist kalt und größer als erwartet. Ben steht auf, um über das Lenkrad auf die Welt zu sehen, von der er nicht sicher ist, ob er sie noch kennt. Er fragt Herrn Gäbler, ob er vielleicht erst mal ein bisschen blinken dürfe.
»Selbstverständlich«, sagt Herr Gäbler und dreht am Zündschlüssel.
Ben drückt den Schalter für den Blinker hinunter und blinkt

nach links, dann schiebt er den Schalter hoch und blinkt nach rechts. Es klackert schön.
»Möchtest du ein Stück Marmorkuchen?«, fragt Herr Gäbler.
»Ja, bitte«, sagt Ben und setzt sich.
Sie essen den Kuchen schweigend. Ein paar Mal wechselt Ben die Blinkerseite, damit es aus verschiedenen Richtungen klackert. Während er die letzten Kuchenkrümel von seiner Handfläche tupft, fragt er, ob es Marmorkuchen auch in Tuben gebe.
»Vielleicht ungebacken«, sagt Herr Gäbler, nachdem er eine Weile nachgedacht hat.
Ungebacken schmeckt Kuchen sowieso besser, denkt Ben und sagt, dass es eigentlich Jonas gewesen sei, der keine Kerngehäuse gemocht habe, er selbst finde sie nicht so schlimm. »Ich mag nur keinen Haferflockenbrei.«
Der Regen hat wieder eingesetzt. In schweren Tropfen fällt er auf die Windschutzscheibe. Dort verläuft er und macht die Welt unscharf.
Irgendwann sagt Herr Gäbler, dass er Jonas sehr gemocht habe. Ben wundert sich, Herr Gäbler hat Jonas nur kurz gekannt. »Leider habe ich ihn nur kurz gekannt«, sagt Herr Gäbler.
»Ich habe ihn auch sehr gemocht«, sagt Ben.
Er erzählt Herrn Gäbler, dass Jonas eine Zeitlang Papst werden wollte. Wenn sie bei Omi waren, hat er das Papstsein geübt. Er toastete Backoblaten, dass sie wie Hostien schmeckten, und er bemalte sie, wenn sie nicht verbrannt waren, mit Filzer-Kreuzen, und Ben musste die Filzerfarbe mitessen. Jonas lernte sogar etwas Latein auswendig. Urbi et orbi. Ben fragt Herrn Gäbler, ob Jonas' Latein für seine Seele ausreichend gewesen sei, um in den Himmel zu kommen. Es sei sicher mehr als ausreichend gewesen, meint Herr Gäbler, denn die Seelen kämen auch ohne Latein in den Himmel.

»Aber sie sprechen doch Latein?«
»Ich glaube nicht, dass die Seelen überhaupt etwas sprechen«, sagt Herr Gäbler. »Ich vermute eher, dass sie sich telepathisch verständigen.«
»Wie mit Funkgeräten?«
Herr Gäbler nickt. »Ja. Wie mit Funkgeräten.«
Ben überlegt, dass die Seelen, wenn sie über telepathischen Funk verfügten, nicht lachen oder mit dem Kopf nicken müssten. Sie müssten sich keinen Vogel zeigen, nicht traurig aussehen oder mit den Schultern zucken. Sie machten alles innerlich. Per Himmelsfunk. Vielleicht klingt ihr Himmelsfunk wie Luftmusik. Wie der Ton aus Philip Bührmanns Staubsaugerschlauch.
»Kann man den Funk hören?«, fragt Ben.
»Ich denke schon«, sagt Herr Gäbler. »In besonderen Momenten.«
Es wird langsam dunkel. Ben fragt, ob es im Himmel nicht irgendwann zu voll werde. Es würden ja immer neue Leute sterben und die Seelen im Himmel würden immer mehr werden. »Sie gehen ja nach dem Himmel nicht noch woandershin.«
Herr Gäbler sagt, dass er nicht glaube, dass der Himmel zu voll werde, da er unendlich groß sei.
»Aber dann sind die älteren Seelen weiter weg«, sagt Ben. »Die neuen Seelen schieben sie nach hinten.«
Obwohl Herr Gäbler lacht, wischt er sich über die Augen, und Ben wird klar, dass Jonas auch nach hinten geschoben werden könnte, wenn er nur lange genug tot ist.
»Ich will es nicht hoffen«, sagt Herr Gäbler.
»Ich auch nicht«, sagt Ben. Er weint, obwohl er es nicht möchte. Er säße jetzt lieber im Rekord. Dann würde der Regen durchs Dach regnen, und seine Tränen würden weniger auffallen.

Herr Gäbler sagt, er glaube, die Seelen seien so nah bei ihren Angehörigen, wie sie es zu Lebzeiten gewesen seien. Man merke es daran, dass der Raum, den sie einst eingenommen hätten, nun mit Schmerz angefüllt sei. Ben sieht auf Herrn Gäblers Zeigefingerstumpf und glaubt zu verstehen, was er meint.
»Jonas hat fast nie geweint«, sagt Ben und leckt etwas Rotze von seiner Lippe. »Er hat geglaubt, dass seine Augen vom Weinen auslaufen. Aber meine Augen sind noch ganz in Ordnung.«
»Meine Augen sind es auch«, sagt Herr Gäbler.
Es donnert. Ben friert, wie immer, wenn es donnert. Herr Gäbler wischt einen Kreis in die beschlagene Scheibe und meint, Ben brauche keine Angst zu haben, der Donner käme von weither.
»Aus der Milchstraße?«, fragt Ben.
»Nein, nicht von ganz so weit«, sagt Herr Gäbler.
»Von da, wo die Seelen sind?«, fragt Ben.
»Vielleicht«, sagt Herr Gäbler nach einer Weile. »Vielleicht von dort, wo die Seelen sind.«
»Wenn es donnert, räumen die Seelen ihr Zimmer auf. Und wenn es regnet, pinkeln sie runter.«
Sie lachen. Ein Licht zuckt auf, und Ben glaubt, ein Blitz habe eingeschlagen. Doch es sind nur die Straßenlaternen, die in der Sackgasse flackernd angehen.
»Wenn es blitzt, knipsen die Seelen ihre Lampen an.«

Als Ben sagt, dass er nach Hause müsse, weil seine Mutter auf ihn warte, schlägt Herr Gäbler vor, zum Abschied eine letzte Rechtskurve zu fahren. Ben nickt und greift ans Lenkrad.
»Zuerst die Kupplung«, sagt er.

Für den Rückweg hat Ben vergessen, seine Kapuze überzuziehen.

»Du solltest dich doch unterstellen!«, schimpft Mami und zieht ihm den Regenmantel aus. »Klapperst du etwa mit den Zähnen?«
»Nein«, bibbert Ben, wenig überzeugend.
»Komm mit hoch. Du musst aus den Sachen raus, sonst wirst du krank.«
Mami lässt heißes Wasser in die Wanne und hilft beim Ausziehen. Bevor Ben in die Wanne steigt, fasst er an seine kalte linke Hand und versucht, sich den Tod vorzustellen. Es gelingt ihm nicht, denn seine rechte Hand ist auch kalt.
Nach dem Bad wickelt Mami ihn in eine Wolldecke und schlägt ein Handtuch um seinen Kopf. Sie trägt ihn die Treppe hinunter und setzt ihn im Wohnzimmer aufs Sofa.
»So. Jetzt bekommst du einen kleinen Grog und ich ein großes Glas Rotwein.«
Wie ein kugelförmiges Licht fließt der Grog durch Bens Hals. Er rutscht in seine Brust und fällt in seinen Magen. Dort leuchtet er weiter, hell, warm und breit.
»Ich bin ein Sultan«, sagt Ben und zupft an seinem Turban.
Mami sieht ihn lange an, ehe sie sagt: »Habe ich dir jemals erzählt, dass ich in einem Sultanat gelebt habe?«
»Nein«, sagt Ben. Sein Mund steht offen, und der Grog leuchtet heraus.
»In Sansibar«, sagt Mami. »Ich war so alt wie du. Es ist lange her.«

VIER

WENN ERWACHSENE WEINEN, klingt es, als würden sie sprechen und nicht schreien wie Kinder. Ben müsste hinaufgehen, er müsste an Mamis Tür klopfen und sich in ihr Zimmer trauen. Er müsste sich an ihr Bett setzen und ihre Hand halten. Vielleicht müsste er sie umarmen. Irgendetwas müsste ihm einfallen. »Das wird schon wieder« oder »Ich bin ja noch übrig« oder »Guck mal, eine Zwei minus in Bio«. Doch er kann sich nicht bewegen. Er steht steif im Flur, die Schuhe wie ans Linoleum genagelt, und schwitzt in den Kragen seines Anoraks. Sein Ranzen reißt an seinem Rücken. Die schmalen Riemen schneiden in seine Schultern.

Mami geht zum Weinen in ihr Schlafzimmer. Sie denkt, dass Ben sie dort nicht hört. Doch Ben hört alles. Er hört ihr murmelndes Schluchzen, das Zittern in der Luft, wenn sie nach Atem ringt, ihr Schniefen, während sie ein Taschentuch sucht, er hört ihr Wimmern, hört, wenn sie auf »Nein« weint oder auf »O Gott« oder auf »Bitte nicht«. Er hört, wenn sie müde wird und still und sich schnäuzt und »Gut jetzt« sagt und aufsteht und aus dem Schlafzimmer kommt und mit ihrem Leben weitermacht. Auf der Treppe sagt sie: »Du bist schon da?«

Ben sieht auf das Stück Linoleum zwischen seinen Schuhen, als hätte er was angestellt. Mami öffnet den Reißverschluss an

seinem Anorak. Ben genießt das Klicken, das die Plastikzähne machen. Leider geht Mami danach in die Küche.
Er zieht seinen Ranzen vom Rücken, leert ihn auf den Boden, wühlt in den Sachen, sagt: »Da ist er ja!«, und räumt den Ranzen wieder ein. Als er an der offenen Küchentür vorübergeht, sagt er kopfschüttelnd: »Mein Ratschefummel.« Dann rennt er die Treppe hinauf.
Er schämt sich. Es fühlt sich an, als habe die Scham im Inneren seines Körpers die Sachen aus den Regalen geworfen. Sie sind nicht kaputtgegangen, doch so durcheinandergeflogen, dass man nicht mehr durchkommt, um sie aufzuräumen. Unwichtige Sachen liegen jetzt obenauf, wichtige sind verschüttet. Er zieht seinen Anorak aus und legt ihn zusammen. Er öffnet seinen Ranzen und sortiert seine Schulhefte auf einen Stapel rechts auf seinem Schreibtisch und seine Bücher auf einen Stapel links. Er legt seine Federtasche in die Mitte zwischen die Stapel. Er stellt seine Schuhe neben die Tür. Dann lauscht er auf Mamis Kochgeräusche. Er hat sie nicht trösten können. Jetzt will er wenigstens gleich runter, wenn sie ruft.
Während des Mittagessens versucht Ben, eine Sache aus dem Haufen der durcheinandergeflogenen Sachen herauszuziehen. Er erwischt einen Pinguin und erzählt, dass Pinguine seine Lieblingstiere seien. Das erinnert Mami an einen Witz, in dem ein Pinguin die Hauptrolle spielt. Er hat einen Hochschulabschluss, trägt eine Hornbrille und trinkt literweise Sodawasser. Seine Schwester heißt Ingrid. Leider hält sie sich für einen Flamingo. Deshalb reist der Pinguin mit ihr nach Wien, um sie einem berühmten Irrenarzt vorzustellen. Der Witz ist nicht besonders lustig, aber vielleicht erzählt Mami ihn auch schlecht. Ben lacht trotzdem und klatscht sogar in die Hände. Der Witz ist ein Spalt in Mamis Holz. Zum Nachtisch gibt es irgendwas in Holunderbeersoße für Ben und für Mami eine Zigarette. Sie fragt, ob in der Schule die

Pinguine schon dran gewesen seien. Ben verneint, sie seien erst bei den ausgestorbenen Tieren und nähmen gerade den Archaeobelix durch. Dieser stehe in seiner Entwicklung zwischen den Reptilien und den Vögeln. Dass er auf dem Foto in seinem Biobuch wie überfahren aussieht, sagt Ben nicht. Mami sagt, dass der Archaeopteryx die fehlende Verbindung darstelle. Dann schweigt sie und sieht aus dem Fenster. Die Asche ihrer Zigarette wird länger und länger.

Beim Abräumen umarmt Ben Mami von hinten. Sie lacht, doch dann sagt sie: »Häng nicht an mir wie eine Klette.«

»Ich hänge an dir wie in einem Spalt«, sagt Ben.

»Na, dann«, sagt sie. Sie macht sich los und fügt hinzu, dass sie noch zur Drogerie müsse, was einholen.

Als sie fort ist, geht Ben in sein Zimmer. Er zieht seine Hose aus und hängt sie über die Heizung. Er geht ins Bad, wäscht seine Unterhose aus, kehrt ins Zimmer zurück und hängt die Unterhose ebenfalls über die Heizung. In beiden war ein bisschen Pisse. Etwa ein Drittel von einem halben Zahnputzbecher.

DIE REKLAMESPRÜCHE, DIE AUF BUNTEN TAFELN in Herrn Meyers Drogerie zu lesen sind, dröhnen in Ruths Kopf wie Tanzmusik. In Henko eingeweicht, in Persil gekocht, in Sil ausgewaschen. Nimm Lenor, dann ist dein Gewissen blütenrein und leinentrocken. Geh zur Tapetenberatung. Schön sind roséfarbene Sonnen. Koche mit Fondor für den Feingeschmack. Nimm Vim. Es gibt nur ein Vim, und das putzt alles.

Ruth möchte Progress-Tüten für den Staubsauger kaufen, doch Herr Meyer hat nur Elektrolux vorrätig. Er sieht wie der Schlagersänger Rex Gildo aus. Seine Zähne glänzen wie Kacheln, seine sonnengebräunte Haut ist makellos rasiert, und die schwarzen Haare duften nach Seborin und Gardasee. Es gibt Gerüchte, die grimmige Frau Meyer hinter der Kasse sei lediglich eine Cousine. Mit sanftem Schwung schiebt Herr Meyer eine runde Dose über den Ladentisch und lächelt mit fein zur Seite geneigtem Kopf: »Das Erdal ist diese Woche im Angebot, Frau Schrader.«

»Vielen Dank, Herr Meyer, aber ich habe noch einiges davon.«

»Selbstverständlich, bei Ihrer Vorliebe fürs Wildleder.«

Woher Herr Meyer das wohl weiß?

»Benötigen Sie Kaffeefilter?«

»Ja, bitte.«

»Die von Melitta, wie üblich?«

»Ja, bitte.«

»Und den Poliboy zur Möbelpflege?«

»Den auch.«

»Wir haben ein neues Düngemittel hereinbekommen, davon gebe ich Ihnen ein Pröbchen mit. Für die Rosen an Ihrem Haus.«

»Vielen Dank, Herr Meyer.«

»Keine Ursache, Frau Schrader.«

Ein Einkauf wie ein Tanz mit geschlossenen Augen.

Herr Meyer trägt den Korb zur Kasse und diktiert der Cousine die Preise. Er packt die gekauften Artikel sorgfältig in eine Plastiktüte und legt einen Streifen Rabattpunkte bei. Mit einer vornehm angedeuteten Verbeugung öffnet er die Tür und löst dadurch ein Glöckchen aus. Er lässt Ruth aus dem Geschäft treten und reicht ihr die Tüte hinaus.

»Auf Wiedersehen«, sagt Ruth.

»Auf Wiedersehen, Frau Schrader. Und mein tief empfundenes Beileid für Ihren entsetzlichen Verlust.«

Woher weiß es Herr Meyer?

»Vielen Dank«, sagt Ruth.
Herr Meyer sieht ihr nach, und Ruth spürt, wie seine funkelnden Schlagersängeraugen an der Rückennaht ihres Mantels emporkriechen.

SIE DURCHQUEREN EIN WÄLDCHEN tadellos frisierter Buchsbaumkugeln. Ben soll einem Internisten vorgestellt werden, dessen Praxis im ersten Stock einer Villa an der vornehmen Außenalster liegt. Eine zwergwüchsige Krankenschwester nimmt sie in Empfang. Obwohl sie auf einer Art Schuhkarton steht, reicht sie Mami nur bis zur Schulter. In den hohen Räumen der Praxis sieht sie wie eine mechanische Puppe aus, die ein winziges Häubchen trägt. »Benjamin Schrader«, schnarrt die Puppe und fügt mit strengem Blick hinzu, dass man geduldig auszuharren habe.
Im Wartezimmer hüstelt eine Dame in ihren Handschuh. Sie setzen sich ihr gegenüber auf eine Bank. Unter ihnen knarrt das Parkett.
Ben flüstert, dass er eigentlich gar nicht krank sei.
»Woher wollen wir das wissen?«, sagt Mami.
Auf dem Weg hierher hatte sie ihm erklärt, dass ein Internist für die Heilung der inneren Krankheiten zuständig sei. Ben fragt sich, wie viel Einsen es wohl in der Schule brauche, um sich später in den Regalen im Inneren eines Menschen auszukennen und dort vielleicht sogar aufzuräumen.

Zum sparsamen Gruß nickt der Internist mit einem Teil seines Gesichtes. Er weist auf zwei leere Stühle vor seinem Schreibtisch und fragt, während Ben und Mami sich setzen, wessen innere Regale er aufräumen solle. Leider hat sich Ben verhört. Tatsächlich erkundigt sich der Internist nach Mamis Mantel und unterhält sich einige Zeit mit ihr über die Kamele, die ihre Wolle für den Stoff des Mantels gegeben hätten und die er bei einer Reise durch Peru mit einer Handkamera abzufilmen beabsichtige. Mami berichtet dem Internisten von Jonas' Krankheit. Ben hört nicht zu. Er betrachtet einen vergilbten Kupferstich, der an der Wand hinter dem Internisten hängt. Er zeigt eine Befestigungsanlage, die wie ein halbgegessener Kuchen aussieht und von Soldaten mit aufgepflanzten Bajonetten bewacht wird. Auf einer Wiese vor der Anlage lassen Kinder Drachen steigen oder rollen Reifen durch den Rasen. Keines dieser Kinder lebt noch.

»Gefällt dir meine Hamburgensie?«

Ben erschrickt. Er nickt, ungenau, er weiß nicht, was der Internist mit Hamburgensie meint.

»Die Wallanlagen zur Franzosenzeit«, sagt der Internist und bittet Ben, sich auszuziehen.

»Alles?«, fragt Ben.

»Bis auf deine Strümpfe und deine Unterhose alles.«

Während der Internist Ben abhört, verknibbeln Bens Brustwarzen. Er versucht, Mami davon abzubringen, ihn anzusehen, indem er »Hamburgensie« denkt und den Gedanken durch die Luft wirbeln lässt. Doch es funktioniert nicht. Mami sieht ihn an, als wolle sie ihn einkaufen. Im hellen Vormittagslicht der Internistenpraxis denkt Ben über seinen Körper nach. Seine Arme hängen dürr von seinen Schultern. Seine Hände sind im Vergleich zum Rest seines Körpers riesig. Oberhalb seines Nabels verläuft eine Rinne, deren Funktion ihm unklar ist. Seine Haut ist mehlblass und nur dort, wo sie häufiger benutzt wird oder gerade verknibbelt, rosa. Versteckt in seiner Unterhose hängen sein Pimmel und seine Bohnen wie Klöterkram. Wie sein Gesicht aussieht, hat er im Augenblick vergessen.

Der Internist möchte, dass sich Ben auf eine Liege legt. Er

drückt seine Finger in die Rinne in Bens Bauch. Es ist weniger unangenehm, als erwartet. Wahrscheinlich ist mit den Regalen, die der Internist in seinem Inneren ertastet, alles in Ordnung, und sie sind einigermaßen aufgeräumt. Nach einem Nicken mit demselben Teil seines Gesichtes wie zuvor bittet der Internist Ben, sich aufzusetzen. Mithilfe eines Holzspatels wirft er einen Blick in seinen Hals. Dann leuchtet er mit einer Lampe in seine Nasenlöcher und sieht sich das Innere seiner Ohren an. Dabei dreht er sich Bens Kopf zurecht wie den Kopf einer Puppe. Für einen Moment hat Ben mit der zwergenhaften Krankenschwester an der Anmeldung Mitleid. Er nimmt an, dass der Internist sie sich ebenfalls zurechtdreht. Doch dann nickt es vor ihm, und Ben vergisst die Krankenschwester, weil der Internist diesmal zum Nicken sein ganzes Gesicht benutzt.

»Sehr erfreulich«, sagt der Internist und wendet sich Mami zu, um ihr die Einzelheiten des aufgeräumten Zustandes von Bens inneren Regalen zu erläutern.

Ben friert, und seine Brustwarzen verknibbeln so sehr, dass sie anfangen, wehzutun. So müssen sich Mädchen wie Anke Petersen fühlen, deren Brustwarzen von Natur aus verknibbeln. Mami fragt den Internisten, ob möglicherweise eine Verwischungstomographie angebracht sei. Zu einer solchen Untersuchung bestehe kein Anlass, sagt der Internist. Mami sieht ihn an, als habe er ein Glas Nutella geklaut. »Woher wollen Sie das wissen?«

»Hat Ihr Sohn Beschwerden, die auf eine krankhafte zerebrale Veränderung hinweisen könnten?«

»Mein Sohn Jonas hatte diese Beschwerden auch nicht.«

»Wenn Sie darauf bestehen, müssen Sie auf eigene Kosten eine radiologische Praxis aufsuchen. Hier können wir eine solche Untersuchung nicht durchführen.«

Ben hat sowieso keine Lust, sich von einem Internisten verwi-

schen zu lassen, und er ist froh, dass Mami ihn auffordert, sich anzuziehen. Dabei schüttelt sie nachdenklich den Kopf.
Zum Abschied wünscht Mami dem Internisten eine schöne Reise durch Peru, und Ben muss sich zwingen, nicht zu sagen, dass alle Kinder auf dem Franzosen-Bild längst tot sind.
Als sie an der Anmeldung vorübergehen, verabschiedet sie die Krankenschwesterzwergin mit einem Zittern ihres Häubchens. Sie ist damit beschäftigt, ihr Puppenkinn in die Höhe zu recken, um einen übergewichtigen Herrn in Empfang zu nehmen, der sich soeben schnaufend durch den Eingang schiebt. Sein Kopf ist knallrot.
»Hier werden wir jetzt alle halbe Jahre hingehen«, sagt Mami.

In der kalten Novembersonne scheint es Ben, als wehte der Wind durch seinen Körper. Alles ist ordentlich. Seine Regale sind aufgeräumt, und die Sachen stehen an ihrem Platz. So fühlt sich Gesundsein an. Ben beschließt, ab heute vorsichtig zu sein, damit das so bleibt.
»Warum gehst du so merkwürdig?«, fragt Mami.
»Ich muss aufpassen, dass innen nichts runterfällt«, sagt Ben.
Mami sieht ihn eine Weile an. Dann wendet sie sich ab, um ihr Lächeln zu verbergen. Ben hat es trotzdem gesehen.
Auf dem Weg zum DAF summt Ben einen Ton. Er hilft ihm beim vorsichtigen Gehen. Der Ton bewegt seine Füße wie die Füße eines Automaten. Sein Oberkörper bewegt sich dabei kaum. Seine Brustwarzen sind nicht mehr verknibbelt. Er geht, ohne zu denken. Und er geht, ohne etwas zu fühlen. Er atmet durch den Mund und lässt den Wind um seine Regale wehen.

»ZULETZT WAR MEIN SOHN EIN INFEKTIONSRISIKO.« Mit dokumentarischem Starrsinn beschrieb Ruth dem Internisten, seiner offensichtlichen Ungeduld zum Trotz, jede geringfügige körperliche Veränderung, die sie in den zehn Tagen, die Jonas bis zu seinem Tod im Krankenhaus verbringen musste, an ihm wahrgenommen hatte. Dabei fiel ihr ein, dass Jonas einige Tage vor dem Vorfall im Schwimmbad über Ohrenschmerzen geklagt hatte. Der Internist nahm diese Information mit einem knappen Nicken seines Kinns zur Kenntnis. Eine Obduktion sei nach Jonas' Tod nicht durchgeführt worden, ihr geschiedener Mann habe diese Maßnahme zwar befürwortet, sie habe ihre Zustimmung hierzu jedoch verweigert. Allerdings wisse sie inzwischen nicht mehr, warum sie dies getan habe. Ohne auf ihre Schilderung einzugehen, fragte der Internist, wie sie sich fühle. Sie sagte, dass sie dies nicht wisse. Sie könne lediglich von Aussetzern berichten, die ihr unregelmäßig zustießen und die sich am ehesten mit einer kurzzeitigen Lähmung vergleichen ließen. Diese Lähmung würde einige Minuten andauern, nur selten länger. In dieser Zeit falle es ihr schwer, zu atmen. Ihre Muskeln würden erschlaffen, und ein Gefühl der Leere breite sich aus. Dieses Gefühl überdauere die Lähmung und verschwinde nie restlos. »Den eigenen Tod sterben wir, den Tod unserer Kinder müssen wir leben«, sagte der Internist. Ruth hätte ihm ins Gesicht schlagen können.

Sie hat erwartet, in der Trauer um ihren Sohn zu etwas Wesentlichem vorzudringen. Doch stattdessen brachte die kränkende Normalität der letzten Wochen nur Überdruss hervor und die matte Erkenntnis, dass Jonas nicht mehr da ist. Ruths Leben ist zum Stillstand gekommen und in eine Anhäufung leerer Augenblicke von nagender Belanglosigkeit zerfallen. Nach den tauben Aussetzern beginnt ihre Trauer stets aufs

Neue, als sei sie nun eine andere Trauer, nicht weniger unbarmherzig als die vorangegangene, doch von ihr verschieden. Es ist, als beschreibe ihr Schmerz ein Palimpsest, dem das Alte fortwährend abgeschabt wird, um Platz für Neues zu schaffen. Ihre Trauer bleibt unfertig, sie formt sich nicht und findet kein Maß. Sie ist aus der Zeit gefallen, und wo keine Zeit ist, wird sie auch keine Wunden heilen. Um dem Stillstand zu entkommen, überprüft Ruth seit nunmehr sieben Wochen täglich den Zustand eines vergessenen Wurstbrotes in Jonas' Brotbeutel. Das Brot, inzwischen steinhart, hat sich verändert, seine Kanten haben sich aufgebogen, und die Wurst hat ihr Fett ausgeschwitzt.

Einige Tage nach dem Besuch beim Internisten, ruft ein Mann an, der sich als Bens Sportlehrer Herr Konrad vorstellt. Ruth hat noch nie von ihm gehört. Sie erinnert sich lediglich an einen Herrn Behrends, der seine Finger tief in die Arme seiner Schüler gräbt.

»Sind Sie eine Vertretung?«, fragt Ruth.

»Nein«, sagt der Mann, »ich bin seit diesem Schuljahr der reguläre Sportlehrer Ihres Sohnes. Sport und Geschichte.« Dann verstummt er. Ruth hört ein leises Schaben. »Ich möchte Ihnen mein herzliches Beileid aussprechen.«

Ruth hat es satt, sich für das Mitgefühl Fremder bedanken zu müssen. »Um was geht es, bitte?«

»Um Ihren Sohn Benjamin«, sagt der Mann, und sein Schaben wird nervös. Ruth muss sich zwingen, nicht darauf hinzuweisen, dass sie nur diesen einen Sohn habe.

»Leider weigert sich Benjamin seit einigen Tagen, am Sportunterricht teilzunehmen.«

Er hat vermutlich seine Gründe, denkt Ruth.

Der Mann seufzt. Dann sagt er, Benjamin habe ihm erklärt, er habe festgestellt, dass sein rechtes Bein kürzer als das linke sei und er daher beim Laufen achtgeben müsse, nicht hinzufallen. Aus diesem Grund bewege er sich besonders langsam. Er irritiere dadurch allerdings seine Mitschüler. »Und dann summt er auch andauernd vor sich hin«, sagt der Mann.

»Er tut was, bitte?«

»Er summt vor sich hin.«

»Und das stört Sie?«

»Nein, es stört Benjamins Mitschüler.«

»Und was soll ich nun tun?«, fragt Ruth.

»Vielleicht könnten Sie mit Ihrem Sohn sprechen«, sagt der Mann. Ruth wartet ein besonders tiefes Seufzen ab. Dann sagt sie: »Was glauben Sie eigentlich, was ich den ganzen Tag mache?«

BEN SUMMT SICH AUFS SCHULKLO und lässt seinen Kopf vorm Spiegel einrasten. Ralf Grothmann hat recht. Er findet, Ben sehe aus wie Hüttenkäse. Er ist umsonst vorsichtig gewesen. Er hat nur noch lauwarm geduscht, jeden Bissen fünfzehnmal gekaut, seinen Körper an fast allen Stellen mit Handcreme eingecremt und ist so gut wie nie gerannt. Neulich hat er über eine Stunde kerzengrade in seinem Zimmer gesessen und so getan, als sitze er erst seit kurzem dort. Er hat sich in einen Roboter verwandelt, eine anorganische Menschenmaschine, deren Bewegungen zum Schutz ihrer inneren Regale über hunderttausend Knöpfe gesteuert und durch mehrere Schwarz-Weiß-Fernseher überwacht werden, die über Funkschläuche miteinander in Verbindung stehen. Das Bedienen kleiner Drehschalter setzt das Schrittprogramm seiner Füße in Gang. Sein Augenblinzeln wird durch Relais-Tasten in seinen Schläfen ausgelöst. In speziellen Mixern wird sein Essen in Kacke umgewandelt, und in Tanks, die mit ihnen verbunden sind, sein Trinken in Pisse. Sein Atmen funktioniert bisher noch von allein. Doch seit ihn Herr Konrad vor einigen Tagen während einer Stunde mit blödem Über-Turnkästen-Rüberhüpfen ausgeschimpft hat, läuft die Maschine nicht mehr rund. Ben bekam von dem Schimpfen nicht viel mit. Er sah dem Pendeln der Trillerpfeife um Herrn Konrads Hals zu. Die Rollos in seinen Ohren waren heruntergelassen, und er verstand von dem Ganzen nur, dass Herr Konrad sagte, dass ein toter Bruder demnächst keine Entschuldigung mehr sei. Seither haben sich die Schrauben, die sein Inneres zusammenhalten, gelockert, die Zahnräder greifen nicht mehr reibungslos ineinander, und die Treibriemen scheuern über die Riemenscheiben. Neuerdings muss er jedes Mal, wenn er einatmen will, ein Gegengewicht über eine Zuganlage anheben lassen. Gibt er den Befehl zum Anheben zu spät oder vergisst er ihn, kriegt er keine Luft mehr. Dann müssen zum Ausgleich die Ventile zum Seufzen geöffnet werden, was ziemlich anstrengend ist.

Ben fährt sich in eine Kabine und befiehlt seinen Knien eine Kippbewegung, so dass er sich auf die Kloschüssel setzen kann. Er verschließt die Tür, dabei knirscht es in seinem Halsscharnier. Weil das Kaugummi aus dem Spannerloch zur Nachbarkabine herausgefallen ist, will Ben seinen kleinen Finger draufsummen, doch er trifft die hohle Fuge zwischen den Kacheln nicht. Er schließt seine Augen, indem er die Lider herabsinken lässt, und fährt den gesamten Apparat in einen Ruhemodus. Es wird dunkel, und kleine, weiche Schwämme streichen von innen über seine beweglichen Teile. Kurz bevor Ben einschläft, fällt ihm ein, dass Mario Plettke auf dem Klo gerne Jungs foltert, die kleiner sind als er, und dass er neulich sogar dem Mongo Lutz auf den Kopf gepisst hat. Ben pumpt sich in die Höhe und transportiert sich nach Hause.

Am Abend fragt ihn Mami, ob es stimme, dass er in der Schule summe. Er sagt: »Nein«, was die Wahrheit ist, weil er ja auch zu Hause summt.
»Und was summst du? Melodien?«
»Nein, Töne.«
»Unterschiedliche Töne?«
»Nein, einen einzigen Ton.«
Mami nickt nachdenklich. Sie scheint nichts gegen das Summen zu haben. Vielleicht summt sie auch heimlich. Bens Erleichterung öffnet ein Seufz-Ventil.
»Kannst du möglicherweise summen und trotzdem am Sportunterricht teilnehmen?«, fragt Mami.
»Wie denn?«, fragt Ben.
»Indem du zum Beispiel schneller summst, oder in einer höheren Tonlage«, sagt Mami.
Ben sagt, dass das mit dem schneller nicht ginge, er das mit dem höher aber mal probieren könne, dann fragt er, ob man beim Sterben eigentlich vorgewarnt sei, weil vorher im Inneren etwas kaputtgehe oder zumindest die Schrauben locker seien.
»Du musst nicht sterben«, sagt Mami.
»Und wann muss ich es?«
»Noch lange nicht. Du bist zu jung zum Sterben. Und du bist kerngesund.«
»Und wenn mich die Freischärler kriegen?«
»Sie kriegen dich nicht.«
»Weil ich kein Israelit bin?«
»Nein, weil du mit dem, was sie böse macht, nichts zu tun hast.«
»Und wissen sie das?«
Mami zieht Ben auf ihren Schoß. In ihrem Innerem klingt es tatsächlich, als summe sie. Vielleicht kann er seine Maschine bei ihr aufladen. Doch möglicherweise weint sie auch nur.

HEUTE IST DER 10. NOVEMBER 1972. Jonas' Ausweis ist abgelaufen.

SIE HATTEN LATERNEGEHEN MIT FASCHING VERWECHSELT und waren verkleidet, als sie sich bei Sven Kähler trafen, Matze Schmidt als Koch, Sven Kähler als Biene und Chrisse als der heilige Martin. Er trug eine Legionärsrüstung aus Packpapier, eine rote Wolldecke um die Schultern und verlangte, dass man ihm den Weg leuchtete, er sei mit einem unsichtbaren Schwert bewaffnet, um später seinen Umhang zu zerschneiden und ihn mit einem Bettler zu teilen, und er habe für eine Laterne keinen Platz. »Obendrein bin ich heilig.«

Ralf Grothmann sagte, dass es in der Straße von Sven Kähler keine Bettler gebe. Doch Chrisse forderte sie auf, sich den Bettler vorzustellen, er sei nackt, und dafür sei es im November zu kalt. Er segnete sie und sang *Frère Jaques*, was ziemlich heilig klang. Ralf Grothmann und Oliver Erdmannsdorff hatten kein Kostüm an, obwohl Ralf seine Kapuze aufzog und behauptete, dass sie als Eskimos verkleidet seien.

Ben ging als Mexikaner. Er hatte Mami versprochen, künftig nicht nur höher, sondern auch leiser zu summen und sich normaler zu bewegen, dafür hatte sie ihm aus einem alten Badelaken einen Poncho genäht, und beim Faschingsausrüster hatten sie einen Sombrero und einen Schnurrbart gekauft. ¡Arriba! ¡Arriba! Das Beste an seinem Kostüm war jedoch die Gitarre, die Ben aus einem Stück Pappkarton ausgeschnitten und mit einer Wäscheleine bespannt hatte. Oliver Erdmannsdorff brachte ihm den e-Moll-Griff bei und versprach ihm, wenn er das e-Moll lange genug üben würde, auch den a-Moll-Griff beizubringen. Die beiden Griffe würden für

traurige Lieder ausreichen, und traurige Lieder würden besser klingen als fröhliche Lieder, genauso wie langsame Lieder besser klingen würden als schnelle Lieder.
Sie stolperten auf die Straße, sangen ein bisschen durcheinander und merkten dann, dass sie für einen Laternenumzug viel zu alt waren. Chrisse zerteilte mit seinem unsichtbaren Schwert seinen Umhang, was unglaublich lange dauerte. Währenddessen kokelte Oliver mit der Kerze seiner Laterne eine Hecke an, die aber zu nass war, um richtig zu brennen. Sven knallte bei einer Vorführung des Bienenflugs gegen Bens Gitarre und knickte das Griffbrett ab. Nur Ralf Grothmann wanderte stur geradeaus und sang: »Laterne, Laterne, Sonne, Mond und Sterne.« Chrisse steckte das unsichtbare Schwert in eine unsichtbare Scheide und rief: »Laterne, Laterne, Titten mag Benny gerne«, worauf Matze Schmidt »Laterne und Ficken und Ficken« schrie. Dann lachten sie sich schlapp. Nächstes Jahr würde Ben nicht mehr mitmachen. So viel war mal sicher.
Später begann es zu regnen, und Sven blies den Umzug ab. Ben und Chrisse fuhren zu Chrisse nach Hause, um Dr. Windgassen ihre Kostüme vorzuführen. Chrisse wollte seinen Vater segnen und ihm etwas von seinem Umhang abgeben, doch als Dr. Windgassen Bens Mexikanerkostüm sah, schob er seine Augenbrauen zusammen, reckte seine rechte Faust in die Höhe und rief so was wie »Viva Zahnpasta«, so laut, dass Ben seinen Schnurrbart festhalten musste. Danach hatte Chrisse keine Lust mehr, seinen Vater zu segnen.
»Die Witze von meinem Vater kann keiner verstehen.«
»Vielleicht war es mexikanisch.«
»Mein Vater kann noch nicht mal richtig Französisch.«
Ben summte sich ein bisschen Mut zusammen und fragte Chrisse, warum er ihn vorhin Benny genannt habe.
»Weil wir Freunde sind«, sagte Chrisse und rupfte sich die

Legionärsrüstung von den Schultern. »Du sagst doch auch Chrisse zu mir und nicht Christophe. Und zu Thomas Gruber Grubbi. Und Ralf Grothmann sagt zu Oliver Erdmannsdorff Olli.«
»Aber doch nicht Benny.«
»Was denn sonst? Die Freunde von Jesus haben sogar Inri zu ihm gesagt. Das macht man so, wenn man befreundet ist.«
»Aber nicht Benny.«
»Was denn dann?«
Ben nahm den Sombrero ab. Doch auch ohne Hut fiel ihm kein guter Spitzname für sich ein.
»Benninger«, schlug Chrisse vor. Doch Ben sagte, das klinge wie ein Nachname. »Dann Schradinger.«
»Nein.«
»Schradmannsdorff.«
»Nein!«
»Irgendeinen Spitznamen brauchst du aber!«
»Ben ist doch schon ein Spitzname!«
»Wieso?«
»Ich heiße in Wirklichkeit Benjamin!«
Chrisse dachte nach und sagte dann: »Stimmt. Du heißt ja Benjamin.«
»Das heißt der jüngste Sohn. Und das bin ich ja jetzt auch.«
»Gut«, sagte Chrisse. »Dann nenn ich dich eben Ben. Ben.«
Und in diesem Augenblick küsste Ben Chrisse. Aus Versehen. Auf die Wange. Er beugte sich vor, küsste Chrisse auf die Wange und lehnte sich wieder zurück. Dann fiel ihm auf, was er gerade getan hatte. Sofort wuchs sein Kopf und wurde heiß. Wie ein glühender Medizinball saß er auf seinem Hals. Den Hals selbst konnte Ben nicht mehr bewegen, das Scharnier war wieder eingerastet. Er starrte auf das Hutband seines Sombreros. Ein roter Faden wechselte sich dort mit einem grünen Faden ab. Er hielt die Luft an und wartete ab, was

Chrisse jetzt machen würde. Doch Chrisse machte nichts. Er sagte nur, dass Uwe Frick neulich zu Dorothea Böger Dotter gesagt habe.

Heute traut sich Ben nicht in die Schule. Vielleicht hat Chrisse den Kuss schon rumerzählt.
Er trödelt beim Frühstück und hilft beim Abdecken. Als er den Besen vom Haken nimmt, sieht Mami auf seinen Stundenplan und sagt: »Du hast doch heute zur Ersten. Erdkunde.«
Ben fegt einige Krümel zusammen.
»Fällt die Stunde heute aus?«
Ihm fällt keine Ausrede ein.
»Na, dann mal los jetzt.« Mami nimmt ihm den Besen ab. »Und vergiss deine Mütze nicht, draußen ist es kalt.«
Heute geht der Schulweg nur bergauf. Das meiste muss Ben im Stehen fahren, sein Rad schlingert unter ihm und rutscht über die nassen Blätter. Er ist zu spät, als er in der Schule ankommt. Leise summend geht er über den Hof.
Wenn Herr Kießling böse ist, wird er höflich. »Welch unerwartete Ehre. Der Herr Schrader. Was sind wir erleichtert. Wie hätten wir uns ohne seine stupende Fachkenntnis im verwirrenden Inselreichtum Ostfrieslands zurechtfinden sollen? Nun sind wir allerdings auch gespannt, zu erfahren, welch unaufschiebbarer Umstand den Herrn Schrader daran gehindert hat, pünktlich seiner Schulpflicht nachzukommen.«
Ben nimmt an, dass Herr Kießling ihm eine Frage gestellt hat, und sagt, er habe seinen Atlas nicht finden können.
»Vielleicht hätte der Herr Schrader einmal in seinem Ranzen nachsehen sollen.«
Wie betäubt sagt Ben, er habe seinen Atlas in seinem Ranzen nicht finden können. Die ganze Klasse lacht.
Ben zieht seinen Kopf ein, als würde es regnen, und schleicht auf seinen Platz.

»Hallo«, sagt er leise.
Doch Chrisse antwortet nicht. Er starrt auf etwas, das er vor sich auf den Tisch gekritzelt hat und wie ein aufgeplatzter Pilz aussieht. Ben nimmt seine Mütze ab, sein Kopf ist wieder heiß geworden und etwas gewachsen.
Herr Kießling klopft mit einem Lineal auf eine Karte, die vor der Tafel hängt. Sie zeigt eine Reihe schmaler Inseln. Sie sehen aus, als seien sie vom Land abgebrochen und ins Meer getrieben.
»Bitte meine Herrschaften.« In der ersten Reihe schnipst wie gewohnt Martina Pölcher. »Vielleicht sonst noch jemand? Oder hat sich der Rest der Klasse mit seiner furchterregenden Ahnungslosigkeit bereits abgefunden?« Jetzt schnipst Martina Pölcher mit beiden Händen. »Dann also wie üblich das Fräulein Pölcher. Bitte sehr.«
Herr Kießling macht eine einladende Handbewegung, und Martina hüpft an die Tafel. Sie stellt sich auf die Zehenspitzen und zeigt auf die Inseln.
»Langeoog, Spiekeroog, Norderney«, quakt sie. Dann dreht sie sich triumphierend um. Ihre Brillengläser sind beschlagen. Als sie »Wangerooge« sagt, wird Ben rot, weil er an den Kuss denken muss.
»Und so erringt das Fräulein Pölcher wieder einmal den ersten Preis«, verkündet Herr Kießling.
Jemand fragt, worin der bestehe. Herr Kießling sagt, er verbitte sich kecke Nachfragen, doch dürfe die Klasse neiderfüllt zur Kenntnis nehmen, dass sich das Fräulein Pölcher zu Unterrichtsende einen Zitronenbonbon abholen und in der Pause ungestraft mit seinen bemerkenswerten Geographiekenntnissen prahlen dürfe. Herr Kießling klopft auf die blaue Lücke zwischen den Inseln und dem Land und sagt: »Watt. Watt. Watt.«
Chrisse heult. Wegen eines Kusses aus Versehen? Bens Kopf

wird riesig. Er zieht sein Ringbuch aus seinem Ranzen und reißt ein Blatt heraus. Zittrig schreibt er: »Was ist los?«, und schiebt das Blatt über den Tisch. Chrisse liest es und schreibt: »Hausarrest.« Dann faltet er das Blatt mehrfach und schiebt es zurück.
Ben faltet das Blatt auseinander und schreibt: »Wegen dem Kuss?«
»Ich habe das Tagebuch von meiner Schwester angezündet«, flüstert Chrisse.
Ben übermalt die Kussfrage, bevor Chrisse sie lesen kann, schreibt: »Wie lange?«, und faltet das Blatt wieder zusammen.
Chrisse faltet das Blatt auseinander, liest es und schreibt: »1 Woche.«
Er gibt Ben das Blatt zurück, ohne es zusammengefaltet zu haben. Ben zeichnet ein brennendes Buch auf das Blatt. Chrisse zieht das Blatt zu sich heran und malt es mit Qualm voll. Dabei heult er. Ben reißt ein zweites Blatt aus seinem Ringbuch und schiebt es über den Tisch: »Wenn du willst, kannst du da deine Rotze reinmachen.«

Zwei Tage später besucht Ben Chrisse zu Hause. Madame Windgassen öffnet ihm. Ben erklärt ihr, dass sie, wenn er Chrisse besuche, im Haus seien und Chrisse ja Hausarrest, aber keinen Freundearrest habe. Madame hat nichts dagegen einzuwenden.
Chrisse sitzt auf dem Teppich in seinem Zimmer und puzzelt.
»Tausend Teile. Das ist eine Ansicht von Braunlage.«
»Aha.«
»Das liegt im Harz, da kommt Hitler her.«
»Aha.«
»Der Himmel ist das Schwerste, weil er keine Wolken hat. Den mach ich als Erstes.«
»Und was mach ich?«

»Du kannst mitpuzzeln.«
Ben nimmt ein Puzzlestück und sieht es sich an.
»Brauchst du einen Blumenkasten mit rosa Blumen?«, fragt er.
Chrisse antwortet nicht. Er puzzelt. Dann steht er auf, steigt über das Puzzle, beugt sich zu Ben hinab und gibt ihm einen Kuss auf die Wange. Er setzt sich wieder und puzzelt weiter. Sein Kopf ist dabei nicht gewachsen, und ein Summen hat Ben auch nicht gehört.
»Nein, danke«, sagt Chrisse, »ich mache erstmal den Himmel fertig.«

IN DER HECKE ZUM GARTEN DER NACHBARIN FRAU KNOLL sitzt ein Zilpzalp, der keinen Ausweg aus dem dichten Blattwerk findet. Panisch reißt er seinen Schnabel auf.
»Tja, blöd, du sitzt in der Falle«, sagt Ruth. Sie greift nach dem Vogel und pflückt ihn vom Ast. Warm und gewichtslos liegt er in ihrer Hand. Sein Herz schlägt rasend gegen ihre Finger. Von der Macht, zuzudrücken und mit einer kurzen, sachlichen Bewegung das Tier zu töten, ist Ruth so überwältigt, dass sich ihre Finger verkrampfen. Sie muss sich zwingen, sie zu öffnen. Sie setzt den Vogel auf den Rasen. Die kleine Menge Kot, die er auf ihrem Handballen hinterlassen hat, wischt sie ins Gras. »Na los«, sagt sie.
Doch statt das Weite zu suchen, schüttelt sich der Zilpzalp und pickt sich in den linken Flügel. Erst dann fliegt er davon.

In einer vogelkundlichen Broschüre, die Hans zum Einzug in die Doppelhaushälfte besorgt hat, um »ornithologisch gerüstet« zu sein – tatsächlich trug er bei jeder sich bietenden Gelegenheit die wissenschaftliche Artbezeichnung der Vögel mit bemühter Zwanglosigkeit vor –, liest Ruth unter dem

Abschnitt *Heimische Mittelstreckenzieher*, dass der Zilpzalp (Phylloscopus collybita) in der Zeit zwischen März und Oktober im Unterholz des hiesigen Mischwaldes zu finden sei, zum Beispiel in der Brombeere. Brombeere von Hans unterstrichen. Dr. Arnold Brüggemann, Oberstudiendirektor im Ruhestand, schreibt, der Zilpzalp sei ein unscheinbares Tier und nur vom erfahrenen Vogelkundler von seinem nahen Verwandten, dem etwas schlankeren Fitis (Phylloscopus trochilus), ebenfalls unterstrichen, zu unterscheiden. Oberseits olivgrün gefärbt, mit einer blassgelben Tönung über dem Auge, weise die Färbung seiner seitlichen Federn einen leichten Stich ins Ocker auf. Der Bürzel sei etwas heller als das übrige Federkleid und werde vom Zilpzalp beim rastlosen Hüpfen durchs Gebüsch nach unten geschlagen, im Gegensatz zum Fitis, der seinen Bürzel stets aufrecht trage. Seinen Namen verdanke der Zilpzalp seinem monotonen, die Geduld des Vogelkundlers strapazierenden Gesang. Es klinge wie zilpzalp-zelp-zilp-zalp, doppelt unterstrichen, im Wechsel mit einem harten trrt. Dem Zilpzalp selbst scheine diese Melodie zu gefallen, in endlosen Arien schalle sie oft stundenlang durchs Gehölz. Ferner teilt Dr. Brüggemann mit, dass einzelne Exemplare, obwohl ursprünglich Mittelstreckenzieher, die für gewöhnlich ab Oktober ihr Quartier in den Oasen der Sahara bezögen, immer häufiger versuchten, in hiesigen Breiten zu überwintern, und dass es Zilpzalpe gebe, die trotz dieses Eigensinns bis zu acht Jahre alt würden. So alt wie Jonas.

Ruth fährt in die Drogerie, um dem Zilpzalp Vorräte für den Winter zu besorgen. Auf dem Weg dorthin hält sie an einem Müllkorb. Sie räumt etwas Abfall zur Seite und schiebt Jonas' alten Brotbeutel unter eine Zeitung, die den bayrischen Innenminister mit der Äußerung zitiert, dem misslungenen Einsatz in Fürstenfeldbruck habe das »Quentchen Fortüne«

gefehlt, was bedauerlicherweise nicht nur den Tod der israelischen Geiseln zu Folge gehabt, sondern auch einem unbeteiligten Obermeister der Münchner Stadtpolizei das Leben gekostet habe. Ruth schichtet zwei Bierflaschen über den Artikel. Das Wurstbrot in dem Brotbeutel, zur Reliquie verkommen, ist nutzlos geworden.
Das Glöckchen an der Tür zur Drogerie bimmelt heiter. Herr Meyer bittet Ruth in einen Winkel im rückwärtigen Teil des Geschäfts. »Besonders beliebt ist der Meisenknödel.« Die makellos manikürten Hände des Herrn Meyer liegen auf dem blank polierten Tresen und streichen selbstvergessen übereinander. »Er enthält Körner und Samen in einer Fettkugel. Es gibt ihn auch als Meisenring. Sollten Sie ungeschälte Sonnenblumenkerne auslegen wollen, fällt zwar mehr Abfall an, allerdings verweilen die Meisen und Finken dort auch länger, und Sie haben länger Freude an ihnen. Weichfutterfresser wie Stare futtern gern in Bodennähe.«
»Und wo futtert der Zilpzalp?«, fragt Ruth.
»Der Zilpzalp, Frau Schrader, findet seine Nahrung für gewöhnlich in den hohen Baumkronen, dort bedient er sich seines typischen Rüttelflugs, um seine Beute aufzuscheuchen, die er anschließend aus der Luft pickt und noch im Fluge verspeist. Ihn werden Sie an einem herkömmlichen Futterplatz kaum antreffen.«
»Das ist aber schade«, sagt Ruth und nach einer Weile: »Ihre Kenntnisse sind bemerkenswert, Herr Meyer.«
Die unschuldigen Hände des Herrn Meyer öffnen sich lachsfarben.
»Die Vögel sind meine Leidenschaft, Frau Schrader. Die Vögel und die Musik von Richard Wagner.«

FÜNF

DAS CHRISTKIND HAT DEN KOPF VERLOREN. Der Maria fehlt ihr Umhang. Der Körper des Josef hat sich über seinen Hut gestülpt. Dem Caspar-König fehlen die Hände, sie halten noch immer das Kistchen mit Myrrhe umklammert, das neben ihm auf dem Boden liegt, dem Melchior-König ist der Turban auf die Schultern gerutscht und hat ihn erstickt, der Balthasar-König ist weggeflogen. Die Tiere, ein Ochs, ein Esel und eine Galapagos-Schildkröte, sind aus Plastik und deshalb heil geblieben. Der Stall ist jedoch kaputt, das Dach ist eingeknickt, und eine Wand ist an ihrer schönsten Stelle gerissen, dort, wo die Holzmaserung aus braunen Filzerlinien besonders gut gelungen ist.

Ben sollte Butter zum Keksebacken kaufen und gleich nach Hause kommen. Das überzählige Geld reichte für ein Kaugummi und sieben Dauerlutscher. Er versuchte, nicht zu trödeln, doch dann hörte er es hinter den Bäumen an der U-Bahn quietschen. Ein kleines Mädchen sprang auf einem alten Sofa herum, das man die Böschung hinabgestoßen hatte. Bei jedem seiner Sprünge warf es die Arme und Beine in ständig wechselnden Winkeln zur Seite, und Ben stellte sich vor, dass das Mädchen ein Mikado-Spiel sei.
»Ich kann auch Ballgymnastik«, sagte das Mädchen.

Ben fragte, ob er auch mal springen dürfe. Das Mädchen rutschte vom Sofa und bekam von Ben einen Dauerlutscher geschenkt. Ben probierte auf dem feuchten Bezug einige kerzengerade Sprünge. Für Mikado-Winkel war ihm das Sofa zu glitschig. Bei einem eher schlaffen Sprung rutschte ihm die Butter aus der Hand und verschwand in dem Spalt zwischen den Polstern.
»O Gott.« Tief im Sofa nahm die Butter die Form eines Gletschers an. »O Gott.«
Das Mädchen kicherte und hörte erst damit auf, als Ben ihm sagte, dass da jetzt vielleicht Hundepisse mit dran sei.
»Pipi«, sagte das Mädchen und fasste sich an die Strumpfhose.
Ben rannte nach Hause, wurde jedoch immer langsamer, bis er sich zuletzt, vom schlechten Gewissen matt, durch den Vorgarten schleppte und an der Haustür klingelte.
»Du hast schon wieder getrödelt!«, sagte Mami. Ben streckte ihr den Gletscher entgegen. »Was ist das denn?«
Ben schwieg. Er hielt es für keine gute Idee, Mami zu sagen, dass der Gletscher ein Stück Butter sei. Dann fiel ihm ein, dass er vergessen hatte, sich eine Ausrede zu überlegen.
»Wie ist denn das passiert?«
Bens Gehirn hörte auf zu denken. »Ich weiß nicht.«
»Wie, du weißt nicht?«
»Ich weiß es nicht.«
»Willst du mich vergackeiern?« Mami klebte ihm eine und verschwand, die Tür zuschlagend, in der Küche. Eine Zeitlang dröhnte der Knall der Ohrfeige durch Bens Schädel, dann verwandelte er sich in ein stetes Rauschen. »Verkackeiert« hatte sie gesagt. Verkackeiert. Am liebsten hätte Ben den Butter-Gletscher an die Küchentür geschmiert. Stattdessen lehnte er ihn hochkant an den Treppenabsatz und rannte die Treppe hinauf in sein Zimmer. Er erinnerte sich an den Stall von Bethlehem, versteckt im unteren Fach seines Schranks,

mit all den Figuren aus der Bibel, die er Mami für Weihnachten aus Pappe und buntem Papier gebastelt hatte. Er holte sie heraus, warf sie auf den Teppich und machte sie mit drei kerzengeraden Sprüngen kaputt. Ohne die geringste Befriedigung zu verspüren, sah er sich das Ergebnis seiner Sprünge an und überlegte, ob sich noch etwas reparieren ließe. Er knickte der Krippe, in der das Christkind gelegen hatte, die Streichholzbeine in vier saubere Mikado-Winkel, um die Zerstörung unumkehrbar zu machen. Dann begann er zu weinen. Erst jetzt bewegten sich seine Zähne, die er zuvor zusammengebissen hatte, wieder in ihre ursprüngliche Position zurück.

Sie kann sich selbst verkackeiern. Er hat die Butter ja nicht extra fallen lassen. Und Pisse ist wahrscheinlich auch keine dran. Das Papier ist nur an einer winzigen Stelle aufgerissen. Die Butter dahinter kann man einfach wegwerfen. Dann gibt es eben einen Keks weniger. Soll sie doch froh sein, dass er überhaupt Butter für sie einkaufen geht. Das könnte sie auch selbst machen. Sie hat doch sonst nichts zu tun. Aber sie will ja nicht raus. Wegen Jonas und der ganzen Trauer. Jonas hätte ihr nie Butter gekauft. Er hätte den Weg nicht gefunden und sich mit dem Geld verzählt. Aber Jonas ist tot und kann sich alles erlauben.

Wie gerne würde er ihr die Verwüstung auf seinem Teppich zeigen, doch er wird sich noch drei Wochen und zwei Tage gedulden müssen. An Heiligabend wird er die verknickten, biblischen Reste auf einem Tablett hinuntertragen und ihr sagen, dass er ihr einen Stall von Bethlehem gebaut habe, mit einer Krippe und all den Figuren, es habe ziemlich lange gedauert und sei sehr schwierig gewesen, leider habe er alles zerstören müssen, weil sie ihn schlecht behandelt habe. Nur ein Hirte sei heil geblieben. Er sei ein Kind, da könne ein Butterstück schon mal kaputtgehen. Dann würde sie ein

schlechtes Gewissen bekommen und vielleicht weinen. Nicht wegen Jonas. Wegen ihm.
Heulend räumt er die Figuren zusammen. So zerstört passen sie auf einen Tischtennisschläger. Er versteckt den Schläger im unteren Fach seines Schranks. Er weiß nicht, wie es weitergehen soll. Er hat noch das Kaugummi und drei Dauerlutscher übrig. Drei hat er bereits gegessen, das blöde Ballgymnastikmädchen einen. Die restlichen Lutscher wird er nicht essen. Oder wenn, sich nicht über ihren Geschmack freuen.

MAMI SORTIERT DIE POST. »Der ist für dich«, sagt sie. Wahrscheinlich Adventspost von Pappi, denkt Ben, doch der Brief ist von der Hamburger Sparkasse. »Kannst du ihn aufmachen?«, fragt er. Er hat am Weihnachtspreisausschreiben teilgenommen, und Mami wusste das Lösungswort. »Meine Hände wackeln so.« Das Lösungswort war Salzkammergut.
»Herzlichen Glückwunsch«, freut sich Mami. »Bravo. Du hast gewonnen!«
Kaum zu glauben, aber Ben hat den dritten Platz gemacht. Eine Kodak-Instamatic 133. Die Sparkasse gratuliert zu seinem Erfolg und bittet ihn, am kommenden Samstag in der Filiale zu erscheinen und im Rahmen eines kleinen Umtrunks seinen Preis entgegenzunehmen.
Jetzt wackeln auch Bens Arme. Sie rütteln an seinen Schultern. Aus seinem Hals pfeift ein Ton, und durch seinen Bauch fließt ein Strom aus Honig. Auf einem beiliegenden Prospekt ist die Instamatic abgebildet, so schön, dass sie wahrscheinlich von einer Instamatic fotografiert wurde. Sie hat Belichtungseinstellungen für gutes und schlechtes Wetter, einen Anschluss für einen Blitzwürfel und einen Transporthebel, der den Film durch die Filmkassette zieht.

Ben darf seine Beerdigungsfliege tragen, und am Samstagvormittag fahren sie zur Sparkasse. Es gibt Sekt und Marmorkuchen an Tischen, die Ben bis zum Kinn reichen. Eine tantenhafte Bankbeamtin fühlt sich für ihn zuständig und treibt drei Negerküsse auf. Er fragt sie, ob die Negerküsse aus dem Tresor kämen, weil sie so kalt seien. Die Bankbeamtin wirft ihre Drahthaare in die Luft und lacht eigenartig, sagt aber nichts. Wahrscheinlich ist es geheim. Der Filialleiter bittet die Gewinner zum gemeinsamen Siegerfoto. Seine Haare hängen in rostigen Kringeln von seiner Stirn, er riecht nach Parfüm und sieht Mami auf den Mund, während er mit Ben spricht.
Der Sparkassenfotograf stellt die drei Gewinner vor ein Schild mit dem Namen der Hamburger Sparkasse. Die Dame, die den ersten Preis gewonnen hat, eine Reise ins Salzkammergut, soll sich in die Mitte stellen. Sie muss eine Pappe mit der Silhouette einer Berglandschaft hochhalten und ein glückliches Gesicht machen. Die zweite Gewinnerin, ein dürres Mädchen, das Ben verraten hat, dass es Schlagersängerin werden möchte, obwohl es im Sommer eine Ausbildung zur Schaufensterdekorateurin begonnen hat, steht links von der Bergsilhouette hohlwangig inmitten eines neuen Koffersets. Ben steht rechts und bekommt vom Filialleiter den dritten Preis überrreicht. Er ist noch froher als froh, denn von dem Foto im Prospekt hat er nicht ahnen können, dass die Instamatic nach Fahrradöl und Kunststoff riecht. Er streckt sie dem Sparkassenfotografen entgegen, damit er sie gut sehen kann. Dessen Kamera ist ziemlich altmodisch.
Nachdem der Fotograf sein Foto gemacht hat, hüpft Ben über fünf ockerfarbene Kreise im Teppichboden zu Mami, die an einem der Tische steht. Der Filialleiter, der sich während des Fotografierens mit ihr unterhalten und seine Finger über die Tischplatte gerieben hat, seufzt zum Abschied

und wendet sich der Hauptgewinnerin zu. Mami lacht hinter vorgehaltener Hand. Sie flüstert Ben ins Ohr, sie hoffe, dass sich Herrendauerwellen, wenn Ben einmal groß ist, erledigt haben werden. Dann hakt sie sich bei ihm unter, und eine Zeitlang spazieren sie durch die Kassenhalle.

»Die zweite Gewinnerin hat nicht sehr glücklich ausgesehen.«

»Das mit dem Schlagersängerin werden hat nicht geklappt, und wahrscheinlich hat sie zu Hause schon genug Koffer. Der dritte Platz ist sowieso der beste.«

»Warum?«

»Eine Kamera kann man immer brauchen, auch wenn man nicht in Urlaub fährt. Man kann zu Hause Fotos machen. Wie Pappi zu Weihnachten.«

»Aber du brauchst keine Lampe wie Pappi, du hast einen Blitz.«

»Ja. Einen Blitzwürfel. Der brennt beim Blitzen durch und dreht sich dann.«

»Und dann?«

»Dann braucht man einen neuen.«

»Interessant.«

»Es ist ein Film drin. Soll ich ein Foto von dir machen?«

»Gern«, sagt Mami.

Sie finden eine Sitzecke, und Mami schlägt ihre Beine übereinander. Sie sieht wie eine Schlagersängerin aus, sie könnte aber auch eine Schaufensterdekorateurin sein. Ben macht ein zweites Foto von ihr, er ist sich nicht sicher, ob er ihre Schuhe mit draufhat.

Als sie schließlich gehen, stehen der Filialleiter und seine tantenhafte Bankbeamtin an der Tür. Die Beamtin schabt ihre Fingerknöchel über Bens Gesicht, und der Filialleiter bietet Mami eine Anlagestrategie für ihre Einkünfte aus Pappis Unterhaltszahlungen in renditestarken Einzeltiteln an. Während Mami nickt, kneift sie Ben in den Hals.

»Auf Wiedersehen«, sagt sie.
»Auf Wiedersehen, Frau Schrader«, sagt der Filialleiter und fügt hinzu, dass die Rendite steueroptimierbar sei.
Ben ist so glücklich über die Instamatic, dass er nicht weiß, wie er es hinkriegen soll, in den nächsten zwei Wochen und vier Tagen Platz für neues Glück zu schaffen. Im Auto fädelt er eine Haltekordel durch eine Öse an der Seite der Kamera, putzt die Sucherscheibe mit seinem Ärmelbündchen und merkt sich einen kleinen Kratzer auf der Unterseite des Gehäuses. Wenn er irgendwann mal Fotoreporter sein wird, muss er seine Kamera von den Kameras seiner Kollegen unterscheiden können.
Bis zum Abend malt sich Ben einen Fotoreporterausweis und macht eine Aufnahme von seiner filzerverschmierten Hand.
»Ich muss sparen«, sagt er, als Mami ihn zu Bett bringt. »Mein nächstes Blitz-Bild mache ich erst an Heiligabend, sonst sind meine Würfel zu schnell alle.«
»Ich muss auch sparen«, sagt Mami. »Und zwar steueroptimiert.«

ZU WEIHNACHTEN SOLL DIE TAFEL ANSTÄNDIG ABGEWISCHT WERDEN.
»Wenigstens einmal im Jahr«, sagt Frau Gehlen matt.
Martina Pölcher macht es freiwillig. Sie klatscht den Schwamm gegen die Tafel, schiebt ihn über die Kreidereste und hüpft hoch, um in die Ecken zu kommen. Ben glaubt das Knistern ihrer Achselhaare zu hören. Während die Jungs kürzlich beim Turnen an der Sprossenwand hingen und Medizinbälle mit den Fersen hochhoben, übten die Mädchen mit verbogenem Rücken Brücke. Bei dieser Gelegenheit fielen Ben die feuchten Rasierpinsel in Martina Pölchers Achselhöhlen auf,

die ihr in den letzten Wochen gewachsen sein mussten. Den Geruch, den er sich dazu vorstellte, bekam er seitdem nicht mehr aus der Nase. Beim zweiten Hüpfen verfärbt sich die Tafel blau, und Martina Pölcher erschrickt so sehr, dass ihr der Schwamm wegfliegt.
»Ihii«, schreit sie, und Frau Gehlen brüllt: »Wer war das?«
Der Schwamm landet auf der Brille des Bundespräsidenten, der neben der Tafel in einem Bilderrahmen hängt. Obwohl er nun aussieht, als sei er in Holunderbeersoße gefallen, lächelt er, weil er seine Frau so liebt und niemals sein schwieriges Vaterland.
»Ich frage ein letztes Mal«, brüllt Frau Gehlen. Ihre Frisur zittert. »Wenn ich keine Antwort bekomme, fällt Julklapp dieses Jahr aus.«
Das wäre allerdings schade. Ben starrt auf seinen Teil der Tischplatte, auf dem mehrere Galgen eingeritzt sind und zweimal das Wort »Sack«, um nicht aus Versehen Oliver Erdmannsdorff zu verpetzen, der vor Frau Gehlens Mathestunde die Tinte zweier Füllerpatronen in den nassen Schwamm geträufelt hat. Aus dem Augenwinkel sieht Ben, dass Uwe Frick Guido Borgmann ein Lineal zwischen die Schulterblätter rammt, so dass auch Guido nichts verraten kann, obwohl das Verschweigen sündhaften Tuns gegen seine sonderbare Religion verstößt.
»Ihr habt es so gewollt«, sagt Frau Gehlen, klappt die Tafel auf, malt einen Kreidekreis und lässt sich von Susi Gronewoldt zum tausendsten Mal den Radius erklären. R gleich D durch zwei. Statt nun schön Julklapp zu feiern, müssen sie sich für den Rest der Stunde anhören, wie man den Umfang dieses Kreises berechnet, obwohl das eigentlich erst nächstes Jahr dran sein soll. Es wird eine zähe Angelegenheit, bei der sie den Radius mit einer Zahl, die wie halbe Mädchenpisse heißt, mit zwei multiplizieren müssen. U gleich R mal 3.1415926535

und so weiter mal zwei. Olli Erdmannsdorff kann sich auf was gefasst machen.

Ben glaubt nicht, dass Mami in diesem Jahr mit ihm Weihnachten feiern möchte. Vor einigen Tagen hat er es noch gehofft. Mami fragte ihn, ob er immer noch Roller fahre.
»Ich bin elf«, sagte er und zog die Schultern hoch.
»Also nicht?«, fragte Mami.
»Nein!«, sagte er und warf zusätzlich zu den hochgezogenen Schultern seine Arme in die Luft.
»Dann können wir den Roller doch verschenken.«
»Von mir aus.« Er warf seine Arme ein zweites Mal in die Luft, etwas weniger hoch.
»Weißt du denn jemanden, der einen Roller haben möchte?«
Es kam Ben übertrieben vor, ein drittes Mal die Arme in die Luft zu werfen. Er erklärte Mami, dass er so kleine Kinder nicht kenne und auch nicht kennen wolle. Dann legte er seinen Kopf auf die Tischplatte und hoffte, dass Mami den Roller loswerden wollte, um Platz für ein neues Fahrrad zu schaffen. Kein Klapprad mit Stummelrädern oder eins für Damen mit Schnüren an den Schutzblechen gegen die Unfälle mit ihren Kleidern, sondern ein richtiges Rad, ein Herrenrad, mit Herrenstange und drei Gängen von Sachs.
Doch seither war von Weihnachten keine Rede mehr, und Ben trug seinen Wunschzettel zur Bushaltestelle und warf ihn dort in den Mülleimer. Liebes Christkind. Ich wünsche mir zu Weihnachten vielleicht eine Garage für meine Fallerbahn. Und wenn du Geld übrig hast, einen Plattenspieler mit einem eingebauten Lautsprecher, den man auch mal mitnehmen kann. Ein neues Geodreieck. Das alte ist zerkratzt. Einen Hamster. Wenn das nicht geht, ein WAS-IST-WAS über Planeten und Raumschiffe. Er hatte sich auch einen Nicki mit eingesticktem Segelschiff gewünscht, doch wieder gestri-

chen, für Anziehsachen waren ihm seine Wünsche zu kostbar. Am liebsten aber ein Herrenrad. Du kannst es ruhig benutzen, um die Sachen vorbeizubringen, wenn du an die Pedale kommst. Vielen Dank, liebes Christkind. Mit freundlichen Grüßen, Dein Benjamin Schrader. Natürlich glaubte er nicht mehr ans Christkind, aber er wusste nicht, an wen er den Wunschzettel sonst adressieren sollte. Er malte eine schöne Krippe, die wie ein umgekipptes Bauernhaus aussah, und einige Judensterne, die sie kürzlich in der Schule durchgenommen hatten. Dann warf er den Wunschzettel weg.

Ralf Grothmann glaubt nicht ans Christkind, weil er an den Weihnachtsmann glaubt. Er findet, dass das Christkind zu klein ist, um an Weihnachten den Sack mit den Geschenken zu tragen.
»Der würde über die Straße schleifen«, sagt Ralf Grothmann. Das Christkind liege in einem Stall in Bethlehem in einer Krippe, das sei eine Art Teller für Tiere, da dürfe man nicht zu groß für sein. Andy Senkbach fragt, warum der Ochs und der Esel in dem Stall nicht vom Christkind abgebissen hätten, wo es doch auf ihrem Teller gelegen habe. Dagmar Vollrath verdreht die Augen und sagt, dass der Ochs und der Esel im Stall von Bethlehem Vegetarier gewesen seien und Vegetarier natürlich nur Hafer essen würden.
Chrisse fragt Ralf Grothmann, ob er sich ernsthaft den Weihnachtsmann so vorstelle, wie den, der vorm Edeka am Markt stehen und ab und zu eine Glocke läuten würde. Ralf denkt eine Zeitlang nach, dann sagt er, dass der echte Weihnachtsmann etwas größer sei als der vom Edeka, auch sei sein Mantel wesentlich prachtvoller, er sei mit Goldfäden durchwirkt und mit dem Fell eines Angorakaninchens besetzt und der Bart des echten Weihnachtsmannes bestehe aus Schnee und wirklich nur aus Schnee.

»Und woraus besteht sein Rentier?«, fragt Chrisse, der sich erinnert, dass Matze Schmidt neulich den Weihnachtsmann vorm Edeka gefragt hat, ob er seinem Rentier schon mal einen runtergeholt habe, worauf sich das gütige Lächeln des Weihnachtsmannes zu einem unheilvoll schmalen Strich zusammenfaltete.
»Aus Rentier, woraus denn sonst?«, sagt Ralf Grothmann. Er schüttelt den Kopf und zeigt völlig grundlos auf die Deutschlandfahne an seinem Parka. Dann sagt er, dass er überhaupt Probleme habe, an das Christkind zu glauben, an Weihnachten sei es so klein, dass es in eine Krippe passe, aber schon einige Monate später, zu Ostern, sei es ein erwachsener Mann, der wie ein Hippie aussehe. Als Guido Borgmann flüstert, dass zwischen Weihnachten und Ostern dreiunddreißig Jahre liegen würden, lachen ihn alle aus.
Beate Seibert findet Ralf Grothmann irgendwie süß.
»Irgendwie süß!«, sagt sie, und Ralf Grothmann wird rot. Sie schlägt vor, in der nächsten großen Pause das ausgefallene Julklapp nachzuholen, man könne ja das Klapp, die Trickverpackungen, weglassen, damit es schneller gehe, wichtig sei nur das Jul, was Weihnachten auf Dänisch heiße, das wisse sie, weil sie sich schon ihr Leben lang für Dänemark interessiere.
»Ich interessiere mich auch für Dänemark«, sagt Ben und wird ebenfalls rot.

In der nächsten großen Pause treffen sie sich hinter der Turnhalle und feiern Julklapp. Sabine von Laatzen schenkt Dorothea Böger eine Packung Dörrpflaumen.
»Oh, Dörrpflaumen«, sagt Dorothea Böger. Sie schenkt Oliver Erdmannsdorff eine Kette, die sie aus einem alten Mercedesstern gebastelt hat. Oliver bläst eine Zeitlang Luft durch seinen Mund, bevor er sagt: »Das ist ja abgefedert.« Er macht vor Dorothea eine Art Knicks, weil er nicht weiß, wo er sie

anfassen soll, um sich bei ihr zu bedanken. Ohne seine neue Kette aus den Augen zu lassen, schenkt er Ralf Grothmann ein Segelboot, das er aus einem Stück Borke geschnitzt hat. Das Segel ist aus Ringbucheinlage und darf nicht nass werden. Im Heck des Bootes steht *Blankenese*.

»Ich habe einen Onkel in Blankenese«, sagt Ralf und nach einer Weile: »Er ist Schaufensterdekorateur.« Ralf schenkt Antonio Sparacio ein gebrauchtes Superman-Heft, und Antonio schenkt Chrisse einen Mietvertrag für sein Bonanzarad. Künftig darf sich Chrisse das Rad einmal im Monat ausleihen, wenn er dafür Antonio seines überlässt.

»Wie viele Gänge?«, fragt Chrisse und grinst Ben mit einer Mauer weißer Zähne an.

»Drei«, sagt Antonio.

»Drei«, sagt Chrisse. Er drückt seine Zunge gegen die Zähne, und die Mauer bekommt rote Fugen. Antonio hat Chrisse aus Versehen verraten, dass er ihn gezogen hat, und Chrisse hat ihn zu dem Mietvertrag überredet. Er selbst hat Ben gezogen. Er schenkt ihm ein neues Geodreieck, das er mit Lakritzschnecken und einem Aufkleber von Speedy Gonzales verziert hat.

»Dein altes Geodreieck ist zerkratzt«, sagt er.

»Danke«, sagt Ben und fragt sich, warum sich Glück manchmal traurig anfühlt.

Ben schenkt Sabine von Laatzen ein Haargummi, das Mami ihm besorgt hat. Zwei Kirschen, die wie Kaugummikugeln aussehen. Sabines blonder Zopf ist so dick, dass Ben gerne einmal reinbeißen würde. Der Zopf würde nach Honigbrötchen schmecken.

Beate Seibert schenkt Matze Schmidt etwas aus Watte und einen Hauch ihres warmen Atems, und Sven Kähler bekommt von Matze Schmidt drei Negerküsse.

»Sind die Negerküsse kalt?«, fragt Ben.

»Nein«, summt Sven durch den weißen Schaum in seinem Mund und bemerkt beiläufig, dass er leider kein Geschenk habe, er habe Frau Gehlen gezogen und die habe ja nun nicht mitmachen wollen. Chrisse packt Sven, klemmt ihn sich in den Schwitzkasten und zwingt ihn, Matze Schmidt seine Plastikfigur des schielenden Löwen Clarence aus Daktari zu schenken.

»Und es heißt Daaktari, nicht Daktaari«, sagt Chrisse und bohrt seine Faust in Sven Kählers Schädel.

»Dörrpflaumen sind lange haltbar«, sagt Sabine von Laatzen, als sie in die Klasse zurückdrängeln.

Ben und Chrisse lassen ihre Räder im Slalom über die Begrenzung des Radwegs eiern. Rot-weiß-rot-weiß-rot-weiß-rot. Mantel-Angorafell-Mantel-Angorafell. Am Trimm-Dich-Pfad setzen sie sich auf die Pfähle zum Bockspringen.

»Heute war hinter dem Türchen in meinem Adventskalender keine Schokolade drin. Wahrscheinlich werde ich mich beschweren müssen.«

»Ja, wahrscheinlich«, sagt Ben.

»Vielleicht hat aber auch ein armer Schokoladenarbeiter die Schokolade aus meinem Kalender rausgegessen, weil er Hunger hatte.«

»Ja, vielleicht«, sagt Ben.

»Kann ich eine Lakritzschnecke von deinem Geodreieck abhaben?«

»Ja, kannst du.« Ben pult eine Schnecke vom Plastik.

»Kommst du noch mit zu mir?«

»Nein, ich muss nach Hause, meine Mutter wartet auf mich.«

»Dann bis morgen.«

»Ja, bis morgen«, sagt Ben.

Chrisse fährt über die Wiese und tut so, als würde er durch drei Gänge hochschalten. Ben sieht ihm durch sein neues

Geodreieck nach, bis Chrisses Fahrrad hinter dem Speedy-Gonzales-Aufkleber verschwindet. Mehr Weihnachten wird es in diesem Jahr nicht geben. Man kann die Geburt eines Kindes nicht feiern, wenn ein Kind gestorben ist.

NACH IHRER FLUCHT IN DIE FRANZÖSISCHE BESATZUNGSZONE teilte man Ruth und eine gewisse Elsa P. aus Aussig an der Elbe der Fabrikantenfamilie Walther zur Unterbringung zu. Die Walther'sche Villa war, wie die Mehrzahl der Gebäude in Konstanz, unbeschädigt, einzig die geborstenen Dachfenster bezeugten einen Krieg, an dessen Ausbruch die Familie Walther, vermögend geworden durch die Herstellung eines kräftigenden Malzgetränks, keine Schuld traf und für dessen Folgen sie sich daher auch nur widerstrebend in die Pflicht zu nehmen bereit erklärte. Auf dem eisigen Dachboden der Villa stand der Schnee, und Ruth und Elsa brachten halbe Tage in zerfetzten Wehrmachtsmänteln im Bett zu.
Zur ersten Friedensweihnacht tauschten die Mädchen einen Rest Seife in ein Tütchen Fischmehl. Mit drei Gramm Fett auf Marke buken sie am Heiligabend daraus einen Pfannkuchen. Um sich aufzuwärmen, klappten sie die Leiter zum Walther'schen Flur hinunter und setzten sich zum Essen auf die Stufen.
»Mach nicht so ein Gesicht, du Kummerziege, es ist doch Weihnachten«, sagte Elsa und zog an Ruths Haaren.
Doch Ruth konnte nichts erwidern.
Einige Zeit darauf erschien der Hausdiener der Walthers im Flur und fügte der Bitte seiner Herrschaft, auf den Dachboden zurückzukehren, da ein Fischgeruch durch die Flure ziehe, der sich mit den übrigen Gerüchen im Hause nur schlecht vertrage, ein frohgemutes »Gesegnete Weihnacht« hinzu.

Auch in diesem Jahr würde Ruth, ihrem unendlichen Widerwillen zum Trotz, dem Fest nicht entkommen können. Sie rief Hans an und erkundigte sich, wo sie einen Christbaum kaufen könne und wie sie ihn zu schmücken habe.
»Ruth, bitte.«
»Soll ich Lametta besorgen oder vielleicht versuchen, auf den Tannennadeln Schnee zu imitieren?«
»Ruth.«
»Wie stellt man Schnee her? Eischaum ist doch bestimmt zu klebrig, aber Watte könnte vielleicht Feuer fangen?«
Hans erklärte stumpf, dass es ausreiche, den Baum zu gleichen Teilen mit Weihnachtskugeln und Strohsternen zu schmücken, sie befänden sich in der Weihnachtskiste auf dem Dachboden. Dort lagerten auch vergoldete Walnüsse und Tannenzapfen und einiges, das die Kinder aus Glanzpapier gebastelt hätten. Die Spitze des Baumes könne sie mit einem besonders großen Strohstern schmücken, der umso schöner zur Geltung käme, je gerader die Spitze des Baumes sei.
Ruth fuhr zum Markt, an dessen Nordseite zwei halbwüchsige Mädchen zu schütterer Gitarrenbegleitung Weihnachtslieder sangen. *Alle Jahre wieder*, *Lasst uns froh und munter sein* und eine Spende gegen den Hunger bitte. Bei einem Bargteheider Bauern kaufte Ruth eine krumme Nordmanntanne. Der Baum tat ihr leid, und sie wollte ihn aus den Klauen des finsteren Holsteiners befreien, der ihr zugelispelt hatte, dass er von drauß' vom Walde herkomme. Sie setzte sich über Hans' Bitte hinweg, wegen der Brandgefahr einen elektrischen Lichterschmuck zu verwenden, und kaufte eine Unmenge roter Weihnachtsbaumkerzen. Schließlich erfuhr sie von den singenden Mädchen, dass Christ der Retter daha sei, und spendete dem Hunger zwei Mark. Ihr Plan, den Baum zu Hause unentdeckt in die Garage zu schaffen, wurde von Ben vereitelt. Wie ein Gespenst stand er am Küchenfenster

und sah ihr, mit einem Milchbart maskiert, zu, wie sie den Baum, der ihr längst nicht mehr bemitleidenswert, sondern nur noch hässlich vorkam, aus dem Kofferraum zerrte. Gebieterisch zum Vorwurf erstarrt, erwartete er sie im Flur.
»Was ist los? Warum machst du so ein Gesicht?«
»Die Milch hat gestunken.«
»Sie hat nicht gestunken. Tu nicht so, als würdest du stinkendes Essen vorgesetzt bekommen. Ich achte sehr darauf, dass es nicht so ist. Vermutlich hat die Milch einen Stich. Vielleicht habe ich vergessen, sie in den Kühlschrank zu stellen. Das kann vorkommen.«
»Und die Butter?«, sagte Ben und ballte die Fäuste, doch Ruth brachte nicht die Kraft auf, ihn verstehen zu wollen. Sie schickte ihn auf sein Zimmer. »Lies doch mal was. Lies doch mal ein Buch.«

DER MELCHIOR-KÖNIG HAT SEINEN TURBAN ZURÜCK. Dem Caspar-König sind die Hände wieder angewachsen. Der Balthasar-König hat die letzten zwei Wochen und fünf Tage hinter einem Heizungsrohr verbracht und ist immer noch etwas warm. Die Maria ist in einen neuen Glanzpapierumhang gehüllt. Auch das Christkind ist wieder heil und liegt gemütlich in einer mit Watte gepolsterten Streichholzschachtel. Nur der Josef ist kaputt geblieben. Deshalb hat sich Maria von ihm scheiden lassen.
Für den Stall reichte Bens Zeit nicht mehr aus. Er ließ sich vom Hausmeister, der in der Lehrmittelsammlung hinterm Bio-Raum die Regalbretter für die Plastikanatomien hobelte, Späne geben und klebte sie in Häufchen auf eine wasserfarbenbraune Pappe. So kam die Maria, von der Welt und ihrem Mann, doch nicht von Gott verlassen, in einem Gebüsch nie-

der, weil für sie kein Raum in der Herberge war und selbst der Stall belegt. Dort bekamen amerikanische Touristen aus Kalifornien ihr Kind.

»Vielen Dank, Herr Wittke. Und schöne Weihnachten.«

»Jaieinschönweinachauch«, sagte Herr Wittke. Er ist entweder ständig betrunken oder heimatvertrieben, auf jeden Fall nicht zu verstehen.

Nachdem er Mami beobachtet hatte, wie sie einen Tannenbaum aus dem DAF zog und ihn in die Garage zerrte, schlich er noch am selben Abend hinaus, um sich zu überzeugen, dass Weihnachten nun doch stattfinden würde. Der Baum stand, nachlässig unter Pappis altem Regenmantel versteckt, in einer Ecke. Ben roch an ihm und ließ sich von seinen Nadeln in die Nase pieken. Der harzige Geruch des Baumes kam ihm wie eine Verheißung vor. Jetzt brauchte er dringend ein paar Geschenke.

Um das Geschenk für Mami zu vervollständigen, überredete er am nächsten Morgen Chrisse, ihm einen kleinen Aschenbecher zu überlassen, den Chrisse aus einem Tonkloß gebastelt hatte, mit einer Mulde zum Ablegen der Zigarette und einem an das vordere Ende getöpferten Bug. Für Pappi zeichnete er einen bavariablauen Opel Rekord aus dem Kopf.

Ben sitzt in seinem Zimmer und wartet auf das Glöckchen. Die Jahre zuvor haben sie in Jonas' Zimmer auf das Glöckchen gewartet. Jonas konnte nie stillsitzen. Immer musste er etwas spielen mit seinen kleinen Vierern mit den vier Knöpfen oder den großen mit den acht, den Sechsern, die für Schornsteine gut sind, und den Einern für die Lücken. Mit seinen roten, blauen, weißen, gelben, grünen, schwarzen und schrägen Steinen, denen aus Glas, den Bäumen und den Tricksteinen. Ben kann gut stillsitzen. Der Kragen seines Hemdes sticht in seinen Hals. Die Bügelfalte seiner Hose steht ab. Die Sohlen seiner Hüttenschuhe schleifen über den Teppich. Vielleicht hätte Weihnachten doch ausfallen sollen. Zu zweit sind Mami und er einer zu wenig. Selbst die geschiedene Maria bekommt Besuch von einem heil gebliebenen Hirten. Später, wenn der Stern sie geführt hat, beehren sie die drei heiligen Könige, ihre Freunde aus dem Morgenland, und sie schenken der schönen Maria Gold, Weihrauch und Myrrhe. Das Christkind wird dann dem Blick seiner Mutter entkommen können. Ben wird Mami die Freunde heute Abend ersetzen müssen. Er wird ihr nicht entkommen können.

»Bimelim«, sagt Mami, und als Ben in den Flur hinunterkommt: »Ich habe das blöde Glöckchen verlegt.« Sie wünscht ihm frohe Weihnachten.

»Frohe Weihnachten«, sagt Ben.

Eine Million roter Kerzen leuchten im Wohnzimmer. Etwa eine halbe Million stecken am Weihnachtsbaum. Hunderttausend weitere stehen auf dem Sideboard, noch mal hunderttausend im Bücherregal und jeweils fünfzigtausend auf der Fensterbank, dem Esstisch und auf dem Tisch vor der Couch. Siebenhunderttausend Kerzen sind einfach so im Zimmer verteilt. Es ist wunderschön. Ben macht ein merkwürdiges Geräusch, und Mami darf annehmen, dass es ihm gefällt.

»Sollen wir zuerst ein Lied singen und danach etwas essen und zum Schluss die Geschenke auspacken, oder wollen wir zuerst etwas essen, dann die Geschenke auspacken und dann das Lied singen?«

»Wir können doch auch zuerst das Lied singen, dann die Geschenke auspacken und danach noch lange was essen.«

»Wir könnten auch erst morgen die Geschenke auspacken und heute überhaupt nur essen und dabei unser Lied singen«, schlägt Mami vor. Ben hofft, dass sie es als Spaß meint. »Auf jeden Fall werde ich dich erst einmal wie immer messen.« Sie legt Ben die Bibel auf den Kopf und zeichnet einen blauen Strich

an den Türrahmen. »Ein Meter einundfünfzig. Du bist über sechseinhalb Zentimeter gewachsen. Das ist eine Menge.«
Der neue blaue Strich ist zwanzig Zentimeter vom letzten roten Strich entfernt.
»Ja«, sagt Ben und nickt etwas steif.
Mami schiebt ihn vor den Weihnachtsbaum und stellt sich hinter ihn. Ben zwingt sich, nicht auf den Boden zu sehen, wo die Geschenke liegen, er blinzelt ins Licht, sie singen *Stille Nacht, heilige Nacht*, und Mami weiß den Text. Nach der letzten Strophe sagt sie: »Jetzt kannst du auspacken.«
Das erste Geschenk ist ein brauner Nicki. Ohne eingesticktes Segelschiff, aber mit sechs Ponys, die auf die linke Schulter zugaloppieren. Das nächste Geschenk ist ein WAS-IST-WAS. Leider handelt es von Entdeckern und ihren Reisen über die Ozeane.
»Das Buch ist von Pappi«, sagt Mami. »Und dieses Paket hier ist auch von ihm.«
Ben schüttelt es, dann reißt er einen Schlitz in die Verpackung. »Hast du Pappi von meiner Instamatic erzählt?«
Mami legt den Kopf schief. Pappis Paket enthält einen Vorrat von 16 Blitzwürfeln. Nach einer Weile Zahlengeflüster sagt Ben: »Das sind 64 Blitzbilder.«
»Ist das so?«, fragt Mami.
Ein besonders unförmiges Paket ist auch besonders schwer.
»Was ist das?«, fragt Ben.
»Ich weiß nicht«, lügt Mami.
Als Ben das Paket auspackt, bläst er wie Oliver Erdmannsdorff Luft durch seinen Mund, und er braucht lange wie Oliver Erdmannsdorff, bis er sagen kann: »Das ist ja abgefedert.« Er hat ein Paar Schlittschuhe geschenkt bekommen. Keine Schlittschuhe mit Damen-Zacken an den Kufen, sondern richtige Schlittschuhe. Eishockey-Schlittschuhe. Rot-schwarz-rote Eishockey-Schlittschuhe.

»Jetzt kannst du endlich deine rostigen Eisgleiter wegwerfen«, sagt Mami. Sie reicht Ben ein langes, dünnes Paket, und er weiß, dass es kein Besenstiel ist.
»Dann ist das kleine, runde Paket der Puck«, schreit er.
Mami soll ihre Augen schließen. Ben legt seine braune Pappe auf den Teppich, stellt das Christkind ins Gebüsch und seine Mutter, die schöne Maria, an seine Seite. Den Hirten und die drei heiligen Könige stellt er an den Rand der Pappe und lässt sie dort warten. Den Ochs, den Esel und die Galapagosschildkröte verteilt er so im Gebüsch, dass sie von den Hobelspänen fressen können. Als Mami die Augen öffnen darf, erzählt ihr Ben die Geschichte von den amerikanischen Touristen. Sie seien über den Ozean gesegelt. Gleich zu Beginn ihrer Reise seien ein paar von ihnen über Bord gegangen. Zum Glück seien sie nur Bankbeamte gewesen. Am nächsten Morgen seien die restlichen Touristen in eine Flaute geraten. Von einer erbarmungslosen Sonne gepeinigt, seien sie übers Schiffsdeck gekrochen und hätten sich von den trockenen Blättern einer Berberitze ernähren müssen, die sie als Futter für ihre halb verhungerten Ochs und Esel im Schiffsbauch mitgeführt hätten. Irgendwann sei das Schiff auf Grund gelaufen. Sie seien ins Meer gespült und erst im Heiligen Land wieder ausgespuckt worden, wo sie eigentlich gar nicht hingewollt hätten, das wahre Ziel ihrer Reise sei die Besichtigung einer Gummifabrik in Magdeburg gewesen. Völlig ausgezehrt hätten sie sich durch die Wüste geschleppt. Mit letzter Kraft seien sie in dem Ort Bethlehem angekommen und hätten sich dort einen Stall gemietet. Eine amerikanische Touristin habe dann ganz unerwartet ein Kind bekommen. Sie habe es in die Krippe gelegt, es mit einem Bündel Stroh bedeckt und es Richard Nixon genannt.
»Das Christkind hat es in seiner Streichholzschachtel aber viel gemütlicher«, sagt Ben. Bei Gummifabrik hat Mami einmal

gelacht. Und bei Richard Nixon noch einmal. Die übrige Zeit hat sie nichts gemacht. »Und dann habe ich auch noch einen Aschenbecher für dich.«
»Was für ein Glück«, sagt Mami, »dann muss ich nicht mit dem Rauchen aufhören.«
Es gibt noch eine Strumpfhose, vorne zwei Nähte, hinten eine, das ist aber nichts Besonderes, die bekommt Ben zu Weihnachten oder zum Geburtstag eigentlich immer. Diesmal ist sie dunkelbraun.
Mami dreht das Radio auf. Es jauchzet und frohlocket mit Pauken und Trompeten und ziemlich viel Rauschen, weil der Sender schlecht eingestellt ist. Durch das Rauschen hindurch schlägt Mami vor, das obligatorische Weihnachtsfoto zu machen. »Mit einem Blitz«, sagt sie.
Ben rennt hoch und holt die Instamatic. Wieder unten, reißt er Pappis Geschenk auf und steckt einen frischen Blitzwürfel auf die Kamera. Er setzt Mami vor den Weihnachtsbaum, stellt sich neben sie und streckt seinen Arm aus. Die Lampe zischt, der Würfel schmilzt.
»Mach noch eines«, sagt Mami, »ich habe vergessen zu lächeln.«
Beim zweiten Bild lächelt sie, als würde sie einem Zahnarzt ihre Zähne zeigen, und beim dritten Bild brummt sie »Ho, ho, ho« wie ein Weihnachtsmann. Zum Schluss macht Ben noch eine Aufnahme vom Melchior-König, wie er Maria das Kistchen mit der Myrrhe zeigt.
Ein letztes Päckchen stellt Ben auf den Tisch. Es ist würfelförmig und in blasse Weihnachtssterne verpackt. »Das spare ich mir für nach dem Essen auf.«

Es gibt Kartoffelsalat mit genauso vielen Würstchen wie im letzten Jahr und einen Teller Butterunfallkekse.
»Satt?«, fragt Mami.

»Satt«, sagt Ben.
Unter den blassen Weihnachtssternen kommt ein unscheinbares Kistchen zum Vorschein, das mit einem Häkchen verschlossen ist. Als Ben das Kistchen öffnet, strahlt ihm aller Reichtum der Welt entgegen. Mami hat ihm eine Armbanduhr gekauft. Eine Timex. Sie ist »water resistent« und verfügt über eine Datumsanzeige. Ein roter Sekundenzeiger tickt vor einem schwarzen Zifferblatt. Das Lederarmband ist schuppengemustert. Ab heute ist Ben kein Kind mehr.
»Danke, Mami. Danke. Danke, Mami.«
Als letztes Geschenk lässt sich Ben was über Astronauten einfallen, und dass sie nach ihrer Rückkehr vom Mond eine Zeitlang in Quarantäne müssten. Das habe er in einem WAS-IST-WAS über die NASA gelesen. Sie würden in einen Raum gesperrt, an dessen Tür ein gelbes Kreuz klebe. Die Tür habe zwar ein Fenster und die Astronauten könnten hinaussehen, sie dürften den Raum aber nicht verlassen. Sie sitzen zu zweit an einem Tisch und können einander nicht entkommen. Damit es ihnen nicht zu schwerfällt, unterhalten sie sich über den Mond. Wie kalt er ist und wie staubig und was für schöne Steine auf ihm liegen und wie gern sie sich an ihn erinnern. »Über solche Steine unterhalten sie sich«, sagt Ben und nimmt Jonas' Stein von der Fensterbank.
»Der Stein kommt vom Mond?« Mami sieht Ben an, als würde sie mit offenen Augen schlafen.
»Hast du das nicht gewusst?«
»Nein«, sagt Mami und schläft weiter.
»Er ist heruntergefallen und bei uns im Garten gelandet. Er ist ziemlich heiß gewesen, und der Rasen ist an der Stelle, wo er aufgeschlagen ist, verbrannt. Als Jonas mir die Stelle am nächsten Tag gezeigt hat, war aber schon neuer Rasen darüber gewachsen. Wahrscheinlich hat Jonas einfach nur gelogen.«
Mami steht auf. Mit schmalen Augen, die nun nicht mehr

schlafen, fragt sie Ben, ob sie ihn einen Moment allein lassen dürfe. Ben nickt. Mami geht in ihr Schlafzimmer hinauf. Das Licht wird kurz dunkler, wie immer, wenn sie die Heizdecke anschaltet. Es kann sein, dass sie jetzt weint, aber vielleicht friert sie einfach auch nur. Ben sieht auf seine neue Timex. Nach zwölf Minuten und 42 Sekunden kommt Mami wieder runter. In dieser Zeit sind die Millionen Kerzen um eineinhalb Fingerbreiten kürzer geworden.

Mami zündet sich eine Zigarette an. »Frohe Weihnachten, Jonas«, sagt sie.

»Frohe Weihnachten, Jonas«, sagt Ben. Er klopft auf das Mondgestein.

Irgendwann fragt Mami, was die Signatur C.W. auf der Unterseite ihres neuen Aschenbechers bedeute.

»Da haben das Christkind und der Weihnachtsmann zusammen unterschrieben«, sagt Ben. Das hatte er sich glücklicherweise schon vorher überlegt. Mami lacht. Zum heute dritten Mal.

SECHS

AM 1. JULI 1972 FÜGTE DIE PHYSIKALISCH-TECHNISCHE BUNDESANSTALT IN BRAUNSCHWEIG um 00:59:59 MEZ eine Sekunde in die Weltzeit ein. Das Jahr, ein Schaltjahr, wurde auf diese Weise das bisher längste Jahr des gregorianischen Kalenders. Jonas' Leben gewann eine Sekunde hinzu. Die Schaltsekunde, die die Physikalisch-Technische Bundesanstalt jetzt, Neujahr um 00:59:59, dem Jahr 1973 hinzufügt, ist für Jonas Leben ohne Belang.

»IHREN SOHN FINDEN SIE BEI DEN KINDERBÜCHERN«, sagt Liliane Schwämmle, die Bratsche spielende Lesbierin, die in der Bücherei den Lochkartenleser bedient.
»Ich habe ihn gar nicht gesucht.« Ruth betrachtet Ben wie einen Fremden.
»Dort sitzt er.«
»Ja. Eigenartig.«
Ben kauert am Ende eines Ganges auf dem Fußboden. Seit einiger Zeit versucht er, das Leben eines Cowboys zu führen. Er trägt einen Revolver und legt ihn selbst zum Essen nicht ab. Mit dem Lauf der Waffe zielt er, den Finger am Abzug, auf ein Heft, das aufgeschlagen auf seinem Schoß liegt.

»Was liest er da?«
»Ein Superman-Heft.«
»Das wäre zu Hause allerdings verboten.«
»Er ist ja nicht zu Hause«, bemerkt die Bibliothekarin keck.
»Da haben Sie natürlich recht, Frau Schwämmle«, sagt Ruth. Sie mag sie, und es gefällt ihr, »Frau Schwämmle« zu sagen. Sie nickt der Bibliothekarin zu und verschwindet hinter einem Regal nicht entleihbarer Lexika.
Ben ist seit zwei Tagen erkältet. Ein glänzender Tropfen Rotz hängt an seiner Nasenspitze. Unwillkürlich greift Ruth in ihre Manteltasche und sucht nach einem Taschentuch. Der Tropfen löst sich und fällt auf das Superman-Heft. Ben schrickt auf, wischt den Tropfen in sein Hosenbein und reibt das Heft mit dem Ärmel seines Anoraks trocken. Um nicht entdeckt zu werden, weicht Ruth einen Schritt zurück. Sie zieht einen schweren, ledergebundenen Band eines hundertsiebzigjährigen Konversationslexikons aus dem Regal, schlägt ihn auf und blättert bis zum Buchstaben L. Unter dem Stichwort Lebensgeister, Pluraletantum, erfährt sie, dass der Monat Januarius der Trauermonat sei, in dessen Verlauf die Lebensgeister sich erschöpften und verlören. Zwar sei es bisher unmöglich, in die letzte Ökonomie des Unsichtbaren vorzudringen, doch ließe sich der Nervenstrang, der die Lebensgeister transportiere, ohngefähr als ein Kanal vorstellen, der ein feines, flüchtiges Fluidum mit sich führe, das, im Gehirn erzeugt, auf geschwinder Reise durch den Leib verteilt werde, ein Nervensaft, an Ungestüm selbst dem Äther und der elektrischen Materie überlegen, welche unsere Welt mit Wärme und Wonne durchfluten. Dieser Saft sei das Principium der Empfindsamkeit, dem die winterliche Trübsal eines melancholischen Geistes, verborgen hinter dem Gemäuer seiner Behausung, machtvoll entgegenstehe. Ein Ausdruck scheint Ruth besonders zutreffend: marklose Trauer.

Sie stellt den Band ins Regal zurück, verlässt ihren Posten und beugt sich über den Lochkartenleser.
»Dann will ich ihn mal nicht stören«, flüstert sie.
Frau Schwämmle nickt. Die Sonne scheint in die Bücherei, und die phototropen Gläser in der Brille der Bibliothekarin verdunkeln sich. Dennoch glaubt Ruth, ein leichtes Bedauern zu erkennen, das ihr schmeichelt. Sie entschuldigt sich, sie müsse eine Werkstatt aufsuchen, ein Blinklicht an ihrem Wagen sei defekt. Frau Schwämmle empfiehlt ihr ein Autohaus in unmittelbarer Nähe zur Bücherei. Sie selbst besitze zwar keinen Führerschein, doch habe man sich dort sehr entgegenkommend gezeigt und ihr Fahrrad einer gründlichen Inspektion unterzogen. Der Inhaber der Werkstatt sei ein gewisser Herr Hilpert, ein außerordentlich pflichtbewusster Geschäftsmann, der sich, wie Frau Schwämmle bei Übergabe des inspizierten Fahrrades erfahren durfte, vor einiger Zeit den Schuppen im Hof seiner Werkstatt zu einer Wohnung ausgebaut habe, um auch außerhalb der Öffnungszeiten den Wünschen seiner Kundschaft entsprechen zu können.
»Im Übrigen ist der Herr verwitwet, Frau Schrader.«
»Frau Schwämmle!«, sagt Ruth. »Genießen Sie die Sonne.«

Auf dem Weg zu ihrem Wagen versagen Ruths Beine. Um nicht zu fallen, greift sie in eine Hecke. Mit steifen Knien stakst sie über den Bürgersteig. Zitternd öffnet sie die Wagentür. Sie hängt ihre Tasche an einen hervorstehenden Knopf, lässt sich in den Fahrersitz fallen und schließt die Tür. Als sie den Motor startet, bemerkt sie, dass sie die Kontrolle über ihr linkes Handgelenk verliert. Ein stechender Schmerz zwingt ihre Hand, Bewegungen auszuführen, die sich ihrem Willen entziehen. Sie klemmt sie zwischen ihre Knie und steuert den Wagen mit der Rechten. Muss sie blinken, greift sie durchs

Lenkrad. Nur wenig später hat sie die Werkstatt gefunden. Ein hünenhafter Herr in einem dunkelblauen, zweireihigen Anzug zwängt sich durch die schmale Tür eines Schuppens, steuert Ruths Wagen an und klopft mit seinem Siegelring gegen die Fahrertür. Ruth kurbelt das Fenster hinunter und versucht, unbekümmert auszusehen.

»Das sollten Sie nicht machen«, sagt der Herr. Es scheint Ruth, als überflute seine Stimme den Hof und brande gegen die geparkten Autos. Wo ist das versprochene Entgegenkommen, denkt sie, sagt aber nichts. Die zusammengewachsenen Augenbrauen und das schmale Menjoubärtchen des Herrn schüchtern sie ein. Zwei schwarze Stege, um die ein Gesicht dümpelt wie angeschwemmt. »Entschuldigen Sie bitte, was?«

»Ihre Handtasche.«

»Was ist mit meiner Handtasche?«

»Sie hängt am falschen Ort.«

»Ach so?«

»Sie haben Ihre Handtasche an die Kaltstarthilfe gehängt.«

»Und das sollte ich besser lassen?«

»Ja, das sollten Sie lassen«, sagt der Herr und lacht blechern. »Der Bowdenzug hinter dem Knopf steht unter Spannung. Bricht der Knopf ab, reißt es den Zug ins Innere.«

»Tatsächlich?«, sagt Ruth.

Der Herr stellt sich vor. Wie erwartet heißt er Hilpert. »Das wollen Sie Ihrem Holländer doch nicht antun.«

»Wem bitte?«

Herr Hilpert stützt sich auf die Fahrertür. Er riecht nach Butter. »Ihrem Variomatic-Holländer.« Das Wort kommt Ruth vage bekannt vor. »Ihr Auto verfügt als Standardausführung über eine Variomatic, haben Sie das nicht gewusst? Es hat keine herkömmliche Getriebeautomatik, sondern überträgt die Motorkraft über zwei breite Keilriemen von den vorderen auf

die hinteren Kegelscheibenpaare. Wird der Abstand der Kegelscheiben verändert, ändert sich das Übersetzungsverhältnis und zwar stufenlos. Ihr DAF hat unendlich viele Gänge, gnädige Frau, und anstelle des aussetzenden Motorgeräuschs wie beim üblichen Schalten hören wir einen ununterbrochen entweder ansteigenden oder abfallenden Ton. Für meine Ohren ist das Musik. Wie die Musik von Ludwig von.«
»Beethoven.«
»Von Beethoven.«
»Van Beethoven.«
»Wie bitte?«
»Es ist holländisch.«
»Ja, richtig, gnädige Frau, holländisch, das ist er, Ihr DAF.«

Ruth hat den passenden Zeitpunkt versäumt, um unbefangen aus dem Wagen zu steigen. Sie bleibt sitzen und zwingt ihre linke Hand, ruhig das Lenkrad zu umfassen. Herr Hilpert lässt seinen flaumbärtigen Lehrling die Blinkerlampe auswechseln. Dabei muss der Junge sein Wissen über Relaisschaltungen memorieren. Als er mit dem Einbau der Lampe fertig ist, reinigt Herr Hilpert seine Hände an einem weißen Taschentuch. Er tritt ans Fenster des DAF und sagt: »Die Birne geht aufs Haus, gnädige Frau, aber pflegen Sie Ihren Holländer, er hat es verdient.«
»Das ist sehr freundlich«, sagt Ruth. Sie fühlt sich von der vergnügten Eitelkeit dieses Hünen angezogen. Sie reicht ihm die linke Hand aus dem Fenster, die sich inzwischen etwas beruhigt hat. Mit seinem Taschentuch wischt Herr Hilpert über den Lack des Wagens.
»Albina D5«, sagt er, und seine Stimme klingt nun weniger bedrohlich, »eine gängige Lackierung. Wir haben sie selbstverständlich vorrätig.«

Als Ruth nach Hause kommt, sitzt Ben bereits in der Küche. Er hat seinen Cowboyhut in den Nacken geschoben, der Revolver liegt auf dem Tisch.
»Hast du heute schon jemanden erschossen?«
»Noch nicht. Ich musste erst einen explodierten Tankwagen löschen.«
»Ich dachte, du bist ein Cowboy?«
»Wir machen auch Feuer aus.«
Ruth setzt sich an den Tisch und bedeckt ihre zuckende linke Hand mit der stillen rechten.
»Ich wollte dich schon länger fragen, ob Pappi dir jemals einen eigenen Büchereiausweis besorgt hat.«
»Nein«, sagt Ben mit unbewegter Miene. »Für welche Bücherei meinst du denn?« Seine Unverfrorenheit kennt keine Grenzen. So etwas können nur Männer, denkt Ruth.
»Für die Bücherei in Fuhlsbüttel, in die ich so gerne gehe.«
»Die kenne ich gar nicht«, sagt Ben und steckt seinen Revolver in den Gürtel.
Er verschwindet hinter die Barrikaden eines Geheimnisses, das er mit Waffengewalt gegen sie verteidigt. Sie wird sich ihr eigenes Geheimnis suchen müssen.

ES SCHNEIT. Die Flocken treiben über die Straße. Herr Wendler tappt durch seinen Vorgarten. Er ist vor einigen Tagen ohne seine Frau und seinen Hund zurückgekehrt. Er hüllt sich in eine weiße Bettdecke. Es sieht aus, als wolle er sich tarnen. Vor Jahren hat er Ruth einmal mit geschlossenen Augen erzählt, 1941 mit dem Panzerpionierbataillon 62 bis an die Stadtgrenze Moskaus vorgerückt zu sein. Ruth nimmt an, dass er sich jetzt daran erinnert. In dem grauen Licht wird der Nachbar zu einem Teil der Landschaft.

Ruth wartet, bis Herr Wendler sich den Schnee von den Schuhen tritt und ins Haus zurückkehrt, dann zieht sie einen Mantel und gefütterte Winterstiefel an und geht hinaus. Der Schnee ist stumm. Das überrascht sie. Sie hat ein Geräusch erwartet. Irgendein Klicken, hervorgerufen durch die Kollision der Kristalle.
Sie geht in die Garage, kehrt mit einem Besen zurück und fegt breite Spuren in den Rasen, bis er wie bemehlte Brotkruste aussieht. Sie wird dem Winter nicht erlauben, ihren Vorgarten zu bedecken, noch weniger ihre Erinnerung. Als sie zu weinen beginnt, achtet sie darauf, dass ihre Tränen nicht in den Schnee fallen.

IM SOMMER 1949 BESTAND RUTH die Zulassung zur Fremdsprachenschule. Eindreiviertel Jahre später fand sie eine Anstellung bei der Münchner Baufirma Ottl und Sohn. Leopold Ottl, vom Vater mit der Firmenleitung betraut, verliebte sich umgehend in sie und machte ihr einen Antrag, den sie allerdings zurückweisen musste, da das linke Auge des jungen Ottl nicht nur schielte, sondern auch reptilienartig aus seinem Schädel hervortrat. Nach erfolgter Abfuhr ließ Leo sie ins Regionalbüro nach Koblenz versetzen, zur Abfassung der englischsprachigen Korrespondenz während des Baus der Neuen Moselbrücke. Die Wehrmacht hatte die alte Adolf-Hitler-Brücke 1945 gesprengt, siebeneinhalb Jahre später setzte man auf ihre Fundamente die neue Brücke, woraus sich Stützweiten von 101, 113 und 122 Meter, or spans of 332, 373 and 403 feet ergaben.
Ruth begegnete Hans Schrader erstmals im Oktober 1952. Sie hatte sich gerade einen Tee aufgebrüht, als er, völlig durchnässt, in Begleitung eines indischen Bauingenieurs, der sich

zu Fortbildungszwecken auf der Baustelle aufhielt, ins Büro gestürmt kam.
Auf Ruths sorgenvollen Blick hin versicherte er ihr, dass ihm als Norddeutschem dies bisschen Wetter nichts anhaben könne und seinem Freund, dem Herrn Manjira, ebenso wenig, obwohl dieser, wie sie bestimmt wisse, nicht aus Hamburg, sondern aus dem südindischen Chennai käme. Herr Manjira kicherte, die Männer setzten sich, und Hans zog ein feuchtes Papier aus der Jackentasche. »Könnten Sie Bhaaskar diese Materialliste übersetzen?«
Den linken Fuß etwas vorangestellt, den Körper in der Achse leicht verdreht, die linke Schulter ein wenig angehoben, eine Haltung, die sie ihren Kolleginnen abgeschaut hatte, lächelte Ruth Hans sanft an, und der wurde sehr verlegen.
Seit jenem regnerischen Nachmittag ließ er sich häufiger bei ihr blicken, für gewöhnlich unter dem Vorwand, sich ein baustatisches Lehrbuch übersetzen zu lassen. Das Stichwort »static prestrain« bot ihm Gelegenheit, Ruth einen längeren Vortrag über Umlenkkräfte zu halten, deren Wirkungsweise er ihr durch Verbiegen ihres Unterarmes veranschaulichte. Hans war im Hamburger Südosten aufgewachsen, wo im Sommer 1943 die Flammen des englischen Feuers über tausend Meter in den Himmel loderten und der Sturm die Menschen in Brand setzte und sie wie bengalische Lichter vor sich hertrieb. Drei Stunden lang fraß sich die weiße Glut des Phosphors durch die Fleete.
»Deutschland liegt in Schutt und Asche. Aber weißt du auch wie viel Schutt?«
»Nein.«
»400 Millionen Kubikmeter. Deshalb haben wir so viel zu tun.«
Nach neun Semestern Ingenieursstudium und einem brauch-

baren Abschluss war Hans zu Beginn des vorletzten Jahres vom alten Ottl noch persönlich eingestellt worden.

Im Frühjahr bat Hans Ruth nach einem Besuch im Freibad, wo sie sich im Rückenschwimmen geübt hatten und er sehr schön vom Einmeterbrett gesprungen war, in eine Konditorei. Als er mit seiner Gabel verzagt Schneisen durch die Streusel seines Kuchens zog, ahnte Ruth bereits, was nun folgen würde. Mit einer eigentümlich ruckartigen Bewegung streckte Hans ihr einen stramm gebundenen Blumenstrauß entgegen und erkundigte sich nach kurzem Zögern, ob er sein künftiges Leben mit ihr teilen dürfe. Niemals hatte Ruth eine Frage mehr gerührt. Ohne es zu wollen, begann sie zu weinen. Es erschien ihr gefühlsselig und etwas konventionell. Leise sagte sie »Ja«. Hans blickte eine Weile zu Boden, dann schob er ein Stück seines Kuchens auf ihren Teller. Zwölf Wochen später heirateten sie. Die Nüchternheit, mit der sie am Tag nach ihrer Hochzeit nach München telegraphierte, man möge ihren Namen auf dem Personalbogen in Ruth Schrader ändern, überraschte sie.

Anfang 1958 bot man Hans die Teilhabe an einem Büro für Baustatik in Hamburg an. Sie zogen in den Norden der Stadt in eine Doppelhaushälfte mit angrenzendem Garten. Zwei Jahre später warf Ruth ihre Rechenscheibe zur Empfängnisverhütung in den Müll. Bald darauf wurde sie schwanger. Während sie erst Ben, später Jonas fütterte, wickelte und badete, wartete Hans darauf, dass die Kinder sprechen lernten. Sobald sie es konnten, unterwies er sie darin, einen Bissen fünfzehn Mal zu kauen, die Schönheit eines herbstlich verfärbten Blattes zu würdigen oder dem Gesang des Dompfaffs zu lauschen.

Häufig fuhr Hans bereits vor dem Frühstück zur Arbeit,

wenn er spät abends nach Hause kam, waren die Kinder schon im Bett, und Ruth nicht selten ebenso. Die Wochenenden verbrachte er, sofern das Wetter es zuließ, im Garten. Dort verlegte er Wegeplatten, einem undurchsichtigen Plan folgend, den er am nächsten Wochenende wieder verwarf. Gelegentlich nahm er sich nachts, was er brauchte. Er drang in Ruth ein, stur darum bemüht, ihr nicht ins Gesicht zu atmen. Einmal fand Hans im Kinderzimmer ein Bild, das Jonas gezeichnet hatte. Unter einer grellgelben Sonne, das rechte Auge wie üblich größer als das linke, standen Ruth, Ben und Jonas selbst. Sie lachten und hielten sich an den Händen. Hans setzte sich an den Kindertisch, betrachtete das Bild eine Weile, dann holte er seinen Zeichenstift hervor und zeichnete sich selbst neben die Gruppe, schöner, wie er fand, und größer, auf einer stabilen Wegeplatte stehend, zur Ableitung möglicher Torsionskräfte. Bei einer Tagung zur Frage der Instandhaltung angegriffener Pfahlgründungen der Brücken im Bereich der Bundesautobahn legte sich Hans wie zum Vorwand eine Affäre zu. Bereits einige Monate später sprach nichts mehr für die Fortsetzung ihrer Ehe. Zum Abschied reichte Hans Ruth seine Zehnerkarte fürs Freibad. »Es sind noch sieben offen.«
»Ja«, sagte Ruth, »ich weiß.«

RUTH LEGT IHR OHR AN BENS TÜR UND LAUSCHT. »Die Laufruhe seines Motors«, hört sie. Ben wiederholt das Wort »Laufruhe« mehrere Male. Dann fährt er mit tiefer Stimme fort: »Seine klare Linienführung und nicht zuletzt seine Raumbequemlichkeit, die es dem Fahrer gestattet, entspannt und doch diszipliniert zu lenken, ohne seinen Hut abnehmen zu müssen. Ein Ausweis höchster Rüsselsheimer In-

genieurskunst.« Er wiederholt auch das Wort »Rüsselsheim« und kichert dabei leise vor sich hin. Ruth klopft.
»Hör mal zu, mein Kleiner. Ich habe heute Abend noch eine Verabredung. Ich bin bei jemandem eingeladen. Du musst leider alleine zu Bett gehen. Du darfst dir ein bisschen Daktari ansehen, aber wenn die Nachrichten anfangen, machst du aus, einverstanden? – Sag mal, ist das Lippenstift auf deinem Mund?«
»Ja, ein bisschen«, sagt Ben.
»Wo hast du den her?«
»Den habe ich ...« Er verstummt.
»Ben, du weißt genau, dass mein Schlafzimmer für dich tabu ist!«
»Aber du hast dich vorhin doch auch schön gemacht mit Lilaohrclips und Blüteaussamt.«
»Ich bin eine Frau, Benjamin. Du bist ein kleiner Junge. Du musst dich nur kämmen.«
Ben leckt über seine Lippen. Ruth umarmt ihn, dann küsst sie ihn und schmeckt ihren eigenen Lippenstift. »Schlaf gut.«
»Ja«, sagt Ben.

Ohne zu wissen, was sie tat, war Ruth am Nachmittag in eine Gärtnerei gefahren und hatte, nach längerer Beratung, eine Kaiserkrone gekauft, winterhart, jedoch auf Sonnenlicht angewiesen und empfindlich gegen Staunässe. Trotz langem Grübeln war ihr kein sinnvoller Vorwand eingefallen, der sie zu einem erneuten Besuch der Werkstatt Herrn Hilperts berechtigt hätte, schon gar nicht unangekündigt außerhalb der Öffnungszeiten. In der Gärtnerei hatte man ihr erklärt, die botanisch korrekte Bezeichnung der rotblühenden Form der Kaiserkrone sei Fritillaria Beethoven, und nun hofft Ruth, der Hüne werde sich an sie und ihr Gespräch über Musik vor einigen Tagen erinnern.

Sie zieht ein Paar Handschuhe über, entschlossen, als legte sie eine Rüstung an, stellt die winterharte Kaiserkrone auf den Beifahrersitz und fährt mit leicht überhöhter Geschwindigkeit los. Als sie an der verlassenen Bücherei vorbeikommt, überlegt sie, umzukehren, doch ihre Hände sind in den warmen Handschuhen endlich ruhig geworden. Das Zucken hat aufgehört. Ruth fährt weiter.

Von der Straße ist der Schuppen, den sich Herr Hilpert, Frau Schwämmle zufolge, ausgebaut hat, nicht zu sehen. Ruth stellt den Motor ab und lässt den Wagen lautlos auf den Hof rollen. Als sie auf den Schuppen zufährt, erschrickt sie. Sie hat nicht damit gerechnet, den Hünen inmitten eines hell erleuchteten Fensters stehen zu sehen. Sie bremst scharf. Ihr Kopf beginnt zu glühen. Herr Hilpert trägt, wie einige Tage zuvor, einen dunkelblauen, zweireihigen Anzug, doch hat dieser keine goldenen Knöpfe. Um sich zu beruhigen, imitiert Ruth ihren Sohn. »Meine inneren Regale sind aufgeräumt«, flüstert sie, traut sich aber dennoch nicht, auszusteigen und zum Schuppen hinüberzugehen. Herr Hilpert isst etwas. Ruth glaubt zu erkennen, dass es sich bei dem Gericht auf dem Teller, den er erstaunlich nah vor sein Gesicht hält, um einen Hackbraten handelt, denn ein Stück eines hartgekochten Eis löst sich und fällt zu Boden. Für einen Moment verschwindet Herr Hilpert aus dem Fenster. Als er wieder auftaucht, leckt er sich die Fingerspitzen. Ruth glaubt ein Schmatzen zu hören, was selbstverständlich nicht möglich ist. Als Herr Hilpert anschließend den Teller ableckt, muss sie sich beherrschen, ihn nicht laut zurechtzuweisen. Schließlich entfernt sich Herr Hilpert vom Fenster. Doch auch weiter hinten im Raum ist er klar zu erkennen. Er schaltet die elektrischen Kerzen an einem kleinen Weihnachtsbaum aus und löst deren Klemmen von den Zweigen. Er hängt einige Glaskugeln ab und legt sie vorsichtig in eine Schachtel. Dann hebt er den Baum an und verschwindet mit ihm in einer Ecke des Raumes, die Ruth nicht einsehen kann. Kurze Zeit später öffnet sich die Tür des Schuppens. Ruth erstarrt. Sie versucht sich hinter dem Lenkrad ihres Wagens zu verstecken. Dabei verdreht sie ihren Fuß so unglücklich, dass sie ein leises Knacken hört. Doch Herr Hilpert scheint von ihr keine Notiz zu nehmen. An ständig wechselnde Wagen auf seinem Hof gewöhnt, geht er zum Hauptgebäude der Werkstatt und wirft den Weihnachtsbaum dort über eine niedrige Mauer. Er kehrt zügig zurück. Ruth erkennt, dass er zu seinem zweireihigen Anzug ein Paar graue Pantoffeln trägt. Zurück im Schuppen, geht Herr Hilpert auf die Stelle des Raumes zu, an der noch eben der Weihnachtsbaum gestanden hat, und betrachtet sie. Ruth schließt die Augen und stellt sich Herrn Hilpert, exakt an dieser Stelle stehend, für einen Moment lang nackt vor, nur mit einem Paar grauer Pantoffeln bekleidet, sein Geschlechtsteil aufgerichtet, dickleibig und pulsierend. Als sie die Augen wieder öffnet, erkennt sie, dass Herr Hilpert keineswegs die kahle Stelle betrachtet, sondern auf ein Marienbild blickt, das an der rückwärtigen Wand hängt und das Ruth bisher übersehen hat. Er bekreuzigt sich, neigt seinen Kopf und verschränkt die Arme vor der Brust. Der Hüne betet. Die Scham nimmt Ruth den Atem. Sie startet den Wagen und fährt, das Gaspedal durchtretend, vom Hof. Die winterharte Kaiserkrone landet im Fußraum, der Blumentopf zerbricht, die Wurzel der Pflanze stinkt abscheulich. Auf der Straße beginnt Ruth, blödsinnig zu grinsen. Sie schämt sich maßlos, grinst, stammelt Unverständliches, grinst wieder, zerbeißt ihren Lippenstift, sieht zu Boden und überfährt eine rote Ampel. Der Wagen knirscht über dreckverkrusteten Schnee.

ALS BEN AM NÄCHSTEN MORGEN RUNTERKOMMT, hockt Mami im Kalten auf der Terrasse und topft Pflanzen um. Ben traut sich nicht zu ihr raus und geht lieber ohne Kuss und Frühstück zur Schule. Am Mittag hat er dafür doppelt Hunger. Zum Glück hat Mami was gekocht. Es gibt Hackbraten. Die Matsche daneben sieht wie eine der umgetopften Pflanzen von heute Morgen aus.
»Ist das aus dem Garten?«
»Nein, das ist ein Gemüseallerlei.«
Zum Essen legt Ben seinen Revolver ab. Er dreht den Lauf Richtung Küchentür, damit er nicht lange zielen muss, wenn jemand reinkommt, der hier nichts zu suchen hat.
Als sie am hartgekochten Ei ankommen, sagt er: »Mami?«
»Was denn?«
»Ich darf jetzt Ralle zu Ralf Grothmann sagen.«
Mami nickt. »Stell den Teller in die Spüle, wenn du fertig bist. Ich muss noch einmal los. Ich muss etwas fragen.«

IM SCHWESTERNZIMMER DER KINDERSTATION trifft Ruth auf eine Krankenschwester, die ihr unbekannt ist. Sie ist verwirrend alterslos. Ihr Haar ist zu einem Knoten gebunden, der obere Knopf ihres Kittels steht offen. Aus ihrem morschen Gesicht strahlen zwei blanke Mädchenaugen. Auf ihrem Handrücken stehen gekritzelte Notizen.
»Wie kann ich Ihnen helfen?« Die Stimme der Schwester ist rau und brüchig.
Ruth stockt. »Ich bin. Mein Sohn. Er ist hier gestorben.«
»Oh, das tut mir leid.«
»Es ist bereits einige Monate her.«
Die Schwester sieht Ruth schweigend an. Ruth bereut es, hergekommen zu sein.

»Es ist vielleicht …« Die Schwester fasst Ruth am Arm und zieht sie in eine Nische. Dort stehen zwei Stühle und auf einem Tischchen eine Grünlilie in einem emaillierten Übertopf. Die Schwester setzt sich und faltet ihre beschriebenen Hände. Ruth setzt sich neben sie. Sie bohrt ihre Finger ins Stuhlpolster und wehrt sich zornig dagegen, weinen zu müssen. Nach einer Weile sagt sie: »Entschuldigen Sie bitte. Ich würde gerne wissen, wie man den Tod meines Sohnes festgestellt hat.«

Die Schwester sagt, dass sie nachsehen müsse. Doch statt aufzustehen und ins Schwesternzimmer hinüberzugehen, bleibt sie sitzen und schließt ihre Augen.

Ruth fühlt sich aufgefordert, etwas zu sagen: »Er lag elf Tage hier. Dann ist er gestorben. Es hat keine eindeutige Diagnose gegeben. Er war einfach plötzlich tot. Man vermutete eine Virusinfektion. Mir wurde gesagt, dass so etwas vorkommen kann. Ich habe mich damit abgefunden. Ich würde nur gerne wissen, wie sein Tod festgestellt wurde. Ich würde gerne wissen, wie man so etwas macht.«

Die Schwester sieht Ruth an. Ihre Mädchenaugen sind grau. »Sterben dauert«, sagt sie. »Der Übergang zum Tod ist fließend. Es gibt allerdings einige sichere Zeichen, die ein Arzt feststellen kann. Das Herz hat aufgehört zu schlagen, und der Kreislauf ist zum Erliegen gekommen. Die Pupillen haben sich geweitet und sind lichtstarr. Die Organe haben ihre Funktion unumkehrbar eingestellt. Nach einer Stunde treten erste Totenflecke auf. Ein bis zwei Stunden später setzt die Totenstarre an den Augenlidern und der Kaumuskulatur ein. Sie breitet sich über den Hals und den Nacken aus und steigt im Körper hinab. Nach etwa zehn Stunden ist sie vollständig ausgeprägt. Dies sind die sicheren Todeszeichen, die der Arzt bei der Leichenschau feststellt und in den Totenschein einträgt.«

Aus den Blättern der Grünlilie wuchern Ableger.

»Möchten Sie, dass ich jetzt nachsehe?«, fragt die Schwester.
»Nein«, sagt Ruth. »Das ist nicht nötig.«

Sie fährt zum Friedhof. Sie war seit Wochen nicht mehr dort. Sie hockt sich an Jonas' Grab, reibt sich über den verdrehten Knöchel und sagt: »Entschuldigung.«
Sie zieht einen abgestorbenen Zweig aus dem Ginster, kratzt einen vereisten Schneerest vom Grab, entfernt etwas modern-des Laub, wühlt mit der bloßen Hand ein Loch in die Erde und pflanzt das Geschenk für Herrn Hilpert, die winterharte Kaiserkrone, in den kalten Boden.
Sie bleibt, bis es dunkel wird. Sie kauert am Grab und denkt über das Wort »lichtstarr« nach.

SIEBEN

IM MÄRZ MUSS MAMI in die Ostzone. Onkel Georg und Tante Mathilde liegen im Krankenhaus, die Tante einer persistierenden Herzerkrankung wegen sowieso und Onkel Georg, weil er sich, chronisch verstopft, durch zu festes Pressen auf der Toilette einen Leistenbruch zugezogen hat. Mami wird ihm zur Genesung einen Sondermarkenblock München '72 schmuggeln. Ben hat schulfrei bekommen und fährt ins Kinderkurheim Luginsland im Schwarzwald zum Aufpäppeln, weil Mami ihn zu dünn findet und die Luft laut Broschüre in Todtmoos heilklimatisch, rein und nebelarm ist. Schwarzweiß und in riesigen Unterhosen stehen halbnackte Jungs auf verschneiten Hängen und freuen sich ihres sorglosen Daseins.
»Muss ich das auch machen?«, fragt Ben.
»Das will ich doch nicht hoffen«, sagt Mami.
Lugen heißt gucken auf Süddeutsch, und Ben fährt allein mit dem Zug mit einmal Umsteigen in Basel Bad bis Bad Säckingen, wo er abgeholt werden soll. Seit sie gestern Abend seinen Koffer gepackt haben, hat er ein Sirren im linken Ohr wie von einem sehr leisen Wecker.

Mami bringt Ben bis ins Abteil, Platz 36, und bittet eine ältere Dame im Sitz gegenüber, ein Auge auf ihn zu haben.
»Der Schaffner weiß Bescheid. Er wird nach dir sehen, und

in Basel übergibt er dich seinem Kollegen.« Sie legt Ben zwei Zwei-Mark-Stücke auf die Hand. »Davon kannst du dir im Speisewagen Coca-Cola kaufen.« Dabei ist Coca-Cola eigentlich nicht erlaubt. »Ich werde dir schreiben, in der Ostzone gibt es leider kein Telefon. Hast du deine Fahrkarte?«
Ben nickt. Er ist aufgeregt und muss aufs Klo, doch man darf erst im Fahren, sonst bleibt die Pisse im Hauptbahnhof liegen. Mami küsst ihn zum Abschied auf den Mund, und es müsste ihm peinlich sein. Auf dem Bahnsteig lacht sie und weint zugleich. »Mach viele schöne Fotos mit deiner Instamatic für mich.« Als der Zug anfährt, winkt sie und sieht wie eine Schaufensterdekorateurin aus, die immer kleiner wird.

»Wo soll es denn hingehen?«, fragt die ältere Dame, als Ben vom Klo ins Abteil zurückkehrt.
»Nach Bad Säckingen«, murmelt er, »da werde ich abgeholt.«
Die Dame versucht, freundlich auszusehen, doch das Auge, das sie auf Ben haben soll, ist riesig, weil es durch dickes Brillenglas sieht.
»Ich fahre in ein Kurheim für lungenkranke Kinder«, sagt Ben und legt seinen Kopf in die Kopfstütze.
»Ach, herrje, herrjemine, ach Gott, herrje«, jammert die Dame. Sie kramt ein Strickzeug hervor und zieht gedankenverloren an einem Faden. Während sie an einem senfgelben Kragenbündchen strickt, wirft sie ab und zu ein besorgtes Brillenauge auf Ben. Ben lenkt sich mit einem kleinen Plastikfernseher ab, durch dessen Guckloch man Ansichten europäischer Hauptstädte betrachten kann. Stockholm gefällt ihm am besten.

Der Speisewagen ist sehr vornehm. Auf jedem der Tische stehen eine Lampe und eine Vase mit einer Stoffblume. Ben legt

seine zwei Zwei-Mark-Stücke nah an die Tischkante, damit der Kellner sie gut sehen kann.
»Na, junger Mann, womit kann ich dienen?« Bedienen meint er.
»Eine Coca-Cola, bitte«, sagt Ben und zeigt vorsorglich auf seine zwei Zwei-Mark-Stücke.
»Das reicht für drei Cola und etwas Schokolade.«
»Ich hätte zuerst gerne nur eine Coca-Cola.«
»Zu Befehl«, sagt der Kellner, und Ben fragt sich, ob er freundlicher hätte sein müssen. Der Kellner bringt eine Flasche, ein Glas und einen Strohhalm. Er öffnet die Flasche, schenkt ein, reißt die Papierhülle des Strohhalms auf, schiebt sie bis zur Hälfte hinauf und stellt den Strohhalm ins Glas. »Prosit, mein Junge.«
Möglicherweise muss man im Speisewagen die Coca-Cola durch eine Papierhülle saugen. Ben versucht, zu erkennen, wie es die übrigen Gäste machen, doch niemand außer ihm trinkt Coca-Cola. Er schiebt das Glas ratlos neben die Stoffblume und versucht, mit seiner Spucke seinen Durst zu löschen. Plötzlich macht ein Herr an einem Tisch schräg gegenüber eine merkwürdige Bewegung, bei der er eine Hand in die Luft wirft. Ben braucht eine Weile, bis er den Herrn versteht, dann zieht er mit derselben exaltierten Bewegung die Papierhülle vom Strohhalm und lässt sie neben das Coca-Cola-Glas aufs Tischtuch fallen. Er nickt dem Herrn zu und saugt am Strohhalm, ohne ein einziges Schlürfgeräusch zu machen.
Als der Kellner an seinen Tisch tritt und ihn fragt, ob alles zu seiner Zufriedenheit sei, sagt Ben, dass er die Aussicht genieße. Ab Bebra wird ihm langweilig. Er kehrt ins Abteil zurück und isst im Takt der Oberleitungsmasten ein Brot mit Schweinebraten und Glibber, das ihm Mami heute Morgen geschmiert hat.

Kurz vor Basel, Badischer Bahnhof, sagt der Schaffner, der merkwürdigerweise seinen Namen auswendig weiß, dass er aussteigen müsse, um auf den D-Zug nach Bad Säckingen zu wechseln. Ben wuchtet seinen Koffer aus dem Gepäcknetz, und die ältere Dame wünscht ihm riesenäugig baldige Genesung. Sie hat dem senffarbenen Kragenbündchen einen moorbraunen Abschluss gestrickt. Ben bedankt sich keuchend: »Wird schon.«

Bad Säckingen liegt unter einer dichten Schneedecke. Herr Jehle, der Hausmeister des Luginsland, holt Ben vom Bahnhof ab. Er ist wortkarg und unheimlich. Er hat schwarze Haare, ein Baumrindengesicht und unter seinen Augen Haut wie nasse Lappen. Er stößt Ben ins Auto und knallt die Tür zu. Sein Süddeutsch klingt wie Husten. Er setzt sich hinters Steuer, schlägt auf den Knopf an Bens Tür und lässt den Motor aufheulen, bis die Räder im Schnee greifen und der Wagen über den Bahnhofsvorplatz davonschießt. Die Scheiben beschlagen. Herr Jehle wischt sie nicht trocken. Bens Hände zittern. Wenn Herr Jehle lügt und er gar kein Hausmeister ist, sondern zum Beispiel ein Mitschnacker oder ein Schwarzer Mann, dann ist das jetzt Pech. Ben zwingt sich, auf das Geräusch des Autos zu lauschen, um sich von Herrn Jehle abzulenken, das Auto ist ein Variant, der VW-Klang beruhigt Ben etwas, der Variant klingt besser als ein Käfer, aber nicht so gut wie der Karmann Ghia von Frau Knoll, der auch ein VW ist. Als sie in Todtmoos ankommen, hat Ben Heimweh.

Zum Glück hat Herr Jehle nicht gelogen. Er ist tatsächlich der Hausmeister des Luginsland. Das Kinderkurheim kauert auf einem verschneiten Hügel. Es sieht wie ein riesiger Stall aus. Herr Jehle schiebt Ben durch eine schmale Seitentür und lässt ihn allein.

»Benschaminn?«
Seine Stimme kiekst, als er versucht, »Ja« zu sagen.
Eine junge Frau klappert eine Treppe herunter. Sie hat kleine Augen und große Brüste. Sie quetscht Ben lachend die Hand und sagt: »Isch bin Tante Mary. Mei Deutsch is komisch, isch komm von Großbritannien.«
Ben versteht sie besser, als Herrn Jehles Süddeutsch. Er verbeugt sich und sagt: »Mein Name ist Benjamin Schrader.«
»Hello, Benschaminn. Pleased to meet you. Isch zeig dir, wo du schläfst.«
Die Tante packt Bens Koffer und wirft ihn sich auf die Schulter. Im Flur des ersten Stocks zieht sie ihre Holzpantoffeln aus und erklärt: »Wir mussen leise sein, schon spät.«
Ben versucht, im Gehen seine Schnürsenkel zu lösen, und im Flur des zweiten Stocks ist auch er aus seinen Schuhen raus. Tante Mary öffnet eine Tür zu einem Schlafsaal für acht Jungen. Die Betten stehen in einer Reihe, jeweils zwei nebeneinander, zwischen ihnen winzige Nachttische. Ein Junge rennt vom zweiten zum siebten Bett und versteckt sich unter seiner Decke. Der Junge im zweiten Bett pupst mit dem Mund.
»Quiet«, flüstert Tante Mary, lacht aber immer noch. Das sechste Bett ist unbenutzt. Tante Mary legt Bens Koffer darauf und öffnet ihn. »Wir suchen dein Pyjama und dein Toothbrush.«
Ben erinnert sich, dass Brush Bürste heißt. Als alles gefunden ist, hebt Tante Mary den Koffer auf einen Schrank und zeigt Ben den großen Waschsaal am Ende des Flurs. »Isch warte hier.«
Ben macht schnell, die Bodenkacheln sind eisig.
»Gute Nacht, sweety«, sagt Tante Mary.
»Good night«, sagt Ben.
Er liegt noch lange wach. In den Wänden knackt es. Seine Haut juckt von der fremden Decke. Die Luft riecht nach

Brausepulver und Socken. Die anderen Jungen schlafen, und der im vierten Bett redet dabei.

BEN WACHT AUF, weil der Junge neben ihm zur Hälfte auf seinem Bett liegt und seine Hand unter Bens Rücken geschoben hat. Er rollt sich zur Seite und hält sich am Nachttisch fest, um nicht aus dem Bett zu fallen. Als ein Kopfkissen durchs Zimmer fliegt, rollt er zurück und tut so, als schlafe er. Ein Junge zieht ihm die Decke weg, ein anderer springt Trampolin neben seinem Kopf. »Der ist tot.«

Ben streckt seine Arme, gähnt übertrieben, öffnet langsam die Augen und sagt zu den Jungen, die fasziniert in einem Halbkreis um sein Bett stehen: »Mein Name ist Benjamin Schrader, ich komme aus Hamburg.«

Einer lacht. »So ein Spast.« Johlend rennen die Jungen aus dem Schlafsaal.

Ben hält die Luft an und lauscht. Jemand klappert mit einem Gegenstand über einen Heizkörper. Eine Frauenstimme brüllt: »Knut, jetzt ist aber Schluss.« Ein Kind schreit »Pimmelbirne«, und eine Tür knallt zu. Ben steht auf und hebt seinen Koffer vom Schrank. Er zerrt ihn aufs Bett und packt einen Winterpullover aus. Dann hört er die Jungen auf dem Flur und erstarrt.

Die Tür fliegt auf. Der größte der Jungen hat einen kleineren im Schwitzkasten. Er klopft rhythmisch auf dessen Kopf, sieht Ben dabei kaltblütig an und schwankt auf ihn zu. Ben betrachtet seinen Winterpullover und will die Ärmel übereinanderlegen, als der große Junge ihn anrempelt. Ben fällt aufs Bett und in seinen geöffneten Koffer. Die Jungen lachen sich schlapp. Eine Frau mit einem Feuermal unter dem linken Auge stürzt herein und hält sich an der Türklinke fest.

»Knut, ich warne dich zum letzten Mal.« Zu Ben sagt sie: »Los, steh auf und geh dich waschen, ich bin Tante Rita.« Ohne aufzublicken, geht Ben an den Jungen und der Frau mit dem Feuermal vorüber. Auf seinem Rücken brennt die Kante seines Koffers.
Im Waschsaal kauert ein Junge auf einem Hocker und trocknet die Zwischenräume seiner Zehen. Ben traut sich nicht, sich auszuziehen, solange der Junge auf dem Hocker sitzt. Er stellt sich ans Waschbecken und beobachtet den Jungen im Spiegel. Der Junge ist so dünn, dass man seine Wirbel zählen kann. Als Ben bei neun ist, sagt der Junge: »Ich heiß Heiner.«

Das Frühstück ist im ersten Stock. Heiner hat sich an einen Tisch in der Mitte des Saals gesetzt, für Ben ist Platz in einer Nische neben zwei Mädchen und einem Kachelofen, und er muss sich dünn machen. Die Mädchen reden gleichzeitig, sie sind Schwestern, kommen aus der Nähe von Augsburg und haben Meerschweinchen, Reiten und die eine Querflöte als Hobby. Eine Frau schiebt einen Wagen mit einem Eimer durch die Gänge und schöpft mit einer Kelle heißen Kakao in die Tassen. Ben weiß nicht, wohin mit der Haut, sie hängt an der Spitze seines Zeigefingers. Er sieht sich um. Tante Mary ist heute Morgen nirgends zu entdecken.
Als die Kinder fertig sind, tragen sie ihr Geschirr zu einem Tisch unter einem Milchglasfenster. Dort steht eine Dame in einem weißen Kittel und begrüßt Ben: »Willkommen im Luginsland. Ich bin die Frau Doktor. Deine Untersuchung ist heute Nachmittag.« Ben gibt ihr die Hand, danach ist die Kakaohaut weg.

Tante Rita hat sich für heute Morgen Rodeln hinterm Haus überlegt, doch es gibt nicht genug Schlitten, man muss entweder zu zweit oder warten. Ben wartet neben einer Tanne.

In den Eistropfen zwischen den gefrorenen Tannennadeln stehen die Mäntel und Mützen der Kinder auf dem Kopf. Unbemerkt von den anderen steigt Ben rückwärts durch den Schnee, bis die Tanne ihn verdeckt. Er fährt sich in einen Bereitschaftsmodus. Nur einmal gibt er sich den Befehl, den Kopf zu drehen, um den Bereich links zu überprüfen. Zum Glück vermisst ihn niemand. Er bleibt hinter der Tanne stehen, bis Tante Rita die Schlitten unter ein Vordach stapelt und die Kinder schreiend im Haus verschwinden. Als er schließlich mit summendem Antriebsgeräusch den Abhang hinuntersteigt, sind seine Bohnen zu einer einzigen zusammengeschrumpft. Er weint, weil er an Mami denken muss und wie sie allein durch die Ostzone fährt.

Frau Doktor betreibt ihre Praxis in einem Wirtschaftsgebäude nebenan. Über der Tür steht: »O Schwarzwald, o Heimat, wie bist du so schön.« Ben wird von einer Tante gebracht, die ihre Stimme verloren hat. »Mach dich frei«, krächzt sie, »und gib der Frau Doktor schön Antwort auf ihre Fragen. Ich hole dich später wieder ab.«
Ehrfürchtig schiebt sie Ben in ein Untersuchungszimmer. Er ist nervös, er weiß nicht, was freimachen bedeutet. Frau Doktor kommt mit einem Papier in der Hand.
»Du bist der …«
»Benjamin«, hilft er ihr.
»Ich weiß«, sagt sie mit tiefer Stimme, »Benjamin Schrader aus Hamburg, so steht es hier.« Frau Doktor hat eine schöne Nase und riecht nach Rosinen. »Warst du jemals auf dem Michel?«, fragt sie.
»Nein.«
»Das solltest du unbedingt. Man hat einen ausgezeichneten Blick über den Hafen. Planten un Blomen kennst du aber?«
»Ja.«

»Das freut mich. Ich habe in Hamburg studiert. Vor einer Ewigkeit. Während des Krieges. Ziehst du bitte deinen Pullover und deine Hose aus?« Sie schiebt einen Hörschlauch unter Bens Unterhemd.
»Wissen Sie, was eine Hamburgensie ist?«, fragt Ben.
»Selbstverständlich«, sagt Frau Doktor.
»Und kennen Sie auch den Flughafen von Hamburg?«
»Nein, den kenne ich nicht. Ist er schön?«
»Sehr.«
»Interessant. Sag mal ahh.« Sie steckt Ben einen Holzspatel in den Mund. Dann muss er sich auf eine Liege legen, und sie betastet die Regale in seinem Inneren. »Ich fahre lieber mit dem Zug«, sagt sie.
»Ich auch«, sagt Ben.
Sie guckt in seine Unterhose und schiebt die Haut von seinem Pimmel zurück. Das findet Ben etwas unanständig.
»Ich bin schon mal von einem Internisten untersucht worden.«
»Prima«, sagt Frau Doktor, »jetzt darfst du dich wieder anziehen.« Sie sieht ihm lächelnd zu: »Gefällt es dir hier?«
»Ja«, lügt Ben.
Auf dem Rückweg erklärt er der Tante ohne Stimme, dass er während der Unterhaltung mit der Frau Doktor sehr freigemacht gewesen sei. Die Tante sieht ihn verständnislos an.
»Es ist noch Kuchen für dich übrig«, krächzt sie.

Zum Abendessen mit reformerischer Kost sitzt ein blasser Junge zwischen Ben und den Mädchen, und es wird noch enger. Die Haare des Jungen riechen verschwitzt, er hat blaue Lippen, und sein Atem rasselt. Die Kur hat bei ihm noch nicht angeschlagen.
»Soll ich dir Tee bringen?«, fragt Ben.
»Ja, bitte«, hustet der Junge.

Ben geht zum Milchglasfenster, klopft, wie er es beobachtet hat, und lässt sich aus der Küche Hagebuttentee geben. Er schleppt die heiße Kanne in die Nische. Der blasse Junge streckt ihm seine Tasse entgegen. Seine Hand zittert. Ben zielt extra sorgfältig. Leider gießt er trotzdem etwas Tee über den Daumen des Jungen. Der Junge schreit, lässt seine Tasse fallen und beginnt zu weinen. Ben hört, wie sich die anderen Kinder in seinem Rücken umdrehen. Es ist still geworden, nur das Wimmern des Jungen ist zu hören. Ben wird knallrot.
»Er wird knallrot«, sagt eines der Mädchen aus der Nähe von Augsburg.
Ben stellt die Teekanne ab und geht mit dem Gesicht zur Wand aus dem Speisesaal. Während der nächsten zwei Stunden versteckt er sich auf einem Klo im dritten Stock.
Als er später in den Schlafsaal kommt, sitzen dort einige Jungen auf Knuts Bett und lachen über ihn, doch die Maschine Ben ist mittlerweile nicht mehr zu beeindrucken. Sie fährt sich bis zum sechsten Bett, gibt sich einen Drehungsbefehl, dann einen Rotations- und einen Bückbefehl, wodurch sie sich aufs Bett befördert. Nach einem Streckungsbefehl liegt sie. Ben veranlasst die obere Krananlage, die Decke zu fassen und sie über die Maschine zu ziehen. Die Motoren seiner Sehanlage verschließen die Klappen. Er verordnet der Beatmungsanlage gleichmäßige Bewegung.
Ben ist fast eingeschlafen, als Heiner ihm ins Ohr flüstert, dass Rüdiger immer heule und dass das normal sei. »Willst du eine Lakritzschnecke abhaben?«
»Ja, bitte«, sagt Ben.
»Du kannst sie auseinanderziehen oder so abbeißen. Das schmeckt beides gleich.«

BEN HAT INS BETT GEMACHT. Obwohl er sich gestern Abend nicht ausgezogen hat, ist es durchgelaufen bis auf die Matratze. Seine Unterhose hat sich vollgesogen und brennt an seinen Oberschenkeln. Ben drückt die Decke aufs Laken, damit nichts rausstinkt.
Vielleicht hat er Glück und stirbt einfach. Mit dem Jungen, der in seiner Pisse liegt, könnten sie dann machen, was sie wollen, er wäre eine Seele und weggeweht. Vielleicht würden sie aufhören, zu lachen, und an seinem Bett stehen und ein schlechtes Gewissen bekommen, ihm wäre es egal. Doch noch schlägt sein Herz. Er kann es hören, und er muss die Seufzventile öffnen, damit er genug Luft bekommt.
Er lauscht. Knut im zweiten Bett klingt, als atme er gegen ein Gewicht an, ein Junge im dritten Bett raschelt mit dem Kleid seiner Puppe, im achten reibt einer seine Fußsohlen aneinander. Heiner atmet stoßweise, als wundere er sich über etwas. Die Luft ist so dünn, dass Bens Ohren überall hinreichen. Irgendwo klappert Geschirr, Stuhlbeine werden übers Holz geschoben, Tanten besprechen sich, ein Mädchen singt ein Lied von einer Fee und einem Eichhörnchen und ihren Plänen, auszuwandern. Von draußen klingt es dumpf, in der Nacht ist Schnee gefallen.
Er wird tot sein, wenn die anderen aufstehen, er wird tot sein, wenn sie mit ihm reden, ihm die Decke wegziehen oder ihn aus dem Bett schmeißen. Er wird tot sein.
Doch niemand beachtet ihn. Sie schlurfen hinaus, um sich zu waschen, sie ziehen sich an und schubsen sich. Zwei sitzen für noch kurz Autoquartett auf ihrem Bett, dann gehen auch sie zum Frühstück. Ben öffnet die Augen. Er ist allein. Er weiß nicht, was er machen soll. Er schließt die Augen und bleibt noch etwas länger tot.
Er bekommt Hunger und erinnert sich an ein übriggebliebenes Brot mit Camembert in seinem Koffer. Er hält die Luft an,

schiebt die Decke vorsichtig zur Seite und steigt aus dem Bett. Seine Hose klebt an seinen Beinen bis runter zu den Knien. Er fischt sich das Brot und den kleinen Plastikfernseher aus seinem Koffer und legt sich zurück in die nasse Höhle. Während er den zerlaufenen Camembert vom Brot leckt, guckt er in den Fernseher und denkt sich nach Stockholm.
Tante Mary kommt in den Schlafsaal. »Benschaminn, what's going on, bei den Frühstück habe ich dir vermisst, hast du kein Hunger?«
Obwohl Ben lieber tot wäre, weint er: »Excuse me, aber ich habe ins Bett gemacht. Pinkeling.«
Tante Mary setzt sich auf die Bettkante, beugt sich über Ben und drückt ihm das Dunkle zwischen ihren Brüsten ins Gesicht. »Don't care. Nicht so schlimm, Benschaminn, es ist only Kinder-Pee. Es trocknet schnell. Kann isch wegnehmen?« Sie wirft die Decke auf den Boden. »And now get up.«
Tante Mary bringt Ben in den Waschsaal. Er zieht sich aus und setzt sich in die Badewanne. Tante Mary duscht ihn ab wie ein Baby. »Hey, baby«, lacht sie.
Sie wickelt Ben in ein Handtuch. Während er ihr zähneklappernd zusieht, zieht sie mit voller Tantenkraft seine Matratze über den Flur und wirft sie die Treppe hinunter.
»Isch habe ein gut Idee, Benschaminn. Heute Morgen sind zwei Jungs nach Hause gefahren. Wir haben Platz in das Zigeunerstubschen.« Sie sucht in Bens Koffer nach frischen Sachen. »Es ist unter den Dach, mit nur drei Betten. Hast du Lust?«
»Ja«, sagt Ben und mit Blick auf Heiner, der gerade in den Schlafsaal gekommen ist, »darf er mit umziehen?«
»Naturlisch«, sagt Tante Mary.

Das Zigeunerstübchen ist mit einem dicken Jungen belegt. Er heißt Speggi und kommt aus Rottweil. Er liegt im Bett und grinst, ihm fehlt ein halber Schneidezahn.

»Have a good time, gipsy-boys.«
Als Tante Mary gegangen ist, zieht Speggi eine Tüte Kartoffelchips unter seiner Decke hervor und lässt Heiner und Ben probieren: »Grüß Gott.«
»Ich heiß Heiner und er Benschaminn.« Heiner sagt es wie Tante Mary.
»Seid ihr krank?«, fragt Speggi.
»Nein«, sagt Ben und Heiner: »Nur ein bisschen.«
»Ich bin zur Diät hier«, freut sich Speggi und langt in die Chips-Tüte.
Nachdem ihre Sachen verstaut sind, unterhalten sie sich. Heiner kommt aus Pforzheim, darüber müssen sie lange lachen. Er hat eine große Schwester mit schon Busen und ein paar Probleme mit seinen Nieren. Speggi hat keine Geschwister.
»Ich auch nicht«, sagt Ben.
Speggis Vater führt ein Edeka-Geschäft, und Speggi verfügt über einen nie versiegenden Vorrat an Schokolade, Chips und Gummibärchen. Insgesamt hat er drei Omas, denn er hat zwei Mütter, von denen eine noch zu Hause wohnt, die andere aber inzwischen zwei Straßen weiter. Ben erzählt von seiner Bahnreise. Als er ihnen erklärt, wo Hamburg liegt, bekommt Speggi Mitleid, dass Ben so weit fahren musste, um an gute Luft zu kommen. Er ist sich sicher, dass es da, wo Ben herkommt, stinkt. Zum Mittagessen kommen sie zu spät.

Am Nachmittag besucht Ben Tante Mary im Speisesaal und hilft ihr, den Geschirrschrank einzuräumen. Er reicht ihr Geschirr und Besteck von einem Wagen und übt dabei Englisch.
»Große Teller. Big plates.«
»Big Plates.«
»Kleine Teller. Small plates.«
»Small plates.«
»Messer. Knives.«

»Knives.«
»Gabels. Forks.«
»Forks. Es heißt aber Gabeln.«
»Oh, thank you.«
In einer Ecke des Saals steht eine geschnitzte Madonna, die einen blutigen Jesus auf ihrem Schoß trägt.
»Mein Bruder ist letztes Jahr gestorben.«
»Isch weiß«, sagt Tante Mary.
»Er war aber kleiner als Jesus.«
»Was war sein Name?«
»Jonas. Er war erst acht. Und er hat nicht geblutet, DIE SACHE kam von innen.« Ben geht zu der Schnitzerei und legt einen Finger in die klaffende Wunde des Jesus. »Meine Mutter ist immer noch traurig.«
»Das hört nicht auf, Benschaminn«, sagt Tante Mary.
»Es wird nicht besser?«
»Es wird anders.«
Nach einer Weile sagt Ben: »Die Mutter von dem Jesus heißt genauso wie du.«
Tante Mary lacht, stellt sich hinter Ben und bekreuzigt sich: »Holy Mary, Mother of God, pray for us sinners, now and at the hour of our death. Amen.«
»Yes«, sagt Ben, obwohl er Atheist ist.

Am Abend spielen Speggi und Ben gegen Heiner Mühle und gewinnen. Sie sitzen in Schlafanzügen auf Speggis Bett und essen Chips und Brausepulver. Heiner kann gut Tante Rita nachmachen und Tante Regine, die Ben noch nicht kennt. Später hauen sie sich die Kissen auf die Köpfe, und Heiner kann nicht mehr aufhören zu lachen. Speggi schlägt vor, morgen Blutsbrüder zu werden. Er erklärt, wie man das macht: »So wie bei Winnetou.«
»Dann sind wir Brüder«, sagt Heiner und schläft ein.

AM NÄCHSTEN MORGEN STEHT DAS KINDERKURHEIM LUGINSLAND lichterloh in Flammen. Die Ermittlungen des Brandsachverständigen der Polizeidirektion Freiburg werden später ergeben, dass Rita L. in der Nacht auf ihrer Kammer unerlaubt geraucht und den glühenden Zigarettenrest achtlos in einen Papierkorb aus geflochtenen Weidenruten geworfen hat.

Ben wacht von seinem eigenen Niesen auf. Heiner hat ihm eine Daunenfeder aus seinem Kopfkissen in die Nase gesteckt. Ben stürzt sich auf ihn, klemmt ihn sich zwischen die Beine und zieht das Oberteil seines Schlafanzugs aus, um Heiner ans Bett zu fesseln, doch die Ärmel sind zu kurz.

Heiner quiekt: »Wenn du auf mir drauf sitzt, muss ich pissen!«

Von Pisse im Bett hat Ben genug, er rutscht vom lachenden Heiner, steht auf und öffnet die Tür zum Flur, um in das kleine Badezimmer zu gelangen, das sie mit Tante Regine teilen. Im Flur steht dichter Rauch. Es riecht nach Lagerfeuer.

Verwundert sagt Ben: »Ich glaube, es brennt.« Dann schreit er: »Es brennt, es brennt!«

Zu zweit rütteln sie Speggi wach.

»Wir müssen runter, es brennt!«

Heiner läuft auf den Flur und klopft an die Tür gegenüber: »Tante Regine, es brennt leider.«

Nichts geschieht. Speggi nimmt Anlauf und wirft sich gegen die Tür, so dass sie aufspringt. »Es brennt!«

Tante Regine sitzt auf ihrem Bett. Sie sieht wie ein Gespenst aus. Sie trägt ein weißes Nachthemd und ihre grauen Haare offen. Mit wirrem Blick zieht sie sich Watte aus den Ohren: »Was ist denn …?«

»Es brennt!«

Ben will noch das Oberteil seines Schlafanzugs überziehen, doch er kommt nicht hinein, Heiner hat die Ärmel verknotet.

Sie rennen über knackende Stufen die Treppe hinunter. Im zweiten Stock können sie das Feuer sehen: orangefarbene Fetzen, die durch schwarzen Rauch zucken. Beißender Wind weht durchs Haus, Tanten schreien, ein Pfosten birst, und hinter ihnen bricht ein Teil der Treppe ein.
Tante Mary schiebt sie hastig durch den schmalen Gang, der zum Seiteneingang des Hauses führt. »O my god. Hurry up!«
Als Ben ins Freie läuft, löst sich durch die Hitze ein Schneebrett vom Dach und begräbt ihn. Es ist Knut, der ihm heraushilft.
»Danke.«
»Ach, du.«

Die Kinder warten auf der Zufahrt zum Haus. Ben steht auf einem Stein, um nicht nackt im Schnee zu stehen, er ist nass, seine verknibbelten Brustwarzen ziepen, und er zittert am ganzen Körper.
Die Tanten retten Gegenstände aus dem Haus. Einen Fernseher, einen Staubsauger, ein antikes Spinnrad. Tante Regine rettet eine Sahnetorte. Sie weiß nicht, wo sie sie abstellen soll, und wirft sie in ein Beet. Die Tante ohne Stimme schleppt mehrere Sessel aus dem Haus und stapelt sie auf der Zufahrt übereinander, während der Balkon für die Liegekur in die Büsche kracht. Ben entdeckt etwas Gelbes in Speggis Gesicht.
»Auf deiner Backe klebt ein Gummibärchen.«
»So ein Glück«, sagt Speggi.
Plötzlich wird Ben hochgehoben. Herr Jehle trägt ihn ins Wirtschaftsgebäude. »Lass net de Bart nunner henge«, sagt er. Ben hat keine Ahnung, was Herr Jehle meint. Er wird in eine Decke gewickelt und darf sich auf die Untersuchungsliege der Frau Doktor setzen. Draußen rückt die Feuerwehr an.
Immer mehr Kinder werden ins Untersuchungszimmer getragen, die Decken reichen nicht, und man muss sie sich tei-

len. Ben teilt seine Decke mit einem kleinen Mädchen, das geweint hat und jetzt seine Tränen mit den Spitzen seiner Zöpfe trocknet.
»Macht doch nichts«, tröstet Ben das Mädchen, »es ist doch nicht dein Kinderheim.«
Das Mädchen sieht Ben entgeistert an und beginnt erneut zu weinen. Rüdiger wird gebracht, er muss liegen, und es wird eng. Die Heizung ist aufgedreht worden, die Scheiben beschlagen. Ben bekommt unter der Decke kaum Luft, er kriecht hervor und macht sich in dem dampfenden Durcheinander auf die Suche nach den Zigeunerjungs. Speggi ist nirgends zu finden, doch Heiner sitzt auf einem gläsernen Tischchen und kaut auf dem Kragen seines Schlafanzugs.
»Unsere Sachen sind wahrscheinlich alle verbrannt«, sagt er.
»Ja«, sagt Ben und denkt, o Gott, die Instamatic.
Am Nachmittag spendet das Rote Kreuz den Kindern gebrauchte Kleidung und Plundergebäck. Ben bekommt eine Cordhose, einen fest gestrickten Pullover und zum Spielen ein kleines Holzmännchen mit einem grünen Filzhut, mit dem er nichts anzufangen weiß. Heiner muss ein Hemd mit aufgedruckten Luftballons tragen und gelbe Schlaghosen. Er darf sich ein Spielzeug aussuchen und entscheidet sich für einen verschmutzten Tennisball.
Obwohl ihm warm ist, fängt Ben wieder zu zittern an. Sein Gesicht glüht, sein Hals tut weh, seine Augen brennen, und die Praxis färbt sich rosa. Herr Jehle legt ihm seine Hand auf die Stirn, dann trägt er ihn zur Frau Doktor und meldet, der Kleine habe sich wohl bissle verkäldet. Frau Doktor sieht Ben an, nickt besorgt und befiehlt: »St. Blasien. Auf der Stelle. Seine Mutter ist nicht zu erreichen.«
Ben muss in zwei Decken eingehüllt in den Variant. Als Herr Jehle losfahren will, klopft Tante Mary aufs Dach des Autos und sagt: »Here are some gipsys.«

Heiner weint. Er sagt, dass es für ihn nicht sehr ansteckend sei, seinen Bruder Benschaminn zu umarmen, er selbst sei ja auch ziemlich krank. Speggi schenkt Ben zum Abschied ein Plundergebäck vom Roten Kreuz.
»Good luck, sweety«, sagt Tante Mary, dann startet Herr Jehle den Motor, und sie fahren den Hügel hinab. Blaues Licht zuckt über den Schnee. Herr Jehle brummt.

ES IST BEREITS DUNKEL, als Herr Jehle am Tor des Jesuitenkollegs St. Blasien klingelt. Ein knotiger Greis öffnet ihnen.
»Ich bringe das kranke Brandopfer aus dem Kinderheim.« Herr Jehle versucht, Hochdeutsch zu sprechen.
»Aha«, krächzt der Greis, »Pommerland ist abgebrannt.«
Er packt Ben und zieht ihn in einen hohen Flur. Während er das Tor verriegelt, ruft Herr Jehle auf Süddeutsch: »Ade, Zigeunerle!«
»Ein Tagedieb? Na, vergelt's Gott. Geschwind zu Bett!« Der Greis krallt seine verdorrten Finger in Bens Kragen und zerrt ihn durch eine eisige Halle. »Abgebrannt. Da haben die Jünger des heiligen Florian, scheint's, nichts ausrichten können, gell? Naja. Hast's ja überlebt. Die Bibel spricht, besser ist's, einäugig in das Leben zu gelangen als mit zwei Augen in das Feuer der Hölle geworfen zu werden. Bist gerettet worden durch die Gnade des Herrn. Und nun eil dich.«
Der Greis stößt die Tür zu einem Zimmer auf. Er weist auf ein Bett in einer Nische. Auf der Bettdecke liegt ein Schlafanzug.
»Kleide dich aus, zieh das Nachtgewand an und leg dich schlafen. Der Herr sei mit dir.« Mit einem welken Gruß lässt der Greis Ben allein.

Der Schlafanzug riecht nach einem fremden Jungen. Im Kragen und im Hosenbund sind Wäschenummern eingenäht, der Junge hat die Nummer 376. Während Ben sich auszieht, sieht er sich im Zimmer um. An der Wand gegenüber hängt ein gekreuzigter Jesus. Unter ihm stehen zwei Betten, auf dem rechten liegt ein Geigenkasten. Auf einem Tisch liegt aufgeschlagen ein Weltatlas. Ben legt sich in das Bett des fremden Jungen und klappert mit den Zähnen. Seine Achselhöhlen tun weh, als habe ihn jemand geprügelt. Sein Herz pocht dumpf durch seinen Kopf, und er sieht wieder rosa. Leise wimmert er »Mami«. Das hilft ein bisschen.

Als Ben aufwacht, sitzt ein Junge an seinem Bett und befühlt seine Stirn.

»Ich glaube, er hat Fieber.« Der Junge hat eine tiefe Stimme.

»Natürlich hat er Fieber, er ist ja krank«, sagt ein anderer Junge. Er hat noch keine tiefe Stimme.

Ben öffnet die Augen. »Könnten Sie mir bitte sagen, wo die Toilette ist?«

Der Junge mit der tiefen Stimme lacht: »Du kannst ruhig du sagen. Ich bin Sebastian, und er heißt Ferdinand. Ich bring dich.«

Der Junge, der Sebastian heißt, hilft Ben, aufzustehen, der, der Ferdinand heißt, legt ihm seine Bettdecke um die Schultern. »Dass du nicht frierst. Hier in St. Blasien lüften wir gern. Gern auch im Winter.«

Als Ben am Nachmittag des nächsten Tages aufwacht, muss er schon wieder aufs Klo, doch er hat den Weg vergessen. Er durchquert einen düsteren Flur, vorbei an einer Kammer, in der ein Junge Kleidung in nummerierte Regalfächer sortiert, und findet eine Toilette hinter einer verzogenen Tür. Das Spülwasser ist gelber als seine Pisse. Ein Pater kommt herein.

Er kneift Ben ins Ohr und sagt mit kalter Stimme: »Mein lieber Junge, dieser Abort ist den Patres vorbehalten. Das konntest du natürlich nicht wissen, aber künftig wirst du die Knabentoilette aufsuchen. Ich bin Pater Bertram. Ich bringe dich zurück.«
Pater Bertrams linkes Bein ist verkürzt, was durch die dicke Sohle seines orthopädischen Schuhs nur unzureichend ausgeglichen wird. Jeder zweite Schritt hallt drohend durch den Flur. Er winkt einen Jungen herbei, fasst dem verängstigten Kind in den Hemdkragen, um nach der Wäschenummer zu sehen, und zischt: »78. Lauf in die Küche und lass dir für diesen kranken Jungen ein Abendessen geben.«
Auf dem Weg zurück, lässt Pater Bertram Ben wissen, dass alles seine Zeit brauche, besonders das Gute, weil der Herrgott auch auf krummen Linien gerade schreibe. Die Haare des Paters sind in Strähnen quer über seine Stirn gekämmt, ebenso gerade wie die Schrift Gottes. »Mögen dir die himmlischen Heerscharen ihren ewigen Schutz gewähren.«

SEBASTIAN ÜBT GEIGE. Er nennt das Haydn. Er sieht in die Noten, schaukelt mit dem Oberkörper und stampft mit dem rechten Fuß auf. Dabei zählt er laut bis sechs. Als er die Lust verliert, setzt er sich zu Ben aufs Bett. »Wie geht's?«
»Gut«, piepst Ben.
»Es war was von eurem Brand in der Tagesschau.«
»Ehrlich?«
Sebastian nickt: »Von dem Haus ist nicht mehr viel übrig.«
»Ich war ganz oben.«
»Glück gehabt.«
»Ja.«
»Wie heißt du eigentlich?«

»Ich heiße Benjamin.«
»Hallo, Benjamin.«
Sebastian piekt Ben mit der Spitze seines Geigenbogens.
»Oder Ben.«
»Kennst du Winnetou?«
»Nein.«
»Hier. Hab ich dir in der Schulbibliothek besorgt.«
Sebastian gibt Ben ein Buch. Auf dem Einband steht ein Indianer vor einem verschneiten Bergmassiv. Er sieht aus wie Rex Gildo. Er hat lange, blauschwarze Haare, trägt ein Gewehr und an seiner Kleidung Fransen. Winnetou.
»Danke.«
»Muss man kennen.«
Sebastian geht wieder Haydn.

Ben spickt auf der letzten Seite und erfährt, dass es um ein Loch geht, aus dem jemand rausgezogen werden muss, dann fängt er vorne an. Das Vorwort ist langweilig bis auf die Stelle, wo der Schriftsteller Karl May von dem Indianer auf dem Buchdeckel spricht: dass er ausgelöscht werden wird durch die mörderische Kugel eines Feindes und dass Karl May sein Leben hingegeben hätte, um das Leben des edelsten Sohnes einer hinsterbenden Nation zu erhalten, des besten und treuesten seiner Freunde, des großen Häuptlings der Apachen.
Im ersten Kapitel kommt ein Mann auf krummen Beinen zum Abendessen. Er kichert pausenlos und nennt Karl May ein Greenhorn. Seine Nase wirft einen gewaltigen Schatten, und wenn er seinen Hut abnimmt, gehen seine schwarzen Haare mit ab. Er trägt eine Perücke, denn die Indianer haben ihm die echten Haare vom Schädel gerupft. Herr Jehle hat auch schwarze Haare und vielleicht keine darunter. Der kleine Mann heißt Sam Hawkens und ist ein Westmann. Westmänner bewachen Baustellen im Westen.

Karl May wird gefragt, ob er für eine Baustelle den Westen nachmessen möchte, und obwohl es nicht sein Beruf ist, kann er es. Im nächsten Kapitel ist er mit Sam Hawkens im Westen, ohne dass man erfährt, wie die Reise war.
Ben ist allein. Sebastian ist hinausgegangen, und das Zimmer ist kleiner geworden. Ben steigt aus dem Bett und sieht sich in dem Weltatlas, der noch immer auf dem Tisch liegt, Amerika an. Der Westen liegt links.
Auf der Baustelle haut Karl jemandem eine runter. Obwohl er ein Greenhorn ist, trifft er die Schläfe des anderen, so dass es ihn niederschmettert und er betäubt liegen bleibt. Seitdem nennen sie Karl Old Shatterhand. Wo Old Shatterhand hinhaut, wächst jahrelang kein Gras mehr. Wenn sie frei haben, jagen Old Shatterhand und Sam Hawkens Büffel und Mustangs. Dann reden sie darüber, und das Buch ist langweilig.
»Nacht, Benjamin.«
»Wie bitte?«
»Gute Nacht. Benjamin.«
»Soll ich das Licht ausmachen?«
»Wenn es meinem weißen Bruder gefällt«, sagt Ferdinand und nickt indianerhaft.
»Entschuldigung.« Ben schaltet die Lampe auf seinem Nachttisch aus. »Es war sowieso gerade langweilig.«
»Ein redlicher Westmann, wenn ich mich nicht irre«, sagt Sebastian.
Ben kichert ein bisschen.

Die Grizzly-Stelle, die Ben am nächsten Morgen liest, ist spannend. Ein Bär schlitzt einen Westmann auf, der sich auf einen Baum geflüchtet hat. Sein Fleisch wird ihm von den Schenkeln gerissen, seine Eingeweide quellen aus seinem Bauch hervor, und er stirbt festgeklammert an einem Ast. Dann reitet Winnetou um die Ecke. Seine Augen glänzen

sammetartig, wie ein Gruß, den die Sonne durch eine Wolkenöffnung auf die Erde sendet.
Den Rest des Buches bekommt Ben nur halb mit, weil er zwischendurch einschläft. Einmal rennen unglaublich viele Eichhörnchen über die Savanne, die sich an den Händen halten, einmal stürzt Bens Pferd in einer Pfütze, und Ben knallt mit seinem Kopf gegen die Bettkante, weil er vom Kissen gerutscht ist.
Plötzlich steht ein alter Mann in der Prärie. Er heißt mit Nachnamen Petra und ist als Indianer verkleidet. Er wird erschlagen, dann ist Krieg, und Old Shatterhand verletzt sich an der Zunge. Es blutet in fingerdickem Strahle, und die nächsten drei Wochen ist Old Shatterhand ohnmächtig. Zu Hause bei den Apachen wird er aufgepäppelt, weil er an den Marterpfahl soll. Doch am Ende wird alles geregelt. Sie unterhalten sich im Schneidersitz, rauchen in einer Pfeife abgeschnittene Fingernägel, die Indsmen sagen »uff, uff, uff«, und an der Stelle, wo Winnetou und Old Shatterhand Blutsbrüder werden, hat Ben wieder Fieber.
Seine Zähne tun weh. Seine Gelenke pochen, und seine Haut ist nervös. Seine Augen brennen, und er kann seinen Kopf kaum heben. Seine Spucke schmeckt rostig nach Winnetous Seele. Winnetou hat sie zusammen mit seinem Blut aus einem Bowiemessergeritze an seinem Unterarm in eine Schale tropfen lassen, und Karl hat sie getrunken. Dann haben sie sich gesagt, dass sie sich schon immer liebgehabt haben. Wenn Ben Chrisse sagen würde, dass er ihn liebhat, würde Chrisse ihm eine knallen.

Zwei Tage später geht es Ben besser, und er hat Appetit auf eine Bärentatze. Sebastian bringt ihm einen Teller Kartoffelsuppe und statt Feuerwasser Pfefferminztee.
Das Wichtigste sind starke Arme. Starke Arme bestehen aus

verschieden großen, festen Beulen. Manche sind langgestreckt, manche hügelig. Karls Beulen sind geschrumpft, weil er krank ist. Er bittet Winnetous Schwester um einen Sitz, und sie lässt einen großen Stein bringen. Wenn niemand zusieht, stemmt Karl den Stein in die Höhe. Ben stemmt das Buch in die Höhe, aber es ist nicht schwer genug.
Nach drei Wochen Stemmen sind Karls Beulen zurück, und er ist so stark wie zuvor. Auf die Stärke kommt es an. Durch sie hat Karl nie Hunger, denn er kann sich sein Essen selbst fangen. Wilde Tiere haut er um und brät sie sich. Weil er stark ist, ist er mutig. Er hat keine Angst, unter freiem Himmel zu schlafen. Greift ihn jemand an, schmettert er einfach seine Faust gegen dessen Schläfe. Weil er mutig ist, ist er klug. Er kann sich seinen Beruf selbst aussuchen. Und weil er klug ist, ist er frei. Er braucht nur sich. Er hat schon alles.
Natürlich kann sich Karl verletzen, es blutet immerhin in fingerdickem Strahle, aber er überlebt es. Er ist kräftig genug. Jonas war nicht kräftig genug, weil er noch ein Kind war. Ihm ist DIE SACHE zu früh passiert. Bis zu dem Moment, wo jemand kräftig genug ist und die Stärke in seinem Inneren einrastet und er es weiß und darum kein Kind mehr ist, muss er sich durchmogeln und versuchen, nicht aufzufallen. Bis dahin kann es schiefgehen.
Als sich Sebastian zum Abendstudium umzieht, schielt Ben heimlich über die Kante seines Buches. Sebastians Arme haben nur mittelgroße Beulen, dafür hat er ein paar auf seinem Bauch. Das zählt, wie Sebastians tiefe Stimme, hoffentlich auch.

Am nächsten Morgen übt Sebastian wieder Geige. Diesmal spielt er lange, eiernde Töne. Er schüttelt seine linke Hand und malt mit dem Bogen Kurven in die Luft. Nach dem letzten Ton wartet Ben etwas, dann sagt er: »Klingt gut.«
»Das war ein Largo von Vivaldi«, sagt Sebastian.

»Ich kann C-Flöte«, sagt Ben.
»Ich hasse C-Flöte«, sagt Sebastian. Er legt seine Geige in den Kasten und springt auf Bens Bett. »Wie ist das Buch?«
»Spannend.«
»Im dritten Teil stirbt Winnetou. Als ich das gelesen habe, habe ich geweint.«
Ben kann sich nicht vorstellen, dass Sebastian jemals weint.
»Woran stirbt Winnetou denn?«
»Er wird in die Brust geschossen und verblutet in den Armen seines weißen Bruders. Old Shatterhand betet für ihn das Ave Maria, und Winnetou stirbt als Christ.«
»Muss man immer beten, wenn jemand stirbt?«
»Wenn man an Gott glaubt schon.«
»Und wenn nicht?«
»Zu wem willst du dann beten?«
»Gibt es den Himmel auch ohne Gott?«
Sebastian denkt nach. »Hast du was gegen Gott?«
»Nein.«
»Aber du magst ihn nicht?«
»Nein.«
»Wieso nicht?«, fragt Sebastian.
Ben zieht die Schultern hoch und vergisst, sie fallen zu lassen.

Es wird schon dunkel, als sich Pater Bertram erkundigt, welcher der Heiligen Ben der liebste sei. Ben kennt sich mit den Heiligen nicht so aus. Er sagt: »Sebastian«, und hofft, dass es funktioniert.
»Eine vorzügliche Wahl.« Pater Bertram blättert in einer Mappe und zieht ein abgegriffenes Bildchen hervor. »Sieh her. Ein makelloser Jüngling. Wegen seines unerschütterlichen Glaubens von seinem Kaiser verurteilt und durchbohrt von den Pfeilen nubischer Sklaven. Möchtest du das Bild geschenkt bekommen?«

»Ja«, sagt Ben zur Sicherheit.
Pater Bertram legt das Bildchen aufs Kopfkissen und seufzt: »Deine Frau Mutter kommt dich morgen holen.«
»Wirklich?«
»Ja. Danken wir dem Herrn.«
Er bekreuzigt sich, dann spuckt er auf einen Kamm, kämmt sich die Haare gerade wie die Schrift Gottes und hinkt aus dem Zimmer.
Vor lauter Winnetou hat Ben vergessen, Heimweh zu haben. Jetzt schließt er die Augen und denkt an Mami, Chrisse und den Karmann Ghia von Frau Knoll.

Von einem glühenden Scheit steigt gerader Rauch auf. Er verliert sich in den Wipfeln der Bäume. Winnetou hat Würste auf einen Ast gespießt und hält sie ins Feuer. Er sitzt auf einer bestickten Decke und trägt sein Haar offen. Old Shatterhand kümmert sich um die Pferde.
Winnetou fragt seinen weißen Bruder, ob er kommen möge, das Abendbrot sei fertig. Old Shatterhand tritt ans Feuer. Er setzt sich neben Winnetou auf den harten Waldboden, er möchte die edle Stickerei nicht schmutzig machen.
Den ganzen Tag sind sie auf der Spur verruchter Halunken durch die Savanne geritten, jetzt sind sie erschöpft und hungrig. Sie sagen sich einige Male, dass sie sich liebhaben, dann beißen sie mannhaft in ihre Würste. Der erste Schnee fällt. Die Flocken schmelzen auf ihren Gesichtern.

Ben öffnet die Augen. Das Fenster steht offen. Nur Schwarzwald und keine Savanne. Auf dem Fensterbrett glüht der Rest einer Zigarette.
Sebastian und Ferdinand sind bestimmt Blutsbrüder. Ben wird morgen mal fragen.

FÜR DIE ANGEGRIFFENE GESUNDHEIT der Schwägerin besteht nur noch wenig Hoffnung. Sie wurde mit einigen Röhrchen herzstärkender Tabletten nach Hause geschickt. Dort saß sie mit leerem Blick im Wohnzimmer, nippte am Kadarka-Wein und rieb ihre Füße mit Hühneraugensalbe ein. Georg pries, durch den Umgang mit dem seine operierte Leiste pflegenden weiblichen Teil des Stationskollektivs sexuell schwachsinnig geworden, die Fürsorge des sozialistischen Gesundheitswesens im Allgemeinen und den kessen Schnitt der siebenmal gefalteten Schwesternhauben im Besonderen und ging Ruth damit furchtbar auf die Nerven.

Georg, der Papsch und die Mutter kamen an einem Septemberabend des Jahres 1945 halbtot nach Chemnitz. Wochen zuvor waren die Männer von den Tschechen ins Gradierwerk geknüppelt worden und die Mutter zum Bauern, der über sie gestiegen war. Später pferchte man sie in eine Kohlenlore, schaffte sie bis Teplitz-Schönau und schickte sie von dort auf einen endlosen Fußmarsch zur Grenze nach Sachsen bei Geising im Erzgebirge. Friedhofsverwalter Blaschke, ein leidenschaftlicher Tenor, dem Papsch seit einer Chorfreizeit bekannt, räumte ihnen einen Schuppen leer und verschaffte Georg eine Anstellung als gärtnerische Hilfskraft beim städtischen Gartenbauamt. Sie gewöhnten sich das Heilhitler ab und das Grüßgott gleich mit, im Dienste der Planerfüllung und dem Sieg des Sozialismus entgegen.
Ruth floh bereits einige Tage vor Kriegsende, an ihren Freund, den kühnen Friedl geklammert, auf dem Gepäckträger seines Mopeds vor dem Russen, der besoffen in den Wäldern hockte. »Chitler kapuut! Chitler kapuut!« Bis sie sich in die französische Besatzungszone durchschlagen konnte, hatten der Hunger, die Einsamkeit und das taube Gefühl, um etwas betrogen worden zu sein, sie bereits verstummen lassen. »Tor-

peur« nannten die Franzosen diesen Zustand. Ruth kennt ihn bis heute.

Nach zehn Tagen vergilbter Ostzone kehrte Ruth in ihr buntes Land zurück, im Koffer eine abscheuliche Reliefplatte aus Hartplastik mit einer Abbildung des Dresdner Zwingers und Mutters Perlenbrosche, einst von Georg im Schaft seines Stiefels vor dem Spalier tschechischer Raffgier bewahrt.
Kaum zurückgekehrt, rief sie das Kinderheim in Todtmoos an.
»Lesen Sie keine Zeitung?«, fragte die Direktorin. »Das Luginsland ist abgebrannt.«
Das reimt sich, dachte Ruth noch, dann schlug sie mit dem Hinterkopf aufs Linoleum. Der Telefonhörer krachte neben sie auf den Boden und zersplitterte. Aus der freiliegenden Hörmuschel quakte der alemannische Tenor der Frau Doktor wie aus einem albernen Kinderspielzeug: »Frau Schrader? Frau Schrader? Hören Sie, Frau Schrader, Ihrem Sohn ist nichts geschehen! Frau …«
Ruth hielt sich den zerbrochenen Rest des Hörers ans Ohr. »Ja?«
»Nur das Haus ist zerstört, Frau Schrader, keinem der Kinder ist etwas zugestoßen, Ihr Sohn hat die Angelegenheit unbeschadet überstanden. Das Haus ist allerdings bis auf die Grundmauern niedergebrannt.«
»Wo ist mein Sohn?«
»Der kleine Rüdiger ist in einem Heim in Hinterzarten.«
»Mein Sohn heißt Benjamin!«
»Natürlich. Verzeihung. Einen Augenblick bitte. Hier steht es. Schrader, Benjamin ist in St. Blasien bei den Jesuiten untergekommen. Es geht ihm dort sicher ausgezeichnet.«
Davon wollte sich Ruth selbst überzeugen und verlangte unverzüglich die Telefonnummer der Gesellschaft Jesu.

ETWAS IST MIT MAMIS AUGEN SONDERBAR. Sie sind flacher, als Ben sie erinnert, schmaler und heller. Die Haut unter ihnen glänzt wie das Innere einer Muschel. Sonst ist Mami aber wie immer.

Sie umarmt ihn, drückt ihn fest und sagt sehr oft: »Mein Kleiner, mein Kleiner, mein Kleiner, mein Kleiner.«

Weil sie weint, weint Ben auch. Dann schnäuzt sich Mami und sagt: »Dein Pullover ist aber nicht sehr bequem, oder?«

»Der ist vom Roten Kreuz.«

»Und sonst ist wirklich alles verbrannt?«

»Meine Schlafanzughose nicht. Die hab ich aber verloren.«

Das findet Mami unglaublich lustig. Sie lachen so laut, dass Ben das Gleichgewicht verliert und aufs Bett fällt. Mami drückt ihren Finger auf seine Lippen und flüstert: »Psst. Die heiligen Männer da draußen. Ich glaube, die mögen lautes Lachen nicht.«

Sie gibt Ben einen Kuss.

Ben schenkt das Holzmännchen mit dem grünen Hut dem Jungen mit der Nummer 376. Er legt es auf seinen Schlafanzug. Das Winnetou-Buch gibt er Sebastian zurück. Den Erdbeerjoghurt vom Frühstück darf er mitnehmen.

Sebastian bringt sie ans Tor. »Möge dein Name einst gerühmt werden, soweit die Savannen und Felsengebirge reichen.«

»Howgh«, sagt Ben, blinzelt in die Ferne und ist glücklich.

ACHT

ES IST ZU WARM FÜR DIE JAHRESZEIT. Dem Wetterbericht gefällt das nicht, aber das Freibad macht zwei Wochen früher auf. »Kommst du mit?« Ben hat gehofft, dass Chrisse nicht fragen würde. Hellblau, gelb, hellblau, gelb, hellblau. Der Fuchsschwanz an Chrisses Rad, eigentlich Antonio Sparacios Rad, ist gestreift. Ben nickt im Takt der Streifen. Hellblau, gelb, hellblau.

Zu Hause sucht er seine Fahrtenschwimmer-Badehose zwischen den Gummiblumen- und Luftpolsterbadekappen, die Mami nicht mehr benutzen möchte, stopft sie mit einem Handtuch in seinen Turnbeutel und versteckt den Beutel in seinem Schrank. Nach dem Mittagessen sagt er, dass er draußen spielen gehen wolle.
»Und wo?«, fragt Mami.
Ben erschrickt. Auf Nachfragen ist er nicht gefasst. Ihm fallen nur die Worte »Tankstelle« und »China« ein, und er muss sich zwingen, sie nicht zu sagen.
»Bei den Reihenhausgaragen.« Und um es sicher zu machen: »Mit einem Kind, dass ich nicht so genau kenne.«
»Und was ist das für ein Kind?«
»Ein blondes.«
»Ein Mädchen oder ein Junge?«

»Ein …«, Ben atmet schwer, »Junge.«
»Und was spielt ihr?«
»Mit Murmeln vielleicht.«

Ben steckt seinen Turnbeutel unter sein Hemd, zieht seinen Bauch ein, rennt raus, steigt aufs Klapprad und rast davon. Ihm fällt ein, dass die Reihenhausgaragen in der entgegengesetzten Richtung liegen. Das wird er später erklären müssen.

Die anderen sind schon da. Anke Petersen und Dorothea Böger, Oliver Erdmannsdorff, Ralf Grothmann, Chrisse und Antonio Sparacio. Beate Seibert ist schon wieder weg, sie ist auf dem Parkplatz vom Rad gefallen und hat sich das Knie aufgeschlagen. Ihre Spucke hat die Blutung nicht stillen können, also hat ein Badegast sie nach Hause gefahren.
»Da war Blut im Schuh«, sagt Ralf Grothmann.
Ben wickelt sich das Handtuch um die Hüfte und hält die Luft an, damit es oben bleibt. Seine Badehose verfängt sich, er bekommt sie nicht über seinen Po gezogen. Er muss wie ein Klappmesser vorschnellen, damit Anke Petersen seinen Pimmel nicht sieht. Sie guckt die ganze Zeit, und ihr Mund steht einen Fingerbreit offen. Das Oberteil ihres Bikinis schlägt Falten. Es sieht aus, als hätte sie zwei Erdbeeren darunter stecken. Die Erdbeeren sind Ben etwas peinlich.
Sie teilen sich Kartoffelchips aus einer Tüte für 40 Pfennig. Für jeden zwei Chips und ein paar Krümel. Olli Erdmannsdorff legt seine Chips in seine Tasche, um sie später zu essen, ihm klebt ein Leckerschmecker am Gaumen, das nicht abgeht. Anke Petersen schiebt ein rotes Wassereis durch die fingerdicke Öffnung ihres Mundes. Wahrscheinlich Erdbeergeschmack.
Ein Kind springt vorüber. Es umarmt einen aufblasbaren Delfin und dellt seine Rückenflosse ein. »Plup, plup, plup«, sagt das Kind. Es war eine schlechte Idee, mitzukommen.

»Du kannst meine Chips haben.« Ben legt sie auf Chrisses Handtuch. »Ich habe keinen Hunger.«

Als die anderen ins Wasser wollen, bleibt Ben auf seinem Handtuch liegen.
»Kommst du nicht mit?«, fragt Chrisse.
»Nein, keine Lust.«
»Und wenn du dich an den Rand setzt und zuguckst?«
»Ich kann auch von hier aus zugucken.«
»Na gut«, sagt Chrisse.
Sie rennen über fremde Handtücher, kreischen, als sie auf Zehenspitzen durchs eisige Duschbecken springen, klatschen ihre Fußspuren auf den warmen Beton, drängen sich an den Beckenrand und suchen eine Lücke im Wasser. Anke Petersen hält sich die Nase zu, macht einen Schritt durch die Luft und ist verschwunden. Olli Erdmannsdorff landet mit einem astreinen Arschklatscher auf einem Glatzkopf. Der Glatzkopf reckt seine Faust aus dem Wasser und donnert: »Also wirklich!« Der Bademeister hat zum Glück nichts gesehen, er pult gerade einem Mädchen ein Kaugummi aus den nassen Haaren. Dorothea Böger betritt das Becken über die Treppe. Sie streckt ihre Arme zur Seite und lässt sie über dem Wasser schweben, als vollführe sie ein halsbrecherisches Kunststück. Chrisse rutscht währenddessen plump über den Beckenrand. Er lässt sich fallen und geht unter, bis er bemerkt, dass das Wasser nicht sehr tief ist und er stehen kann. Er reißt seine Arme hoch und hüpft auf und ab.

Ben schließt die Augen und wünscht sich fort. Doch weiß er nicht wohin. Außer seinem Handtuch auf der Wiese des Schwimmbads, das Schuld am Tod seines Bruders trägt, vom Friedhof, auf dem er nun liegt, nur durch ein Bahngleis getrennt, fällt ihm kein weiterer Ort ein. Dem Brennen der

Sonne ausgesetzt, schrumpft Ben etwas. Es ist fast nicht zu bemerken und eigentlich ein Geheimnis. Nur möchte Ben gerade kein Geheimnis haben. An den Stellen, an denen er schrumpft, faltet sich seine Haut. Durch die Falten dringt die Hitze in ihn ein und beißt sich ins Innere. Die Sachen in Bens Regalen trocknen aus. Die Regale selbst werden staubig. Ein Wind weht über sie hinweg und kämmt Rillen in den Staub. Ben braucht lange, um in einem der hinteren Regale ein Seil zu finden. Er zieht es hervor, verknotet es an einem geheimen Haken und reißt an ihm, bis es sich strafft. Zwischen den Regalen ist es nun totenstill. Selbst der Wind hat sich gelegt. Nur das leise Singen des gespannten Seils ist zu hören.

Als Ben seine Augen wieder öffnet, hört er den Lärm des Schwimmbads dumpfer als zuvor. Er setzt sich auf und sucht nach den anderen. Sie sind in dem Gewimmel aus Haut und Stoff und Badekappen verschwunden. Nur Chrisse hüpft noch auf derselben Stelle, mit inzwischen angewinkelten Armen. Da stimmt was nicht.

Obwohl er sich fürchtet, geht Ben über den Rasen zum Becken hinüber. Er hat das Gefühl, dass sein Körper immer morscher wird. Als er am Becken ankommt, droht er zu zerbröseln.

»Warum hüpfst du eigentlich nur?«

»Warum nicht?«

»Kannst du nicht richtig schwimmen?«

»Doch«, sagt Chrisse und beißt auf seine blauen Lippen.

»Soll ich es dir vielleicht mal zeigen?«

»Vielleicht«, sagt Chrisse und hüpft weiter.

Ben rutscht vom Beckenrand und taucht unter. Das Wasser ist unvermutet kompakt. Wie eine zähflüssige Gelatine, die Bens brüchige Haut heilt, in der es ihm aber schwerfällt, sich zu bewegen. Als er auftaucht und die Gelatine träge gegen sein Gesicht schlägt, ist alles wieder da: das Wettschwimmen mit Kirsten / Kerstin, die aufgebrachte Dame und der Mann mit den dichten Haaren auf der Brust, der Schwimmmeistergehilfe in seiner weißen Schwimmmeisterwäsche, Jonas' Tritte und dann DIE SACHE von Jonas am Beckenrand. Selbst die nassen Wattebäusche in Frau Bergs Ohren sind wieder da. Ben presst seine Stirn gegen die Kacheln des Schwimmbeckens, so dass er die Körner im Fugenzement erkennen kann. Es gibt einige schwarze, und ein großes Korn hat die Farbe einer hellen Muschel.

»Kannst du denn richtig schwimmen?«, fragt Chrisse.

»Ja. Du musst deine Beine erst ranziehen und dann wegstoßen. Und mit den Armen musst du das Wasser zur Seite schaufeln.« Ben macht es Chrisse vor. »Und jetzt du. Ich halt dich fest.«

»Aber heimlich«, sagt Chrisse. Er schließt die Augen und schluckt Wasser. Sofort schlägt er mit den Armen um sich. Ben schiebt ihn zum Beckenrand, Chrisse klammert sich daran fest und hustet seine Spucke auf den Weg.

»Igitt«, sagt ein Mädchen, das vorüberläuft.

»Vielleicht musst du erst mal Trockenübungen machen.«

Chrisse wischt sich übers Gesicht: »Und wo?«

»An Land.«

»Hier an Land?«

»Ja.«

»Hier sind mir zu viele Leute.«

»Ja«, sagt Ben.

Er steht inmitten eines Badekappengewimmels, in dem die Kinder gellend schreien und die Alten mit jedem Schwimmzug erschöpft ins Wasser seufzen, und ist vollkommen allein. Er ist wie nach innen gestülpt. Hier hört er einzig Jonas' Stimme. Sie sagt langsam »Auf die Plätze« und nach einer viel zu langen Pause »fertig, los« schnell. Ben folgt ihrem Kom-

mando und überlässt sich dem Wasser. Seine Regale werden klamm.
»Weinst du?«, fragt Dorothea Böger. Ben schüttelt den Kopf. Er schlägt mit der flachen Hand aufs Wasser, traut sich aber nicht, etwas zu sagen. Antonio Sparacio lässt seine Locken wippen.
»Wir gehen raus«, sagt Dorothea.
»Wir auch«, sagt Chrisse gelangweilt.

Auf dem Weg zum Kiosk würde Ben Chrisse gerne etwas sagen, doch ihm fällt nichts ein. Er fühlt sich hohl und wie ausgekratzt. Die Stimme von Jonas ist verhallt. Ben hat sich zurückgestülpt. Der Lärm des Schwimmbads sticht in seine Ohren, scharf und blechern. Als sie sich anstellen, zeigt Chrisse auf eine Frau in der Schlange. Zwischen ihren Beinen fusseln schwarze Haare aus ihrem Badeanzug und biegen sich wie Wimpern über den Stoff. Chrisse steckt sich einen Finger in den Hals und macht Glubschaugen. Ben guckt weg und dann noch zweimal hin. Währenddessen tropft Ralf Grothmann auf den Weg und zählt die Furchen, die das Wasser in seine Finger gezogen hat.
Sie kaufen eine Tüte Haribo. Auf dem Weg zu den Handtüchern fällt Ben doch noch etwas ein: »Es gibt in der Südsee eine Makrele, die 59 km/h schwimmen kann. Mark Spitz kann nur 7 km/h schwimmen. Vielleicht ist das für Menschen einfach nichts.« Einige Tage vor seinem Tod schenkte Ben Jonas seine Ken-Puppe. Er hatte ihr eine Mark-Spitz-Filzstift-Stars-and-Stripes-Badehose auf die Beule zwischen den Beinen gemalt, braune Brustwarzen und einen Nabel, leider aber keinen Schnurrbart, obwohl der Schnurrbart erheblich zum Gewinn der sieben Goldmedaillen von Mark Spitz beigetragen hat, weil er das Wasser vor Mark Spitz' Gesicht geteilt und so verhindert hat, dass es in Mark Spitz'

Mund fließt. »Wie lange dauert ein Hundertstel?«, fragte Jonas damals.

Während sie das Bunte vom Haribo knabbern, lesen sie in Chrisses Superman-Heft ein Abenteuer, in dem ein halb zerstörtes Hochhaus vorkommt, eine verzweifelte Sekretärin, die sich in Todesangst an den Resten eines geborstenen Fensters festklammert, und ein Stahlträger, der auf sie zugeflogen kommt. Supermans eigentlicher Name ist Clark Kent. Chrisse darf die Geschichten über ihn lesen, weil Superman wie Chrisses Vater von Beruf Journalist ist und Dr. Windgassen meint, dass alle Journalisten über Superkräfte verfügten und dass man sich nicht früh genug mit dieser Tatsache vertraut machen könne. Supermans Haare sind blau wie die von Winnetou, und obwohl er riesige Muskeln hat, ist er schlank wie eine Verkäuferin. Chrisse erklärt Ben, dass Clark Kent ständig seinen hautengen Anzug trage, um sich jederzeit die Kleider vom Leib reißen zu können.

»Und wo tut er seine Brille hin, wenn er Superman ist?«

»Die tut er in seinen Anzug.«

»Aber da geht sie doch kaputt.«

»Nein, die hat er von Krypton mitgebracht. Die ist total biegsam.«

Als sie später ihre Räder aufschließen, fragt Chrisse, ob Ben weinen musste, weil er festgestellt habe, dass Chrisse nicht so gut schwimmen könne. Hellblau, gelb, hellblau.

»Nein«, sagt Ben.

»Du darfst es niemandem erzählen.«

»Mach ich auch nicht.«

Bevor Ben nach Hause kommt, überlegt er sich, dass das blonde Kind, das er nicht so genau kennt, Heiner heißt, und dass es ein krankes und ängstliches Kind sei und man des-

halb nicht einfach mit dem Rad um die Ecke biegen könne, es bekäme dann einen zu großen Schreck, man müsse einen Umweg machen und von hinten auf die Reihenhausgaragen zufahren, so dass das Kind die Möglichkeit habe, einen schon lange vorher zu sehen und sich an einen zu gewöhnen. Doch Mami fragt überhaupt nicht nach den Garagen. Sie fasst in Bens nasse Haare, sagt aber nichts, nickt nur mit dem Kopf und erzählt Ben von einer Postkarte aus der Ostzone. Die jüngere ihrer kratzbürstigen Nichten verlangt, Plateauschuhe geschenkt zu bekommen.
»Plateauschuhe in der Ostzone! Was denn noch? Ich schicke ihnen Bohnenkaffee und Schlaghosen, und wenn sie Geburtstag haben von mir aus eine Platte mit dem Weg nach Amarillo. Aber ich schicke doch keine Schuhe in die Ostzone, die bei uns nur von Hippies und Homosexuellen getragen werden.« Darüber müssen sie ausgiebig lachen. »Möchtest du Erdbeeren zum Nachtisch?«
»Nein, lieber nicht«, sagt Ben.

ZUR WIESE HIN WIRD EIN SUPERMARKT GEBAUT. In weniger als zwei Tagen ist der alte abgerissen worden. Schutt wurde weggeräumt, und Bäume wurden gefällt. Man hat gemessen, umgegraben und Zement in den Boden gegossen. Seit Ostern steht ein Kran. Sein Ausleger schwebt in der Luft wie der Schnabel eines Reihers. An seinem Drehwerk hängt ein Häuschen mit verdreckten Fensterscheiben.
Ben steigt aufs Klapprad und fährt gucken.
Der Kran lässt sich in drei verschiedene Richtungen bewegen. Der Haken, der an Stahlseilen hängt, hebt und senkt sich, das Ding, das Katze heißt und an dem die Stahlseile befestigt sind, fährt auf dem Ausleger hin und her, und der Ausleger selbst

dreht sich im Kreis. Der Kran ist gelb. An seinem hinteren Ende sind Klötze aus Beton aufgesteckt.
Der Ausleger trägt einen Stoß Bretter über die Baustelle. Er dreht links herum, und der Haken senkt sich. Es kracht, als die Bauarbeiter die Bretter vom Haken nehmen. Der Ausleger dreht rechts herum, und die Stahlseile schwingen in der Luft.
Ben gibt Befehle, die er in seine Timex spricht: »Ausleger links, Katze vor, stop, zu weit, zurück, Haken runter, stop. Ausleger anhalten, rnk, einhängen.«
Die Bauarbeiter hängen eine Maschine an den Haken, mit der man die Erde plätten kann.
»Haken hoch, Drehung einleiten und Katze rückwärts. Haken wieder runter, sss. Ausleger noch ein Stück.«
Der Kran setzt die Maschine in der Mitte der Baustelle ab. Der Haken hebt sich, der Ausleger fährt etwas zurück und bleibt stehen. Ziemlich lange geschieht nichts. Dann öffnet der Kranführer die Tür zu seinem Häuschen. Er steckt sich eine saure Gurke in den Mund und pult sich ein Ei.
»Mittag machen. Gurke zerkauen, Schale vom Ei ab, plk, plk.« Der Kranführer wirft die Eierschale aus dem Häuschen auf die Baustelle. »Salz drauf, strrr, strrr, essen.«
Die Mittagspause ist langweilig. Ben steigt aufs Klapprad, und es sieht aus, als fahre er quer über die Wiese. Doch er fährt nicht, die Wiese wird nur unter ihm durchgezogen, er selbst bleibt, wo er ist. Dabei ist er über seine Timex in ständigem Kontakt mit der Zentralen Verwaltung: »Achtung, B. S. ist auf Wiesenposition, gleich kommt der Rand, Wiese bremsen, dass B. S. auf den Weg kommt. Jetzt, Achtung, Bäume aufstellen, damit B. S. Wald sieht. Duww, duww.« Ben steigt vom Rad und geht ein Stück. »Achtung, B. S. betritt den Wald! Wald aufklappen und U-Bahn-Gleise rausfahren. Krrrr. Gleise sind da, na, gerade noch mal gutgegangen.«

Ben setzt sich an die Böschung und wartet, dass die U-Bahn vorbeifährt. Die Zentrale Verwaltung veranlasst, schleunigst einen Zug auf die Gleise zu setzen und ihn mit Fahrgästen zu bestücken. Als der Zug einige Minuten später vorüberrast, sieht ein Fahrgast zu Ben herüber, ein Herr mit einer Brille aus Horn. Das ist nicht erlaubt!
»Blickkontakt mit B. S. 2CX-17 nicht mehr auf der U-Bahn einsetzen. Gar nicht mehr einsetzen! Einpacken und tiefkühlen!«
Ben klettert über die Böschung zurück. Die Wiese ist noch da. Man ist in der Zentralen Verwaltung davon ausgegangen, dass er zurückkehren werde und hat sie nicht weggeräumt. Ben setzt sich aufs Klapprad, und der Weg wird unter ihm durchgezogen. Dann wird die Brücke, die über die U-Bahn-Gleise führt, gestartet.
»Achtung, B. S. will Linkskurve machen: Tempo runter und Straße drehen! Noch ein Stück. Gut. Häuser hinstellen. Bisschen mit Gärten verzieren. Dunkelgrünes Auto losschicken, damit B. S. Gegenverkehr hat. Und vorsichtig die Kirche hochfahren. Aufpassen. Der Turm wackelt. Sssst.«
In der Kirche soll Gott wohnen.
Ben steigt vom Klapprad und setzt sich der Kirche gegenüber auf den Bordstein. »Achtung! Gott Bescheid sagen. B. S. sitzt vor Kirche.«
Nichts geschieht. Gott ist zu beschäftigt. Er wohnt gleichzeitig auch in allen anderen Kirchen der Erde. Er hört dort den Menschen beim Beten zu. Er hört auch die Menschen, die es nicht in die Kirche geschafft haben und zu Hause beten oder bei der Arbeit. Er soll sogar auf die Menschen hören, die überhaupt nicht beten. Wie soll das gehen? Wie soll sich Gott das alles merken können? Und wie soll er die richtigen Entscheidungen treffen? Wenn die Schwimmer bei der Olympiade um den Sieg beten, wie entscheidet Gott? Er ist

faul, er lässt immer nur Mark Spitz gewinnen. Jemand in seiner Klasse betet, dass Bio ausfällt, Dorothea Knaak aber nicht, weil Bio das Einzige ist, was sie kann. Warum stirbt jemand, obwohl niemand dafür gebetet hat, und warum lebt jemand, obwohl er es nicht mehr möchte?

Gott ist unsichtbar. Keiner weiß, wie er aussieht. Er kann Latein, um den Seelen Befehle zu erteilen, aber niemand weiß, ob er Deutsch oder Englisch kann. Vor ewigen Zeiten hat Gott einigen Männern ein Buch diktiert: Die Bibel. In Bens Bibel hat Jesus riesige Augen und einen Heiligenschein aus Pappe. Er sagt dauernd: »Wahrlich, ich sage Euch« und »an mir getan«. Seine Jünger schämen sich dann, weil ihr Glaube nicht stark genug ist. Ab und zu bewirkt Jesus ein Wunder, er heilt Kranke und erweckt Tote zum Leben, er zaubert Essen, und als er sein Boot verpasst, geht er übers Wasser, aber nicht um hinüberzukommen, sondern um anzugeben. Von Pontius Pilatus lässt er sich dann aber alles gefallen. Er schleppt sein Kreuz selbst auf den Hügel, mit einer Dornenkrone auf dem Haupt voll Blut und Wunden. Oben nageln ihn Soldaten ans Kreuz und lassen ihn stundenlang hängen. Jesus klagt, aber ein Wunder fällt ihm nicht mehr ein. Ein Soldat hat Mitleid mit ihm. Er spießt einen Schwamm mit Salatsoße auf eine Lanze und lässt Jesus davon trinken. Erst in der neunten Stunde stirbt Jesus. Wie lange hat Jonas gebraucht? Ben sieht auf seine Timex und rechnet. Ab jetzt neun Stunden. Zum letzten Abendmahl hat Jesus für seine Jünger das Brot gebrochen. Seitdem ist Jesus in der Hostie, aber so verdünnt, dass sie nach Backoblate schmeckt. Irgendwann wird Jesus aufgebraucht sein. Ben ist das egal. Er ist sowieso schon Atheist.

Er steigt aufs Klapprad, und die Straße wird in entgegengesetzter Richtung bis zur Wiese unter ihm durchgezogen. Er funkt in seine Timex: »Achtung! Riesenauftrag von B. S. Gott aus allen Kirchen der Erde rausziehen. Jetzt Gott ins Welt-

all hochsaugen. Ffffschhh. Und hinter der Kante verstauen.«
Noch acht Stunden und sechsundvierzig Minuten.
Über der Baustelle macht der Ausleger eine Drehung nach rechts. Der Piepmanscher würde, käme er zurück, hier nichts wiedererkennen. Doch Ben weiß für den Rest seines Lebens: Unter diesem Supermarkt liegt eine Eierschale begraben.

RUTH HAT JONAS' HEMDEN und Hosen, seine Unterwäsche und seine Gummistiefel in einen alten Koffer gepackt, den grünen Anorak hineingestopft und die Sachen zum Roten Kreuz gefahren. In der Kleiderkammer empfängt sie eine Dame, deren Mildtätigkeit tiefe Falten in ihrem Gesicht hinterlassen hat. Sie nimmt Ruth den Koffer ab, leert ihn auf einen Tisch und hängt den grünen Anorak an einen Drahtbügel.
»Ist er herausgewachsen, der Kleine?«, fragt sie.
»Ja«, sagt Ruth. »Gewissermaßen.«
»Es geht so schnell in diesem Alter.«
»Es dauert zehn Tage«, sagt Ruth.
Das Gesicht der Dame droht, in seinen Falten zu verschwinden.
»Nehmen Sie eigentlich auch Kinderspielzeug?«
»Nein, leider nicht, dabei wäre es so wichtig.«
Eine Weile bewundert Ruth das Geschick der Dame, die Wäsche zusammenzulegen, dann verabschiedet sie sich.
»Wollen Sie Ihren Koffer nicht mitnehmen?«
»Nein, den können Sie gerne behalten.«
Die Falten der Dame glätten sich: »Taschen und Koffer können wir immer so gut gebrauchen.«

BEN PLANSCHT MIT SEINEM LÖFFEL IM PFIRSICH-YOGHURT. Er ist sich nicht sicher, ob er sein Lied jetzt schon spielen soll. Es gibt für diesen Tag keine Regel. Er hat es vorhin auf der Zahnbürste geübt. Da hat es ganz gut geklappt.
»Bist du mit deinem Frühstück jetzt fertig?«, fragt er Mami.
»Ja, ich glaube.«
»Und willst du vielleicht mal eine rauchen?«
»Ja, warum nicht?«
Ben zieht eine Zigarette aus dem Päckchen und reicht sie ihr.
»Du kannst auch deine Beine auf den Stuhl legen.«
»Warum?«
»Damit sie es bequem haben.«
Mami schüttelt den Kopf, lächelt aber. Sie rückt vom Tisch ab und legt ihre Beine auf einen Stuhl. Ben reicht ihr den Aschenbecher, dann stellt er sich vor dem Tisch auf und zieht seine C-Flöte unter seinem Pulli hervor. Sie hat ihm während des Frühstücks in den Bauch gestochen, und ihr unteres Ende hat seinen Pimmel plattgedrückt. Er holt tief Luft, dann beginnt er zu spielen. Es läuft ganz gut. Am Anfang überschlägt sich ein Ton, und einmal rutscht er mit dem kleinen Finger ab. Als er fertig ist, übersetzt er Mami das Lied: »Bruder Schake, Bruder Schake, schlafen Sie? Schlafen Sie? Ziehen Sie die Uhr auf. Ziehen Sie die Uhr auf. Ding, Dang, Dong. Ding, Dang, Dong.«
»Vielen Dank«, sagt Mami. Sie gibt Ben einen Kuss. »Das war sehr schön.« Sie drückt die Zigarette aus und steht auf. »Ich mache die Betten. Dann fahren wir.«
»Wo ist eigentlich Gerald?«, fragt Ben.
»Wer ist Gerald?«
»Der Cockerspaniel.«
»Oben wahrscheinlich. Die Spielsachen sind noch da.«
»Ich möchte ihn mitnehmen.«
Mamis Lächeln sieht jetzt wie festgepinnt aus.

Jonas' Zimmer riecht frisch gesaugt. Seine Möbel lehnen zerlegt an der Wand. Unter dem Fenster stapeln sich seine Sachen. Seine Holztiere in einer Plastiktüte, seine Autos in einem Schuhkarton. Der Schwanz des aufblasbaren Delfins ist abgeknickt. Gerald ist nirgends zu finden. Gegenüber dem Fenster steht eine Nähmaschine auf einem alten Teewagen. In einer Obstschale liegen Schnittmuster und einige Wollreste. In der Mitte des Zimmers steht Jonas' Lego-Tankstelle auf dem Teppich. Sie sieht wie eine Oase in einer Wüste aus. Auf der Einfahrt zur Tankstelle steht ein Baum. Als Ben neulich seine Puppe aus dem Zimmer geholt hat, stand der Baum noch nicht dort. Sein Laub ist aus grünen Plastikkrümeln, sein schwarzer Stamm steht auf vier Knöpfen. Ben zieht den Baum von der Platte und steckt ihn ein.

Der Friedhofsbus hat Verspätung. »Russen«, schimpft eine alte Dame und kratzt mit den Krallen ihres Grubbers über den Fahrplan. Als Mami beim Busfahrer die Fahrscheine löst, murmelt er, ohne aufzublicken: »Kapelle zwölf.« Auf dem Weg zum Grab kommt ihnen eine Frau in Mamis Alter entgegen und begrüßt sie. »Dann bist du wohl der Benjamin.« Sie fasst Mamis Hand und sagt: »Wenn Sie mögen, mache ich Ihnen die Nägel gerne etwas kostengünstiger, Frau Schrader.« Mami bedankt sich.
Auf Jonas' Grab steht jetzt ein Grabstein. Er ist sehr schön, aus dunklem Granit und an der oberen Kante etwas gebogen. Sein Name ist hineingemeißelt, sein Geburtstag und sein Todestag. Während Mami Unkraut jätet, gräbt Ben hinter dem Grabstein ein Loch. Er hat als Ersatz für Gerald einen Pfirsichjoghurt mitgenommen, den er Jonas noch immer schuldet. Ohne das Blech vom Becher abzuziehen, stellt er den Joghurt ins Loch und schüttet es mit Erde zu. Anders würde der Joghurt dreckig werden. Mami zupft Blätter und Fussel vom Grab.

»Hoffentlich kommen bald die Regenwürmer und belüften die Erde.«
»Das können sie?«, fragt Ben.
»Ja«, sagt Mami. »Ohne die Hilfe der Regenwürmer würde nichts wachsen.«
Ben traut sich nicht zu fragen, ob die Regenwürmer auch Jonas belüften. Und ob es Löcher in seinem Sarg gibt, durch die sie hindurch passen. Und ob auch andere Tiere durch diese Löcher passen, oder Erde, so dass Jonas dreckig wird. Und schon gar nicht, ob von Jonas noch genug übrig ist, um überhaupt dreckig werden zu können. Er weint. Mami streicht über seinen Rücken.
»Darf ich den Lego-Baum einpflanzen?«
»Gerne«, sagt Mami. Sie steht auf und setzt sich auf eine Bank. Ben pflanzt den Lego-Baum unter den Ginster. Er wird gut zu seinen Blüten passen. Dann setzt er sich zu Mami auf die Bank. Sie unterhalten sich über eine Ente, von der Jonas einmal eine verworrene Geschichte erzählt hat und die sich ihre Telefonnummer nicht merken konnte, dann sprechen sie einige Zeit über Regenwürmer und schließlich über Biber. Ben hat neulich bei Chrisse einen Film über Biber und ihre Schwänze gesehen, die wie plattgelatschte Schuhsohlen aussehen. Zum Schluss singen sie das Lied vom Bruder Schake. Ein tennisballgelber Schmetterling fliegt eine schöne Verzierung um den Grabstein. Bald ist Sommer.
»Du weißt, welcher Tag heute ist?«, fragt Mami.
»Ja, ich weiß welcher Tag heute ist«, sagt Ben.
Es ist der 28. April 1973. Jonas' neunter Geburtstag.

NACHDEM RUTH BEN ZU BETT GEBRACHT HAT, geht sie in den Garten hinaus. Sie setzt sich, der Dunkelheit zum Trotz, eine Sonnenbrille auf, ein albernes, schmetterlingförmiges Modell aus braunem Kunststoff, kniet sich in den Sandkasten, tastet nach dem Sand und lässt ihn durch die Finger rieseln. Sie versucht, sich an Jonas zu erinnern. Ihre Erinnerung an ihn ist zerfallen, wie er selbst zerfallen ist in einzelne Funktionen seines Körpers, als ein Schlauch in seiner Nase seine Atemfunktion sicherte, eine Krankenschwester durch eine Rollkur seine Verdauungsfunktion anregte und ein fahrbares Elektrokardiogramm mit dem grellen Lauf eines grünen Punktes seine Herzfunktion maß und sie auf niederträchtige Weise veröffentlichte. Ruth bleiben die Fragmente eines Körpers, der niemals erwachsen werden wird, Jonas' Haare, seine Nase, seine Zehen, seine Finger, sein Rücken, seine Schultern, sein Geschlechtsteil, sein Nabel, sein Mund, seine Augen. Es sind Fragmente, die sie zwanghaft in ihrem Inneren archiviert, wie jemand, der erblindet, die Welt. Ruths Trauer hat sich mittlerweile in die Lücke eingepasst, die ihr Leben vermutlich von jeher für sie bereitgehalten hat. Ihre Trauer ist zu einem Teil ihres Selbst geworden. Sie lässt sie denken, was Jonas niemals erfahren wird, seinen Schulabschluss, den ersten Sex, vielleicht Liebe, eine Hochzeit, einen schönen Beruf, Reisen.

Ruth kehrt ins Haus zurück. Sie nimmt die Sonnenbrille ab und sortiert sie in ihre Sammlung. Sie hat mehrere ältere Brillen aus Schildpattimitat, einige runde Brillen und eine eckige aus rotem Plastik, ein übergroßes Modell, das fast die Hälfte ihres Gesichtes bedeckt. Sie hat sie erst vor wenigen Tagen gekauft.

Später sitzt sie auf der Heizdecke und weint. Geräuschlos, als könnte ihre Trauer sie verraten. Wenn sie schluchzt, erschrickt sie. Sie dankt Jonas, dass er gewesen ist. Es hat acht Jahre, vier Monate, sechs Tage und eine zusätzliche Schaltsekunde gedauert. Jonas' neunter Geburtstag ist ohne Bedeutung. »Das geht von hier bis hier«, sagte Jonas und zeigte auf Querträger, auf Plateaus und Gefälle, auf Stangenwälder und Bollwerke. Auf Zinnen aus grünen Dreiern, auf Trassen und Nischen und auf gerippte Bögen aus gelben und roten Steinen. »Hier bin nur ich und das Lego.« Ruth schaltet den Wärmeregler der Heizdecke auf Stufe drei.

DIE EIER FÜNF MINUTEN INS KOCHENDE WASSER, »abschrecken« flüstern, um es nicht zu vergessen, dann die Eier in die Eierbecher. Die Pudelmützeneierwärmer über die Eier ziehen. Mamis Nichten haben sie gehäkelt, die haben in der Ostzone also auch Eier, die sollen sich nicht so anstellen. Weißbrot toasten. Die Kante vom Kaffeefilter abknicken. Kaffee kochen mit viel Kaffee. Butter und Marmelade auf den Tisch. Eine Dose mit Birnen öffnen und die Birnenhälften auf die Teller verteilen. Ben wartet, bis er Mami aus dem Bad kommen hört, dann macht er Nutella in einem Kochtopf warm und dreht die Farbschweife der Murmeln, mit denen er den Tisch geschmückt hat, in Mamis Richtung.
»Das ist ja …« Mami fällt das richtige Wort nicht ein. Sie lässt sich auf einen Stuhl fallen und schnürt ihren Bademantel zu. Sie sieht aus wie ein Baum in Lumpen, der friert. »Was riecht hier so angebrannt?«
O Gott, das Nutella.
»Es gibt Birne Helene. Zum Muttertag«, sagt Ben und erinnert sich, dass Herr Konrad, sein Turnlehrer, gesagt hat, der

Muttertag sei den Nazis eingefallen. Er zieht den Kochtopf vom Herd und kratzt das Nutella, das hart geworden ist, zur Seite.

»Benjamin, bitte …«, sagt Mami, obwohl sie eigentlich danke sagen sollte. »Was soll der Schweinkram am frühen Morgen?«

»Ich habe Birne Helene gemacht.«

»Das ist sicher lieb gemeint«, sagt Mami, und Ben denkt: Ja. »Ich habe aber keinen Appetit. Ich bin unbeschreiblich müde. Ich gehe wieder hoch.«

Das Nutella schmeckt auch warm nach Nutella, sogar das harte. Ben setzt sich an den Küchentisch, dreht die Farbschweife in seine Richtung und lauscht der elektrischen Wärme, die durch die Drähte der Heizdecke knistert, auf der Mami sitzt und weint. Soll sie doch für sich selbst Mutter sein und ihren Tag alleine feiern. Er lehrt seinen Ranzen aus, packt das Nutellaglas ein, einen Löffel, drei Mark, ein Autoquartett und zwei Murmeln zum Tauschen. In die vordere Ranzentasche legt er einen Suppenwürfel. Er wird Omi besuchen, sie ist schließlich auch eine Mutter.

An der Klingel zum Altersheim steht »Pflegedienstltg.«. Eine Frauenstimme quetscht sich durch ein Gitter und scheppert: »Ja, bitte?«

Ben fragt nach der Besuchszeit für Frau E. Schrader. Ihm fällt von Omis Vornamen nur der erste Buchstabe ein. Die Frauenstimme erkundigt sich, wer das wissen wolle.

»B. Schrader, ihr Enkel.«

Statt zu antworten, drückt die Frauenstimme den Summer, und Ben tritt ein. Es riecht nach Schulflur und vollgepieschter Bettwäsche.

Die Frauenstimme erwartet ihn. »Dich habe ich hier ja noch nie gesehen.« Sie hat riesige Nasenlöcher, und Ben muss sich

zwingen, nicht hineinzusehen. »Du bist also der Enkel von Frau Schrader?«
»Ja«, sagt Ben und sieht der Frauenstimme in den Mund. Ihre Schneidezähne sind ebenfalls riesig und haben Rillen wie Wellblechtore.
»Und jetzt willst du sie mal besuchen kommen.«
»Ja, wenn es erlaubt ist.«
Ben bereut es, hergekommen zu sein.
»Das wäre schon die letzten Jahre erlaubt gewesen, junger Mann.«
Ben sagt nichts, er kann ja schlecht sagen, dass er bisher keine Zeit gefunden habe.
»Und weiß die Oma Bescheid?«
»Nein«, sagt Ben, »es soll eine Überraschung zum Muttertag sein.«
»Na, das glaube ich aber auch. Dann geh mal. Zimmer 206.« Die Frauenstimme zeigt auf eine Tür am Ende des Flurs.
Ben geht an einem Aufenthaltsraum vorüber. Sechs alte Damen haben ihre Hände an die Stirn gelegt und winken mit den Fingern ihrer Pflegerin zu.
»Jawohl, meine Damen, so machen die Häschen. Und wie macht der Elefant?«
Die Damen kneifen sich in ihre Nasenspitzen und versuchen, ihren freien Arm durch den angewinkelten zu stecken, was ihnen ohne Ausnahme misslingt. Eine Dame freut sich trotzdem und kräht wie ein Hahn.
Ben fällt ein, dass er kein Geschenk für Omi hat. Die Murmeln sind ihm zu kostbar, und der Rest im Ranzen ist als Geschenk ungeeignet. Zum Glück findet er zwei verfusselte Bonbons in seiner Hosentasche, einen roten und einen gelben. Er wird Omi den roten schenken. Die gelben schmecken nach Zitrone, und Omi wird es egal sein. Er klopft an die Tür mit der Nummer 206 und tritt, da eine Antwort ausbleibt,

unaufgefordert ein, den roten Bonbon zwischen Daumen und Zeigefinger.
Omi sitzt an einem Tisch. Sie streicht mit ihrer Hand über den Henkel einer Kaffeetasse und schmatzt.
»Hallo«, sagt Ben. Omi schmatzt. Ben tritt an den Tisch und zeigt ihr den Bonbon. »Hier, den habe ich dir zum Muttertag mitgebracht.«
Er legt den Bonbon in ein Schälchen mit Tabletten: einige weiße, eine blaue und eine grüne Kapsel, bisher jedoch keine rote. Dann setzt er sich zu Omi an den Tisch. Ihre Nase ist spitz geworden, und ihr Mund ist eingefallen. Ihre Augen sehen vertrocknet aus, an ihrem Hinterkopf hat sie eine Glatze. Sie scheint unzufrieden zu sein. Langsam beginnt sie mit der rechten Hand auf den Tisch zu klopfen. Ben lauscht, vielleicht will Omi ihm etwas mitteilen. Auf dem Flur kräht die Hahndame, weiter weg mäht jemand den Rasen. Plötzlich fragt Omi, ob Ben Herr Finke sei.
»Nein, Omi, ich bin Benjamin.«
»Und wo ist Herr Finke?«
Es war eine schlechte Idee, Omi zu besuchen.
»Ich weiß nicht, wer ist das denn?«
Statt zu antworten, schmatzt Omi aufgeregt und fragt: »Sind Sie denn nun Herr Finke oder nicht?«
Ben sagt probehalber: »Ja.«
Sofort steht Omi auf und beginnt sich auszuziehen. Sie trägt mehrere Unterhosen übereinander und im Bund der vorletzten ein Päckchen Papiertaschentücher. Als sie ihre Bluse aufknöpft, läuft Ben auf den Flur. Er fragt eine junge Frau, die vorüberläuft, wer Herr Finke sei.
»Finke ist Gymnastik«, ruft die junge Frau und verschwindet durch eine Tür.
Finke ist Gymnastik. Ben kehrt ins Zimmer zurück. Omi sitzt in Unterwäsche am Tisch und hat ihre Arme hochge-

streckt. Ben setzt sich zu ihr. Langsam streckt auch er seine Arme hoch und biegt sie etwas nach links. Omi folgt ihm. Er biegt seine Arme nach rechts, Omi folgt, wieder nach links, Omi folgt, nach rechts und nach links und nach rechts und nach links.

»Wie die Gräser im Wind«, sagt Ben.

Zum Abschluss der Übung streckt er seine Arme waagerecht aus, doch das kann Omi nur mit angewinkelten Ellenbogen. Schließlich rollen sie noch ihre Köpfe, kreisen die Schultern und klatschen *Im Frühtau zu Berge, wir ziehn‹, fallera.*

Ben steht auf und legt Omi die Bluse über die Schulter.

»Das war schön«, sagt er, und Omi sagt: »Ja, Holland.«

Auf der Fensterbank steht eine Thermoskanne. Ben schenkt Omi ein und schaufelt einige Löffel Zucker in die Tasse, alte Leute mögen ihren Kaffee süß. Er schiebt ihr das Schälchen mit den Tabletten hinüber, Omi nimmt sich die blaue und den roten Bonbon und steckt sie sich in den Mund. Ben steckt sich seinen gelben Bonbon in den Mund. Sie nicken sich zu, dann schauen sie aus dem Fenster. Das Rasenmähen hat aufgehört.

»Spielen Sie Canasta?«, fragt Omi

»Nein, aber Mau-Mau«, sagt Ben.

»Das ist was für Hottentotten«, sagt Omi.

Als Ben später gehen will, zeigt Omi auf eine Kommode. Eine Schublade ist mit Papiertaschentuch-Päckchen vollgestopft, es sind mindestens dreihundert. Ben darf sich eines aussuchen. Er gibt Omi die Hand, und sie sagt: »Per aspera ad astra. Durch das Raue zu den Sternen.«

»Ja«, sagt Ben. »Wie eine Rakete.«

»Der Tod des kleinen Jonas tut mir leid. Er war ein Kolibri.«

»Ja, Omi.«

»Schreiben Sie mir doch mal eine Karte, Herr Finke.«

»Das mache ich, Frau Schrader.«
Ben wird traurig. Er winkt Omi zu, dann geht er. Auf dem Rückweg stellt er sich in den Duft einer Pommesbude, rührt sich mehrere Löffel Nutella auf die Zunge und bekommt stumpfe Zähne. Er denkt über Omis Raketensatz nach. Es ist kalt dort oben, bis zu 30 Grad unter null. Und der Wind weht 250 Stundenkilometer schnell.

NEUN

BEN KLINGELT ›KUMBAHJA, MY LORD‹. Kurz, kurz, lang, kurz, lang. Chrisses Eltern sind unterwegs, und Chrisse hat windstille Hütte oder so was. Er schiebt Ben durch den Garten. Forsythien, Goldregen, Fingerhut und Rhododendron. Hinterm Rittersporn hört die Stadt auf. Bisschen Hecke noch, dann Maisfeld, Maisfeld, Maisfeld. Sie wollen mit der Kamera von Chrisses Vater einen Super-Acht-Film drehen. Einen Spionage-Streifen. Ben soll Manfred Kaltz darstellen.
»Wieso eigentlich Manfred Kaltz?«, fragt Ben.
»Weil du anders aussiehst als er und er sich getarnt hat.«
»Als zwölfjähriger Junge?«
»Er ist eben nicht blöd.«
Chrisse sagt, dass Manfred Kaltz nur zum Schein beim HSV sei. In Wirklichkeit sei er ein sowjetischer Geheimdienstmann. Er heiße Vladimir Dostojewski, spiele unter den fünf Zacken des roten Sterns und sei auf den amerikanischen Präsidenten angesetzt.
»Aber wenn er nur zum Schein beim HSV ist, ist er doch sowieso schon getarnt.«
»Das ist ja das Gute.«
»Und wer bist du?«
»Ich bin Nixon.«
»Im Maisfeld?«

»Geheimbunker. Alles nur Tarnung.«
»Ich kenn mich mit Fußball aber nicht aus.«
»Das brauchst du auch nicht«, sagt Chrisse und mahlt mit dem Unterkiefer, weil amerikanische Präsidenten dauernd Kaugummi kauen.
Es scheitert dann daran, dass sie keinen Kameramann haben. Chrisse schlägt noch Birte Kaehler vor, die wohne zum Beispiel Ohlendieksredder 16, doch Ben sagt: »Spinnst du?«, und Chrisse sagt: »Nee, stimmt, hast recht.«

Françoise hat eine 1A-Bikinifigur. Das heißt, dass die Schnüre, mit der die Vorder- und die Rückseite ihres Bikinihöschens verknotet sind, auf ihrer Hüfte nicht abrutschen, weil sie genau da, wo die Schnüre entlanglaufen, am breitesten ist. Sie ist mit ein paar Jungs am Kupferteich zum Baden, und Chrisse schlägt vor, mal gucken zu gehen. Sie rennen durchs Maisfeld. Die Blätter der Pflanzen schlagen gegen ihre nackten Beine und schneiden in die Haut.
Als sie auf einen Schotterweg gelangen, gibt Chrisse Zeichen, still zu sein. Er zieht seine Turnschuhe aus und tänzelt über den Rasenstreifen in der Mitte des Weges. Ben schleicht hinterher.
»Hörst du was?«, flüstert Chrisse.
»Ja«, sagt Ben. »Da spielt einer Gitarre.«
»Wo?«
»Da vorne.«
»Ich hör nichts.«
Ben zieht Chrisse ins Unterholz: »Da.«
»Sei leise.«
Sie ducken sich ins Gebüsch.
Françoise liegt auf einem Handtuch am Ufer. Sie trägt ihren grünen Bikini. Unten die Schnüre und oben ein goldener Ring zwischen den Brüsten. Ihr Haar ist feucht. Ihre Schen-

kel sind sandig. Sie ist unglaublich schön. Neben ihr krümmt sich ein magerer Junge um eine Gitarre und singt: »Let it be.«
Chrisse flüstert: »Der heißt Klaus, der ist in ihrer Klasse.«
»Let it be, let it be.«
»Beatles«, sagt Chrisse. Und nach einer Weile: »Lass es sein.«
»Ich weiß«, sagt Ben. »Ich kann selber Englisch.«
Ein zweiter Junge kommt hinter einem Baum hervor und verknotet die Schnur an seiner Badehose. Er ist groß und hat eckige Schultern. Er lässt sich fallen und putzt Françoise etwas Sand vom Knie. Wie er heißt, weiß Chrisse nicht, er ist aber auch in Françoises Klasse und war eben pissen. Françoise und der große Junge lachen sich an, Klaus spielt ein französisches Chanson.
»Gött-ing-gen«, sagt Chrisse.
Ben weiß nicht, was Chrisse meint, es interessiert ihn auch nicht, er findet, dass Chrisse ruhig mal den Mund halten könnte, während er in Ruhe stundenlang Françoise betrachtet. Chrisse knipst Beeren vom Gebüsch.
»Die sind giftig«, flüstert Ben.
»Die sind nicht zum Essen«, sagt Chrisse und wirft eine Ladung auf seine Schwester.
Eine Beere trifft sie am Kopf. Sie fasst sich an die Stirn und schreit: »Si je découvre que c'était toi, je te tue, sale crapaud!«
Es klingt toll. Als wären die Wörter in Parfum getaucht. Leider steht der Junge mit den eckigen Schultern auf und kommt auf sie zugerannt.

Als sie sicher sind, dass sie nicht länger verfolgt werden, setzen sie sich ans Ufer. Die Libellen stehen wie Striche über dem Teich und schillern in der Sonne, ein Fisch schnappt nach einer Luftblase, im Schilf raschelt ein Blässhuhn.
»Im Liegen sind die Dinger von meiner Schwester so platt, dass sie fast nicht zu sehen sind.«

Ben will nicht zugeben, dass er Françoise, so wie sie ist, gut findet, deshalb sagt er: »Die ganzen Grashüpfer, Wahnsinn.«
»Was für Grashüpfer? Das sind Frösche!«
»Echte Frösche?« fragt Ben, der Frösche nur aus Büchern kennt.
»Ich kann sie dir zeigen.«
Sie klettern durchs Gestrüpp. Leider finden sie nur drei Nacktschnecken und einen toten Käfer.
»Die fangen sich gerade was zu essen. Die kommen erst zum Sonnenbaden wieder raus.«
»Frösche sind doch normalerweise grün?«
»Frösche sind wie Manni Kaltz.«
»Was?«
»Schlammmäßig getarnt, du Behindi!«
Chrisse verwechselt Frösche mit Kröten, doch Ben sagt nichts, immerhin ist Chrisse ein halber Franzose.
»Komm, wir gehen.«

Sie trödeln durchs Maisfeld. Auf der Koppel nebenan döst ein Schimmel an seiner Badewanne. Eine gelbe Kugel findet, sie sei zwei Öltanks. Chrisse meint, dass die Dinger von Frau Piening ziemlich dick seien, auf jeden Fall dicker als die von seiner Schwester. Das sei ihm beim Wandertag aufgefallen, als Frau Piening sich über die Blumen gebeugt und ihnen die Bestäubung vorgemacht hatte. Ben möchte nicht über die Dinger von Frau Piening reden, weil ihr Mann als Staatsanwalt so was Ähnliches wie ein Richter ist, und auch sonst nicht.
»Die hatte Knöpfe zur Zierde auf der Bluse, genau da, wo von den Dingern die Brustwarzen sind.«
Ben ekelt sich ein bisschen vor dem Wort Brustwarze.
Zu Hause erfindet Chrisse ein Spiel. Einer sitzt im Wohnzimmer auf dem Sofa. Der andere läuft hinter der offenen Wohnzimmertür den Flur entlang. Bevor der im Flur in der

Tür zu sehen ist, muss der im Wohnzimmer raten, ob der im Flur die Turnhose oben oder unten hat. Nach fünf Mal wird zusammengerechnet und gewechselt. Ben darf sich aussuchen, womit er anfangen möchte. Er entscheidet sich fürs Wohnzimmer. Beim ersten Mal rät er, dass Chrisse die Hose oben hat, und es stimmt. Beim zweiten Mal auch. Beim dritten Mal rät er unten, doch Chrisse hat die Hose oben. Pfeifend schlendert er über den Flur. Beim nächsten Mal rät Ben wieder unten, diesmal stimmt es, doch man sieht nichts, weil Chrisse rennt. Beim fünften Mal hat Chrisse die Hose wieder oben, was Ben auch geraten hat. Vier zu eins. Wechsel. Ben ist sehr aufgeregt. Chrisse rät oben, doch um es hinter sich zu haben, zieht Ben die Hose runter, bevor er an der offenen Tür vorbeirennt. Die nächsten vier Mal lässt Ben seine Hose oben und Chrisse rät zwei Mal daneben. Zwei zu drei. Wechsel. Chrisse hat bei seinem nächsten ersten Mal die Hose wieder oben, beim zweiten Mal unten. Ben kann Chrisses Pimmel sehen, weil er steht. Seiner steht längst.
Chrisse kommt ins Wohnzimmer. »Das ist nicht gerecht, du musst deinen auch richtig zeigen.«
»Wie richtig?«
Chrisse zieht seine Turnhose runter. Bens Herz klopft bis zum Hals. Etwas drückt von innen gegen sein Brustbein, und er muss schlucken. Er hält die Luft an und zieht seine Turnhose ebenfalls runter. Für einen Moment stehen sie ratlos voreinander, dann zieht Chrisse Ben auf ein talgiges Wildschweinfell vorm Kamin.
Chrisses ist größer als Bens. Seine Spitze berührt im Sitzen seinen Bauchnabel. Oben verläuft eine Ader, und der Kopf hängt in der Haut fest. Chrisse nennt ihn Schwanz und hat die Idee, einen Schwanzfilm zu drehen, doch Ben weigert sich, er will nicht, dass die Damen, die bei Kodak die Filme entwickeln müssen, seinen Pimmel kennen.

»Deiner wächst auch noch«, sagt Chrisse, »keine Sorge.«
»Mach ich mir gar nicht.«
»Wenn er lang genug ist, kommt vorne was raus, das nennt man ankommen.«
»Vorne kommt was raus?«
»Same.«
Ben hat Sahne verstanden: »Wie bitte?«
»Der Same, aus dem das Kind erwächst.«
So genau will es Ben gar nicht wissen, doch Chrisse ist nicht mehr zu halten. »Der in die Scheide geschossen wird und sich da vermehrt. Fürs Ficken geht die Scheide mal eben kurz auf. Dann verschließt sie sich luftdicht, damit der Same die Schwangerschaft über nicht verschimmelt.« Ben ekelt sich auch vor dem Wort Ficken. »Und aus dem Same wird dann das Kind zusammengesetzt. Und der Bauch von der Frau beheizt das alles. Oder eben nicht, wenn was schiefgeht.«
»Wieso geht was schief?«
»Keine Ahnung. Gott vielleicht.«
»Deiner ist ganz schön weiß«, sagt Ben.
»Ja«, sagt Chrisse, steht auf und verschwindet im Flur.
Plötzlich allein in einem fremden Wohnzimmer, mit heruntergelassener Turnhose auf einem stinkenden Wildschweinfell vor einem kalten Kamin, kommt sich Ben extrem blöd vor. Er steht auf, zieht seine Turnhose hoch und betrachtet das Geweih, das an der Wand gegenüber hängt. Ein freundlicher Zwölfender.
Als Chrisse zurückkommt, hat er seine Federtasche mit. Er gibt sie Ben, setzt sich aufs Fell und sagt: »Du kannst ihn anmalen, wenn du möchtest.«
Ben braucht ein bisschen, bis er fragen kann: »Kuli oder Filzer?«
»Filzer, bitte.«
Chrisses Pimmel zuckt ein wenig. Ben hockt sich aufs Fell,

biegt ihn vorsichtig runter und malt mit einem roten Filzstift vorne auf die Haut ein lachendes Gesicht kopfüber.
»Hör auf zu wackeln.«
»Dafür kann ich nichts.«
Ben zieht seine Turnhose runter. Dann malt er einen Pullikragen mit Zick-Zack-Muster, eine blau-gestreifte Brusttasche und gelbe Knöpfe bis unten, wo schon ein paar dünne Haare stehen.
Chrisse stöhnt, und Ben fragt ihn, ob er gepisst habe.
»Nein, hab ich nicht.«
»Und wieso ist es dann da nass?« Ben tippt aus Versehen darauf, es ist klebrig und zieht Fäden. »Igitt.«
»Das ist Same«, sagt Chrisse.
Den Same hatte sich Ben körnig vorgestellt, wie kleine Haferflocken. »Ach so. Na ja.«
Plötzlich ist Chrisse heiser: »Gut, dann machen wir jetzt mal Schluss.«
Sein Pimmel ist zusammengeschrumpft, und das meiste vom Gesicht ist in der Haut verschwunden.
Schweigend ziehen sie ihre Turnhosen hoch. Sie passen jetzt nicht mehr gemeinsam aufs Wildschweinfell. Um etwas Interessantes zu sagen, fragt Ben, ob Chrisse diese Sommerferien auch wieder nach China fahre.
»Nein«, sagt Chrisse, »nur nach Frankreich.«
Er habe gehört, dass es in China gelbe Flüsse gebe, sagt Ben und gibt sich Mühe, den Fleck auf Chrisses Turnhose zu übersehen.
»Ja«, sagt Chrisse, »der Jang-Tse, das ist der Gelbe Fluss.« Er sei aber in Wirklichkeit nicht gelb, sondern nur dreckig. Nach einer Weile fällt Chrisse noch ein, dass sich Nacktschnecken in Schaum auflösen, wenn man Salz auf sie streut.
Ben sagt: »Ich muss nach Hause, meine Mutter wartet auf mich.«

»Ist gut«, sagt Chrisse. Er bringt Ben zur Tür. Zum Abschied klingelt er *Am Tag, als Conny Kramer starb*.

RUTH ENDET LANGE VOR IHRER HAUT. Ihr Körper hat sich zurückgezogen und teilt sich nur noch durch seinen kargen Anspruch mit, ernährt zu werden, gesäubert und gelegentlich bewegt. Ihre Haut ist kalt, sie hängt vom Fleisch wie ein nutzloser Lumpen. Erst der Versuch, längere Strecken zurückzulegen, zwingt ihren Körper, sich wieder bemerkbar zu machen. Dann spürt Ruth ein arthritisches Pochen in ihren Füßen, spürt, dass ihre Hüfte fortdauernd verdreht ist und ihre Schultermuskulatur schmerzhaft verhärtet. Ihre Knie sind ihrer komplexen Aufgabe nicht mehr gewachsen. Wenn Ruth geht, schwankt sie.

Sie fährt mit der U-Bahn in die Praxis des Arztes, der Ben vor einigen Monaten untersucht hat. Als sie sich bei der Sprechstundenhilfe anmelden möchte, erfährt sie, dass sich der Arzt auf einer Reise durch Peru befindet.
»Um dort Kamele zu filmen, nicht wahr?«
Die Sprechstundenhilfe spreizt ihre Finger. »Der Zweck der Reise des Herrn Doktor ist mir selbstverständlich unbekannt.«
»Selbstverständlich«, sagt Ruth. Sie betrachtet die Sprechstundenhilfe, die steif auf einer Kiste steht. »Vielleicht können Sie mir trotzdem helfen.«
»Ich werde mich bemühen.« Mit einer zusätzlichen Haarnadel sichert die Sprechstundenhilfe das Häubchen auf ihrem Kopf.
»Ich würde gerne wissen, ob Sie jemals einem Patienten begegnet sind, der Ihnen äußerlich vollkommen gesund erschien, nach dessen Untersuchung Sie aber erkennen muss-

ten, dass er inwendig hoffnungslos von Krankheit befallen ist.«
»Ich untersuche die Patienten nicht.«
»Natürlich nicht«, sagt Ruth. »Ich frage mich nur, ob ein Körper eine Krankheit verbergen kann, indem er seine Funktionen geschehen lässt, als folgten sie stur einer Gewohnheit, obwohl sich die Bedingungen, unter denen sie sich ereignen sollten, mittlerweile grundlegend geändert haben.«
»Im Bereich der Medizin ist vieles möglich.«
»Das denke ich auch«, sagt Ruth. »Wenn Sie zum Beispiel die Regelblutung betrachten, die ja letztlich ein Hinweis auf Fruchtbarkeit und mögliche Mutterschaft ist, so ist es doch erstaunlich, dass sie selbst dann nicht aussetzt, wenn das Muttersein für die Frau schon längst nicht mehr in Frage kommt.«
Wegen eines Frauenleidens müsse sie sich an einen Gynäkologen wenden, sagt die Sprechstundenhilfe und sucht den Tresen nach etwas ab, dass sich geraderücken ließe.
»Ich frage ganz allgemein.«
Für allgemeine Auskünfte fehle ihr die Fachkenntnis. Die Sprechstundenhilfe richtet einen Stift an der Kante des Tresens aus.
»Vielen Dank«, sagt Ruth.
»Keine Ursache«, sagt die Sprechstundenhilfe und vertieft sich in den Schatten, den der Stift auf den Tresen wirft.

Die Praxis des Arztes liegt in vornehmer Nachbarschaft zu einem exklusiven Schuhsalon. Ein rotes Paar mit goldgefassten Absätzen steht Ruth ausgezeichnet. Im Spiegel sieht sie ihren fadendünnen Körper. Dieser Körper weiß, was zu tun ist, heute, morgen, übermorgen. Er weiß es für die nächste Woche, für den nächsten Monat. Er funktioniert, sich selbst überlassen, tadellos, und er wird es weiterhin tun, bis zu jenem Tag, an dem Ruth wieder in der Lage sein wird, wie ein vernünftiger Mensch zu handeln. Die Schönheit, auf der dieser Körper beharrt, ist vergeblich. Ruth möchte niemandem mehr gefallen, und es liegt ihr nichts daran, sich selbst zu gefallen. Ihre kalte Haut scheint ihre Schönheit konservieren zu wollen, als verweigere sie sich der Wahrheit. Doch Ruths Wahrheit ist kein Gefühl, das sich auf dem Gesicht zeigt, keine Verstimmung, die den Körper formt, nichts Vorübergehendes. Sie ist Aufgabe und Pflicht. Sie erniedrigt Ruth, doch in sie einzuwilligen ist die einzige Freiheit, die ihr bleibt. Durch sie erfüllt sich nunmehr ihr Leben. Ruth erinnert sich, dass ihre Mutter stets geglaubt hat, ein Spiegel werde unter dem Blick einer menstruierenden Frau stumpf und verdüstere sich dann.

Sie stellt die Schuhe ins Regal zurück. Auf einer Bank liegt ein Bilderbuch.

»Das geben wir für unsere Kleinsten heraus«, sagt eine Verkäuferin. »Es sind spannende Abenteuer, deren Held das Wappentier unseres Firmengründers ist. Haben Sie Kinder?«

»Nein«, sagt Ruth und versorgt ihr Gesicht mit einem wächsernen Lächeln.

Auf dem Rückweg ist die U-Bahn von Leuten überfüllt, die von einer Demonstration zurückkehren. Ruth sitzt zwischen Batikhemden und Fransentaschen. Eine junge Frau diskutiert mit ihr den Radikalenerlass. Der Mann, der neben ihr steht, ist so groß, dass Ruth unweigerlich in seinen Schritt sieht. Eine hügellose Landschaft, die Ruth erstaunt.

Mit Heikes Berufsverbot damals hätten die Faschisten ihre Masken fallen lassen. Die zu Demokraten umlackierten Kriegsverbrecher, die in sämtlichen Institutionen die Posten besetzten, fürchteten sich natürlich vor ein paar DKPlern, die als einzige politische Gruppierung öffentlich der antifaschistischen Pflicht gehorchten, aus der NS-Belastung eines Beamten oder Richters dessen mangelnde Eignung abzuleiten. »Sie haben Angst, dass sie auffliegen. Also rächen sie sich. Ihre kleinbürgerliche Panik trifft ausgerechnet diejenigen, deren Wesen und Erscheinung noch identisch sind. Mit anderen Worten: Die nicht lügen. Oder, Lutz?«

»Ja, eine ganz miese Dialektik«, raunt der hügellose Lutz. Die Iris um seine punktgroßen Pupillen scheint zu flimmern.

Ruth reibt über den Rücken ihrer linken Hand. Die Haut wird warm. Ihr Körper scheint sich auf sie zuzubewegen. Wenn es dem Kommunismus gelänge, eine Einheit von Wesen und Erscheinung herbeizuführen, wäre Ruth bereit. Sie bittet einen Jüngling, der ihr gegenübersitzt, für einen Moment das Spiel auf seiner Panflöte einzustellen, bedankt sich bei der jungen Frau, sie habe ihr mehr geholfen, als es ihr möglicherweise bewusst sei, dann steht sie auf, schiebt sich durch die bunte Menge und steigt bei der nächsten Station aus. »Du bist eine blöde Kuh, Ruth Schrader«, sagt sie. »Du lebst.«

KUHKINDER HEISSEN KÄLBER. Chrisse hat den Bauern, dem der Mais hinterm Haus gehört, gefragt, ob sie mal zugucken dürfen, wenn eins zur Welt kommt. Dürfen sie.

»Krieg keinen Schreck«, sagt Chrisse, »die Scheide von so einer Kuh ist riesig.«

Ben ekelt sich ein bisschen vor dem Wort Scheide.

»An Kühen ist alles riesig«, sagt er.

»Ihre Pfoten nicht«, sagt Chrisse, »die sind kleiner als Füße.«

»Weil Kühe auf Zehenspitzen gehen.«

»Quatsch. Das können die nicht. Da knicken die ein. Dafür sind die zu schwer.«

Der Bauer heißt Brakel. Er trägt eine Mütze mit Knöpfen aus

Hirschhorn und matschverschmierte Gummistiefel. »Dann kommt mal mit.«

Im Stall stinkt es nach Kacke und nach etwas, das in der Nase beißt. Eine Kuh steht im Stroh. Sie hat schwarze Flecken, weiße Wimpern und Dreck im Gesicht. Bauer Brakel klopft ihr aufs Fell, und die Kuh brummt.

»Sie heißt Swantje und ist eine Färse, das heißt, dass sie erstgebärend ist. Deshalb ist sie aufgeregt. Ihr müsst still sein.«

Bauer Brakel stellt sich neben die Kuh und legt seine Hand auf ihren Po. Die Kuh brummt und lässt ihr Fell zittern. Sie schaukelt etwas, dann legt sie sich umständlich hin. Dabei läuft ihr ein zäher Schleim aus der riesigen Scheide. Das Euter ist im Weg, und sie muss ein Bein hochstrecken. Sie brummt lauter, ihre Stimme überschlägt sich, sie hebt ihren Schwanz und guckt sich auf den Rücken. Plötzlich drückt sich eine Blase durch die Scheide, rutscht aber wieder zurück. Die Kuh brummt noch lauter. Sie versucht aufzustehen, ist aber hinten zu schwer. Sie rollt auf die Seite und brummt.

»Sie hat Schmerzen«, sagt Bauer Brakel.

Davon sieht man nichts. Die Kuh guckt, als würde sie lesen. Sie schüttelt den Kopf, und die Blase drückt sich erneut durch ihre Scheide. Jetzt schreit die Kuh. Die Blase platzt, Flüssigkeit schießt heraus, und plötzlich sieht man einen Kälberfuß. Ben stolpert über eine Schaufel.

»Wenn du schon mal liegst, kannst du mir die Kälberstricke rübergeben.« Bauer Brakel zeigt auf zwei Leinen, die neben der Kuh liegen, und Ben kriecht durchs Stroh.

Während Bauer Brakel Knoten in die Leinen macht, rutscht ein zweiter Kälberfuß durch die riesige Scheide. Bauer Brakel befestigt die Leinen an den Kälberfüßen und zieht. Die Kuh brummt. Sonst geschieht nichts. Bauer Brakel tritt mit seiner Gummistiefelhacke ins Stroh und in Kuhkacke und zieht noch mal. Wieder nichts. Als Bauer Brakel loslässt, rutschen

die Kälberfüße mit den Leinen in die Kuh zurück. Bauer Brakel nimmt die Mütze vom Kopf und wischt sich die Stirn. Die Kuh will aufstehen.
»Sutje, Swantje, sutje«, sagt Bauer Brakel.
Die Kuh schreit, die Kälberfüße sind wieder da, und das Maul des Kälbchens rutscht durch die Scheide. Die Kuh wirft ihren Kopf zurück und bekommt Glubschaugen. Bauer Brakel zieht und zieht und plötzlich geht es schnell, das Kälbchen glitscht heraus und fällt aufs Stroh und in die Kuhkacke.
»Oh, süß«, piepst Chrisse.
Das Kälbchen ist mit dickem Schleim überzogen, der an manchen Stellen gelb ist und an anderen blutig.
»Ja, süß«, murmelt Ben und findet, dass das Kälbchen wie ein toter Fisch mit Beinen aussieht. Die Kuh brummt jetzt durchgehend.
Bauer Brakel streicht über die Nase des Kälbchens und fasst ihm ins Nasenloch. Er schöpft Wasser aus einem Eimer und wäscht das Kälbchen, dann reibt er es mit einem Bündel Stroh trocken. Plötzlich wird das Kälbchen wach. Es hebt schwankend den Kopf und sieht sich um. Es hat große, schwarze Augen und einen birnenförmigen, weißen Fleck auf der Stirn. Es kann seinen Kopf nicht lange halten und lässt ihn wieder fallen. Die Pfoten des Kälbchens sind eingeknickt. Sein Fell am Hals ist gelockt. Es pustet ins Stroh und lässt die Halme zittern.
»Es ist wirklich süß«, flüstert Ben, doch es hört ihn niemand, denn das Brummen der Kuh ist inzwischen laut und klingt irgendwie wütend.
»Warum muht denn Swantje?«, fragt Chrisse, »Ist doch alles vorbei.«
»Sie ruft ihr Kind, das soll ihre Stimme kennenlernen. Später wird es seine Mutter unter allen Kühen raushören können.«
Bauer Brakel zieht das Kälbchen übers Stroh und legt es der

Kuh vors Maul. »Hilf mal beim Drehen«, sagt er zu Chrisse, »das Muttertier soll dem Kalb übers Flotzmaul lecken, damit der Schmodder wegkommt.«
Chrisse kichert, während er helfen darf.
Swantje leckt ihr Kuhkind und brummt und leckt und kümmert sich und brummt und freut sich und leckt. Bauer Brakel hebt das Hinterbein des Kuhkindes an und sagt: »Ein Bullkalb. Wie soll er denn heißen?«
Ben ist so aufgeregt, dass ihm außer Andreas kein guter Name einfällt, doch da sagt Chrisse bereits: »Jonas.«
»Gebongt«, sagt Bauer Brakel, »Jonas hatten wir noch nicht.«
Chrisse sieht zu Ben: »Oder lieber nicht?«
Ben bekommt keine Luft. Findet die Idee aber gut.
»So, jetzt muss der Lütte mal auf die Beine kommen, dafür lassen wir die mal allein. Dafür gehen wir jetzt mal raus.«
Ben und Chrisse verabschieden sich von Swantje, streicheln vorsichtig über Jonas' birnenförmigen Fleck und folgen Bauer Brakel ins Freie.
»Wenn ihr wollt, könnt ihr Jonas ab und zu mal besuchen kommen, solange er noch klein ist. Wenn ihr wollt.«
Natürlich wollen sie.
»Vielen Dank, Herr Brakel«, sagt Chrisse, und Ben gibt Bauer Brakel die Hand, verbeugt sich und sagt: »Das war toll, das war ganz toll. Das war ganz toll.«

»Die Bauern sind alle von der CDU, obwohl die bei der Arbeit dreckig werden.« Sie wandern über die Straße nach Hause, nicht durchs Maisfeld, sie wollen vom Kuhessen nichts mehr kaputtmachen. Chrisse balanciert auf dem Rand des Asphalts, der in einer Wulst auf dem sandigen Boden liegt, als sei er aus einer Tube gedrückt. »Nachmittags fahren die alle Mercedes.«
»Bauer Brakel war aber nett«, findet Ben. Hinter seinen Augen lauern Tränen. Er stellt sich Mamis Heizdecke vor, bis die

Tränen ausgetrocknet sind, dann fragt er, wie man es nenne, wenn man kein Fleisch mehr esse.
»Irgendwas mit Weg«, sagt Chrisse, und dass Ben ja nichts in der Schule rumerzählen solle, sonst kämen alle her und wollten Jonas streicheln.
»Spinnst du?«, sagt Ben.

»Stimmt es, dass die Bauern alle von der CDU sind?«
Zum Mittagessen gibt es Ravioli aus der Büchse. Obwohl die Füllung noch kalt ist, schmecken sie lecker. Mami isst nichts. Sie liest in einer Zeitung etwas über einen Radikalenerlass.
»Welche Bauern?«
»Alle Bauern.«
»Ich kenne keine Bauern.«
Ben öffnet ein Ravioli und hebt die obere Nudel von der unteren. »Was ist da drin in dem Ravioli?«
»Irgendein Fleisch.«
»Von einer Kuh?«
»Keine Ahnung. Vielleicht auch vom Schwein.«
»Ich habe keinen Hunger mehr.«
»Iss das jetzt. Was anderes gibt es nicht.«
Ben könnte sagen, dass er noch ein halbes Glas Nutella von seinem Ausflug zu Omi in seinem Schreibtisch gibt, doch er lässt es lieber. Er schiebt sich die Ravioli einzeln in den Mund, öffnet sie mit der Zunge, leckt die Füllung von der Nudel und schluckt sie unzerkaut, um dem Fleisch nicht wehzutun.
»Weißt du eigentlich, was Kommunisten sind?«, fragt Mami.
»Herr Konrad ist Kommunist.«
»Tatsächlich?«
»Ja, ich glaube.«
»Und woher weißt du das?«
»Das sagen alle. Und er fährt einen Lieferwagen, obwohl er nichts zu liefern hat.«

»Und magst du Herrn Konrad?«
»Naja«, sagt Ben. »Er versteht was von Fußball.«
»Tja, die meisten Fußballer sind aber von der CDU«, sagt Mami und lacht.
»Wollen wir vielleicht auch mal Blumenkohl essen?«
»Von mir aus«, sagt Mami. Sie blättert um. Die Zeitung raschelt wie das Stroh, auf dem Jonas heute Nacht einschlafen wird.

DER KNOPF FÜR DEN NEBEL IST AB. Egal. Für ausgedachten Nebel ist Ben sowieso zu alt. Die veronagrünen Polster zerbröseln in der Sonne, und der Rückspiegel ist mit Vogeldurchfall vollgekackt.
Ben ist Herrn Gäbler im Winter einmal auf der Straße begegnet, hat aber so getan, als sehe er ihn nicht. Mami hatte ihn zum Friseur gezwungen, und er fühlte sich für ein Gespräch mit Herrn Gäbler am Kopf zu nackt.
Er klingelt an Herrn Gäblers Haustür und lauscht am Briefschlitz. Nach einer Weile hört er Herrn Gäbler durchs Haus schlurfen. Das Geräusch ist seit letztem Jahr lauter geworden.
»Benjamin! Was für eine Überraschung! Dich habe ich ja schon lange nicht mehr gesehen.«
»Ich war in Süddeutschland«, sagt Ben. Das hatte er sich vorher überlegt. »Im Schwarzwald.«
»Wie schön. Hat es dir gefallen?«
»Ich bin abgebrannt.«
»Tatsächlich?«
»Ja. Es ist aber nicht viel passiert.«
»Gott sei Dank.«
»Ja«, sagt Ben.
Eine Zeitlang stehen sie unentschlossen auf dem Treppenab-

satz. Dann fragt Herr Gäbler, ob Ben eine Fahrstunde nehmen wolle.
»Ja, bitte«, sagt Ben.
»Das freut mich«, sagt Herr Gäbler. Leider habe er keinen Kuchen im Haus, er könne Ben aber eine Frikadelle anbieten.
»Ist da Fleisch drin?«, fragt Ben.
»Das will ich doch hoffen«, sagt Herr Gäbler.
Ben schluckt seinen Appetit runter und sagt, dass es ihm leidtue, er aber neuerdings das mit dem Weg sei und sich daran halten wolle. Herr Gäbler erkundigt sich, ob das mit dem Weg Ben daran hindere, Apfelkompott zu essen.
»Ich glaube nicht«, sagt Ben.
»Dann bekommst du ihn mit einem schönen Batzen Schlagsahne.«

Damit sie nicht durchs Polster rutschen, hat Herr Gäbler eine Wolldecke über die Sitze gebreitet. Sie sitzen bei offenen Türen, durch das Autodach scheint die Sonne, und Ben leckt sich das Kompott vom Finger.
»Es klingt wahrscheinlich dumm, aber du bist wirklich gewachsen, Benjamin.«
So wie es Herr Gäbler sagt, klingt es ganz gut, und Ben sagt: »Ich bin jetzt auch zwölf.«
Vor gut drei Wochen war sein Geburtstag, und Mami hatte es nicht vergessen. Am Morgen schenkte sie ihm den zweiten Band von Winnetou, auf dessen Buchdeckel Winnetou unter einem toten Baum geduldig auf seinen weißen Bruder wartet, während Karl eher ungeduldig mit seinem Hut vom Rotfuchs grüßt, dann ein paar Blitzwürfel, die Ben eigentlich nicht mehr braucht, eine Strickliesel zum lange Würste Stricken und, wie üblich, eine Strumpfhose, vorne zwei Nähte, hinten eine. Von Pappi bekam er ein WAS-IST-WAS über Baustellen. Naja.

»Ist das eine Feinstrumpfhose?«, fragte Ben.
»Nein, das ist eine ganz normale Strumpfhose«, sagte Mami.
Am Nachmittag fütterte Ben seine Fische mit Backoblaten, und am Abend gab es ein Römertopfhühnchen, das Mami mit der Rosenschere aufgeschnitten hat.
Ben und Herr Gäbler sehen einer Wespe zu, die sich ein Loch in eine Pflaume beißt, die auf der Kühlerhaube vergammelt.
»Ich wachse schon noch ein Stück«, sagt Ben.
»Natürlich«, sagt Herr Gäbler.
Ohne ans Lenkrad zu fassen, murmelt Ben: »Kupplung treten. Gang rein, Schulterblick, langsam aufs Gas, von der Kupplung runter und blinken.«
»Bravo«, sagt Herr Gäbler. »Du hast nichts vergessen.«
»Ich habe geübt. Im Kopf.« Die Wespe hat sich ihre Flügel mit Pflaume eingeschmiert. »In Süddeutschland habe ich Winnetou gelesen.«
»Wie schön. Hat es dir gefallen?«
»Ja. Meistens.« Mit einem letzten Biss ist die Wespe in der Pflaume verschwunden. »Bei Winnetou gehen die Seelen in die ewigen Jagdgründe ein.«
»Ja. Das ist eine schöne Vorstellung.«
»Man braucht aber eine Skalplocke dazu und einen Beutel mit Medizin.«
»Das stimmt. Und man sollte, um den Übergang in die ewigen Jagdgründe zu meistern, auch rückwärtsgehen und auf dem Kopf stehen können. Die Kleider sollte man falsch herum tragen, wenn man gegen den Uhrzeigersinn und mit bleicher Haut vor den großen Manitou tritt, um die Waffen, die einem für die ewige Jagd gewährt werden, entgegenzunehmen.«
»Sind die Büffel, die die Seelen in den ewigen Jagdgründen jagen, auch tot?«, fragt Ben und stellt sie sich etwas durchsichtig vor.

»Das ist eine schwierige Frage«, sagt Herr Gäbler. »Aber ich denke schon.«
»Dann schlafen sie vielleicht nur ein, wenn sie getroffen sind. Sie können ja nicht zweimal sterben.«
»Nein, das können sie wohl nicht.«
»Am nächsten Morgen stehen sie wieder auf und können weiter gejagt werden.«
»Vielleicht spricht man deshalb von den ewigen Jagdgründen.«
»Aber wenn sie ewig sind, werden die Seelen und die Büffel ja sehr alt. Dann bekommt Jonas eine tiefe Stimme und Falten und verliert seine Haare.«
Herr Gäbler lacht und streicht über seine Glatze. »Nein«, sagt er. »Die ewigen Jagdgründe musst du dir wie eine Lücke in der Zeit vorstellen. Dort wird Jonas für immer so bleiben, wie du ihn erinnerst. Und du erinnerst ihn jedes Mal, wenn du traurig wirst.«
»Warum?«, fragt Ben und hält sich am Lenkrad fest.
»Du kennst doch das leere Gefühl, das im Bauch entsteht, wenn du betrübt bist.«
»Ja«, sagt Ben und erinnert sich an einen Hunger, der sich mit Apfelkompott nicht stillen lässt.
»Dieses Gefühl nennt man Kummer. Der Kummer beschreibt die Lücke, in der die Seele existiert, die du vermisst, weil du den Menschen, aus dem sie hervorgegangen ist, geliebt hast. Für die Seele spielt die Zeit dort keine Rolle.«
Ben sagt nichts, weil er sich eine Lücke ohne Zeit nicht vorstellen kann. Er schaltet am Scheibenwischer in den zweiten Gang. Herr Gäbler scheint Bens Ratlosigkeit zu bemerken, denn er fragt ihn, ob er wisse, was ein Phantomschmerz sei.
»Nein«, sagt Ben.
»Bei einem Phantomschmerz schmerzt eine amputierte Gliedmaße, obwohl sie nicht mehr vorhanden ist. Es ist ein

Streich, den einem das Gehirn spielt. Mir tut zum Beispiel oft mein abgetrennter Finger weh. Bis heute habe ich nicht herausfinden können, zu welchen Gelegenheiten er es tut. Der Schmerz kommt ganz überraschend. So ähnlich verhält es sich mit dem Kummer. Du glaubst, er sei fort und du hättest deinen Verlust überwunden, doch dann überkommt es dich mit unverminderter Wucht. Einige Monate bevor meine Frau gestorben ist, ist sie immer weniger geworden. Scheinbar ohne Grund wurde sie dünner und dünner, bis sie zuletzt so mager war, dass es sie ungeheure Kraft gekostet hat, sich aufrecht zu halten. Die Ärzte hatten lange keine Erklärung dafür. Erst wenige Wochen vor ihrem Tod erkannten sie, dass meine Frau an einer Krankheit sterben werde, die Magenkrebs heißt. Um mich zu trösten, hat meine Frau mir gesagt, sie werde wohl so dünn, um mir den Verlust, den mir ihr Tod bereiten würde, erträglicher zu machen. Leider hat sie sich geirrt. Der Platz, den sie eingenommen hat, ist zwar schmaler geworden, der Schmerz jedoch nicht geringer. Im Gegenteil.«

Die Wespe kriecht aus der Pflaume, leckt sich den Gammel vom Flügel, fliegt fort und hinterlässt eine Lücke.

»Du musst dir die Ewigkeit wie einen Autoreifen vorstellen«, sagt Herr Gäbler. »Indem er sich um sich selbst dreht, beschreibt er einen Kreis. Gleichzeitig bewegt er sich auf einer Geraden voran. Doch zuletzt wird diese Gerade, wenn sie nur lang genug ist, wieder zu einem Kreis.« Herr Gäbler schlägt seine Tür zu. »Sollen wir ein Stück fahren?«

»Ja«, sagt Ben. Er steht auf, tritt Gas und Kupplung gleichzeitig, schaltet die Heizung an und drückt den Knopf links neben der Uhr. Er blinkt zu beiden Seiten, und Herr Gäbler sagt: »Es geht eindeutig geradeaus.«

SEIT BEN CHRISSE VON DEN EWIGEN JAGDGRÜNDEN ERZÄHLT HAT, möchte Chrisse jagen üben, um für die Ewigkeit vorbereitet zu sein. Zur Büffeljagd fehlt ihnen der Henrystutzen. Chrisse schlägt eine Fischjagd vor.
»Fische jagt man nicht. Fische angelt man.«
»Man jagt sie mit einer Angel.«
Chrisse baut eine aus einem Ast und einem Stück Bindfaden. Ans Fadenende knotet er eine Büroklammer. An die Büroklammer soll ein Hund gehängt werden.
»Ein was?«, fragt Ben.
»Ein Köter! So nennt man das. Ein Regenwurm!«
»Und wo kriegen wir den her?«
»Den musst du ausgraben.«
»Warum ich?«
»Weil du Sam Hawkens bist.«
»Und wo soll ich graben?«
»Überall. Regenwürmer sind überall.«
Ben muss mehrere Löcher graben, ehe er unter einer Baumwurzel einen kleinen Wurm findet. Er zieht ihn aus der Erde und legt ihn auf seine Hand. Der Wurm windet sich. »Er hat eine Schwellung«, sagt Ben.
»Das ist sein Gelenk, damit er um die Ecke kommt. Pass auf, dass er nicht wegläuft.«
»Er hat die gleiche Farbe wie ein Pimmelkopf.«
»Wieso?«, fragt Chrisse, und Ben wird rot. »Du musst den Wurm an die Angel machen.«
»Wieso ich?«
Chrisse zuckt mit den Schultern. Kaltblütig steckt Ben den Wurm auf die Büroklammer und hält die Angel Chrisse vors Gesicht, um ihm ein schlechtes Gewissen zu machen. »So ein Regenwurm kann die Erde durchlüften, wenn er möchte.«
»Das kann jeder«, sagt Chrisse und lobt: »Gut gemacht, Sam Hawkens.« Er schultert die Angel und läuft durch den Wald,

breitbeinig wie Karl May, wenn er mal wieder jemanden umgehauen hat.

Die Algen, die auf dem Kupferteich treiben, stinken nach altem Salat, das Schilf steht in muffigem Schmodder. Insekten schwirren über dem Wasser und summen Ecken in die Luft. Der Strand, an dem Ben und Chrisse Françoise in ihrem grünen Bikini betrachtet haben, liegt in einer kleinen Bucht, die zum Wasser hin steil abfällt, umstanden von greisen Baumriesen. Sie springen auf einen alten Steg, der auf verwitterten Pfählen in den Teich führt. Die Sonne hat die Planken ausgetrocknet, die Jahresringe haben tiefe Furchen gezogen.

Chrisse zerrt an einem alten Springseil, mit dem das Schlauchboot der Windgassens am Steg vertäut ist. »Wir können nicht vom Steg aus angeln. Die Fische sind in der Mitte vom Teich.«

»Und wo sind die Ruder?« Ben rutscht vom Steg und klettert ins wabbelige Heck.

»Ich dachte, du hast sie.« Chrisse legt seinen Kopf schief.

»Ich?«

»Ja. Ich hab die Angel.«

»Das ist aber nicht mein Boot!«

Chrisse schweigt und beginnt, mit seiner Hand im trüben Wasser zu plätschern. Obwohl Ben hilft, dauert es ziemlich lange, bis sie das Boot in die Mitte des Teichs geschaufelt haben. Chrisse lauscht an der Wasseroberfläche, und Ben fragt: »Was für Fische fangen wir denn?«

»Welse.«

»Weißt du, wie groß ein Wels ist?«

»Ja, so groß wie eine Banane.«

»Quatsch. Welse werden drei Meter lang und können Hunde fressen.«

»Welse fressen keine Hunde.«

»Doch, kleine Hunde. Dackel. Wir können keine Welse fangen, dafür ist das Boot zu kurz.«

»Vielleicht gibt es verschiedene Sorten von Welsen. Auch kleinere.«
»Ein winziger Regenwurm ist auf jeden Fall für jede Sorte von Wels zu wenig.«
»Der ist sowieso schon ab.«
Ben reißt Chrisse die Angel aus der Hand.
»Wo ist mein Regenwurm?«
»Ab.«
»Wieso?«
»Weiß ich nicht. Vielleicht ist er runtergesprungen. Keine Ahnung.«
Chrisse zieht an Bens Handgelenk, um sich die Angel zurückzuholen.
»Nein, die behalte ich jetzt. Du passt ja nicht auf.«
»Ich passe sogar sehr auf. Ich bin Karl Shatterhand, der Angler, und du bist Sam Hawkens.«
Sie kämpfen um die Angel, und das Boot gerät ins Schlingern.
»Wenn du aufpassen würdest, wäre der Wurm nicht ins Wasser gefallen.«
»Soll er sich doch drüber freuen, dein Wurm.«
Gerade als Ben Chrisse erklären will, dass Regenwürmer nicht schwimmen können, bekommt Chrisse die Angel zu fassen. Er verliert das Gleichgewicht, rutscht aus und fällt rücklings auf die rechte Wulst des Bootes, wodurch die linke Wulst abhebt. Ben stolpert über Chrisse, Chrisse schreit, und sie gehen über Bord. Das Boot flutscht übers Wasser, fliegt noch ein Stück, dann landet es mit einem blassen Klatschen auf dem Teich und treibt davon.
Chrisse geht sofort unter. Einen Augenblick kann Ben ihn noch erkennen. Ein milchiger Fleck, der mit seinen Tentakeln zuckt. Dann ist er verschwunden. Ben holt tief Luft und taucht unter. Nach zwei Schwimmzügen erreicht er den Grund. Er greift in kalten, weichen Schlamm und schmie-

riges Gestrüpp. Etwas tritt ihn von der Seite. Es ist Chrisse. Ben dreht sich um und greift irgendwohin. Er erwischt den Bund von Chrisses Badehose. Chrisse schlägt ihm ins Gesicht. Ben reißt an der Badehose und stößt Chrisse an die Oberfläche. Im Wasser klingt sein Ächzen wie Fiepen.

»Da ist was! An meinen Füßen! Da frisst mich was!«, schreit Chrisse, als er auftaucht. Er schlägt um sich, und Ben muss abtauchen, um nicht getroffen zu werden. Er schluckt Wasser. Es schmeckt, als würde es leben. Er schafft es, Chrisse am Nacken zu packen, und hustet ihm ins Ohr: »Du musst dich leicht machen.«

»Das kann ich nicht.«

»Und hör auf, zu hauen.«

»Das kann ich auch nicht.«

Chrisses gellende Stimme hallt durch die Baumkronen. Als Ben in seine Achselhöhlen fasst, beruhigt sich Chrisse etwas, und Ben kann ihn übers Wasser ziehen. Sie schwimmen in einen hellen Fleck. Es ist warm dort, als sei etwas von der Sonne ausgelaufen. Es ist wie eine Lücke in der Kälte. Plötzlich ist Ben glücklich. Er flüstert Chrisse ins Ohr: »Wir haben es gleich.«

Kurze Zeit später erreichen sie das Ufer.

»Aua«, japst Chrisse und fasst sich zwischen die Beine, »du hast mir die Eier eingequetscht.«

Sie liegen auf den Steinen, die spitz sind und nach Kirche riechen, und es stört sie nicht. Sie keuchen und suchen nach Chrisses Stimme in den Baumkronen über ihnen. Irgendwann sagt Chrisse: »Da war wirklich was. Es war glitschig und kalt.«

»Das war wahrscheinlich ein Strudel«, sagt Ben.

»Nein«, sagt Chrisse. »Das war ein Wels. Das war knapp.«

Das Boot hat sich in einer Baumwurzel verfangen, die wie das dürre Knie eines Riesen aussieht. Sie suchen nach einem abgestorbenen Ast, der lang genug ist, es zu fassen, und ziehen es an Land.
»Wir lassen da jetzt die Luft raus und nehmen es mit nach Hause. Das ist nicht sicher genug.« Chrisse öffnet die Ventile, und sie legen sich auf die Wülste. Langsam sinken sie zu Boden, und es ist, als würden sie einschlafen.
»Man stirbt übrigens beim Ertrinken nicht, weil man zu viel Wasser geschluckt hat, sondern weil man sich verkrampft und deshalb aufhört, zu atmen.«
»Mein Bruder ist nicht ertrunken«, sagt Ben.
»Nein«, sagt Chrisse, »das habe ich auch nicht gemeint.«
Die Luft ist raus. Für eine Weile liegen sie auf dem harten, steinigen Boden. Dann stehen sie auf, rollen das Boot zu einer Wurst, und Ben wuchtet es Chrisse auf die Schulter. Es ist ohne Luft schwerer als mit Luft. Das ist merkwürdig, doch Ben ist zu müde, um darüber nachzudenken. Er legt sich den Rest des Bootes auf seine Schulter. Auf dem Weg durch den Wald greifen die Baumriesen mit spiddeligen Fingern nach ihnen.
»Du kannst schwimmen wie Flipper, Sam Hawkens.«
»Ja«, sagt Ben. »Ich weiß.«

ZEHN

IN DEN SOMMERFERIEN fahren sie mit dem DAF für acht Tage nach Dänemark. Dänemark besteht aus über vierhundert Inseln. Ihre heißt Sjælland, also Seeland, und ist die größte.
Kurz hinter Hamburg kotzt Ben das erste Mal. Beim zweiten Mal in der Nähe von Lübeck ist es hügelig, und er merkt es vorher.
»Warte noch«, sagt Mami.
»Wie?«, fragt er und hält sich die Lippen zu.
Mami bremst am Straßenrand. »Warte, wir haben im Ferienhaus bestimmt keine Waschmaschine. Komm, hier auf dem Rasen. Hier ist es gut.«
Ben trifft aus Versehen eine Schnecke. Sie rutscht auf seinem Frühstück die Böschung hinunter.
»Alles raus?«, fragt Mami.
»Alles raus«, krächzt Ben.

Über Puttgardens Asphalt flimmert die Sonne in Fata-Morgana-Pfützen aus geschmolzenem Chrom. Eine bunt gefleckte Schlange deutscher Urlauberautos kriecht über eine Rampe in den Bauch der Færge MS Danmark. Männer in verschmierten Regenjacken regeln den Verkehr. Til højre, til venstre.

Das Meer ist ölig und grau und nicht blau wie im Prospekt. Dröhnend brandet es gegen die Schiffswand. Die Gischt reißt von den Wellen und fliegt auf wie Seifenschaum. Die Möwen stehen kreischend im Wind. Mami hält ihr Kopftuch fest und ruft: »Ahoi!«
»Ahoi!« Unter Bens Füßen vibriert es. Mit einem dumpfen Klopfen setzt sich die Færge in Bewegung.
»Musst du immer noch kotzen?«, fragt Mami.
»Nein, alles raus«, sagt Ben.

Auf dem offenen Meer geht das Klopfen in ein Stampfen über, und Ben fragt Mami, warum die Færge eigentlich nicht untergehe, wo sie doch außer den Fenstern ein einziger Eisenhaufen sei.
Mami glaubt, weil sie innen hohl ist. »Die Færge schiebt das Meer zur Seite. Dadurch entsteht ein Auftrieb. Aber besser, du fragst noch mal in der Schule nach.«
»Ich habe Sommerferien.«
»Ich auch«, sagt Mami.
Sie füttern die Möwen mit Franzbrötchen und einem alten Kaugummi aus Bens Hosentasche.
»Da drüben ist Röbbihaun. Mit durchgestrichenem O. Da ist dann Dänemark.«

Als sie in Høve-Strand in der Sejerø-Bugt – zwei durchgestrichene O – ankommen, ist es dunkel. Mami klebt mit ihrem Gesicht an der Windschutzscheibe und zählt die Querstraßen. Bei »vier« biegt sie links ein. Nach einigen Metern stehen sie vor einem großen Holzhaus. Im Giebel steht »Brugsen«.
»Das ist ein Supermarkt. Hier wohnen wir nicht. Jetzt haben wir uns verfranzt.« Mami befragt die Landkarte. »Falsche Richtung. Von hier ab vier. Und dann nach rechts. Also muss ich bis acht zählen, oder doch nur bis sieben?«

Ben sagt einfach mal nichts.
»Wir finden das«, sagt Mami.
»Wir finden das«, flüstert Ben. Er ist jetzt hellwach.
Mami zählt bis neun, weil sich eine Querstraße als Feldweg erweist, dann knirschen sie über Kies eine Einfahrt hinauf.
»Ich glaube, hier ist es.«
Auf einem Hügel kauert ein schwarzes Holzhaus vor einer Wand düsterer Bäume.
»Das ist ja märchenhaft«, sagt Mami und lässt offen, ob das Märchen gut ausgehen wird. Als sie aufschließt, scheuert die Tür über die Schwelle. Die Dielen ächzen unter dem Gewicht ihres Gepäcks. »Meine Güte, hier ist ja wirklich alles aus Holz.«
Bens Zimmer ist ein schmaler Gang mit einem quietschenden Bett am Ende. Von einem leeren Regalbrett hängt ein Holzaffe an dürren Armen. Er hat abstehende Ohren und einen Bauchnabel.
»Das ist ganz schön, das Zimmer«, sagt Mami. »Sogar Holz an der Decke.«
»Ja, ganz schön«, sagt Ben.
»Dann pack mal aus. Und danach gehst du schlafen.«

In dem fremden Bett liegt Ben wie in einer Kiste. Das klamme Kopfkissen riecht nach Omis Kaffeekannenwärmer.
»Farvel, schlaf gut. Und merk dir deinen Traum. Der Traum der ersten Nacht geht immer in Erfüllung.«
Ben hört Mami noch lange zu. Sie hängt Bügel an eine Stange, öffnet eine Schublade, stellt etwas in ein Regal und schiebt etwas anderes unter das Bett. Ihre nackten Füße poltern über den Boden. Holz auf Holz. Unterdessen knackt es in den Wänden. Die Äste knirschen in den Astlöchern. Die Zimmerdecke knarrt. Scharrend schieben sich einige Bretter übereinander. Der Boden zittert, dann bebt er und bricht auf. Die

Dielen bersten. Ein Riss geht durch die Wände. Sie knicken ein. Das Glas platzt aus dem Fenster. Draußen tobt ein Sturm durch die Bäume. Die Äste krümmen sich, die Zweige greifen gierig nach dem Haus und fingern durch Spalten und Lücken. Der Wald packt sich das Haus, reißt es aus dem Hügel heraus und schleudert es empor. Es schießt durch die Luft, durchstößt eine Baumkrone und knallt gegen den Stamm einer Kiefer. Die Wände brechen auseinander, und das Dach stürzt ein. Der Wald lacht und lässt das Haus fallen. Es kracht zu Boden und zersplittert. Pilze besiedeln es und Moose, und schon bald ist es verschwunden.

ALS BEN AM NÄCHSTEN MORGEN AUFWACHT, steht das Haus unversehrt an seinem Platz. Nur ein schwarzes Auge glotzt durch ein hohles Astloch.

»Morgenmad!«, ruft Mami.

Sie steht in einer winzigen Küche und brät Eier.

»Har du sovet godt?«, liest sie aus einem kleinen blauen Buch vor. »Hast du gut geschlafen?«

»Ja«, flüstert Ben und sieht sich vorsichtig um.

»Ich war schon beim Brugsen und habe Eier und Milch gekauft, gefärbte Wurst, Ymer und etwas, von dem ich noch nicht weiß, was es ist. Ymer ist dänischer Joghurt. Deck mal auf.«

»Wo denn?«

»Im Wohnzimmer. Wir haben nur einen Tisch.«

Im Wohnzimmer liegt ein Badelaken auf dem Boden.

»Hier liegt ein Badelaken auf dem Boden«, sagt Ben.

»Ja«, ruft Mami, »damit wir einen Teppich haben. Sonst ist hier ja alles aus Holz.«

Das ist mal eine gute Idee, findet Ben.

Nach dem Frühstück wollen sie zum Strand. Sie ziehen ihre Badesachen an, und Mami besteht auf einem weißen Sommerhut für Ben.
»Der ist aber gehäkelt!«
»Ja, und?«
Mami trägt eine neue Sonnenbrille und einen Badeanzug mit einem Mohnblütenmuster, den Ben noch nie gesehen hat. Wie schön sie ist.
»Ist was?«, fragt sie.
»Nein«, sagt Ben.
»Gut, wir müssen nämlich noch ein Stück durch den Wald, den Skov.«
Als sie am Strand ankommen, haben sie sich die Füße am Strandhafer zerstochen, und Ben hat aus dem kleinen blauen Buch die Wörter Sø, Vand, Sol und Tyskland gelernt. Die See, das Wasser, die Sonne, das Deutschland. Die See heißt hier das Kattegat.
»Endlich«, ruft Mami. »Komm! Schnell!«
Sie rennen über den Strand, und der heiße Sand quietscht unter ihren Füßen. Das Kattegat ist laut und lebendig. Es schnauft wie durch eine verstopfte Nase, die ihre Rotze auf den Sand schnäuzt.
»Ihh!«, schreit Ben und versucht, über die Wellen zu springen, doch Mami ruft: »Trau dich, es ist überhaupt nicht kalt!« Sie wirft sich ins Wasser, und die Mohnblüten schneiden durch die schäumende See.
Ben geht lieber zu Fuß, bis die Brandung gegen seine Bohnen rauscht. Dann schließt er die Augen und taucht langsam unter. Leider hat er vergessen, den Mund zu schließen. Das Kattegat schmeckt nach Würstchenwasser.
»Alles klar?«, ruft Mami.
»Alles klar!«, hustet Ben. Er spielt Delfin. Er springt über die Wellenhügel und wirft sich in die Täler, dabei knackt er mit

der Zunge und fiept eine Melodie. Er hat das unheimliche Gefühl, dass ihm jemand antwortet. Ein tiefes Brummen, das man nur mit dem Magen hören kann. Hinter einer Welle sieht Ben einen Wal aus gläsernem Lego feierlich durchs Wasser gleiten. Vielleicht ist es aber auch nur das Kattegat, das in die falsche Richtung fließt.

Am Abend unterhalten sie sich nach Pølsern und einem Kegeleis mit einer Kaugummikugel in der Spitze über Delfine. Dass sie mit ihrem Loch singen und Gelatine im Kopf haben, mit der sie das Echo orten können, und dass Færgen nach ihrem Vorbild gebaut werden, weil sie dann seltener tanken müssen. Mami erzählt von Pelorus Jack, einem Delfin, der vor achtzig Jahren Schiffe durch die Cook-Straße geführt habe, einer gefürchteten Meerenge zwischen den beiden Hauptinseln Neuseelands. Die Schiffsleute hatten hier seit jeher mit tückischen Strömungen, felsigem Grund und gewaltigen Stürmen zu kämpfen. Doch eines Tages erwartete sie Pelorus Jack. Er führte das Schiff auf seiner Bugwelle tanzend sicher durch die schwere See. Nach zwanzig Minuten verließ er sie, kehrte an seinen Ausgangspunkt zurück und wartete dort auf das nächste Schiff. Diese Angewohnheit behielt er vierundzwanzig Jahre bei. 1903 legte sich ein betrunkener Passagier der Penguin, die als Fähre zwischen den Hauptinseln verkehrte – »als Færge«, sagt Ben, und Mami korrigiert sich –, auf die Lauer und schoss dem armen Delfin eine Kugel durch die Rückenflosse. Pelorus Jack erholte sich zwar rasch, und ein Jahr später wurde eigens ein Gesetz zu seinem Schutz erlassen, doch die Penguin begleitete er niemals wieder. 1909 lief sie auf Grund. Ihr Rumpf riss auf, der Dampfkessel explodierte, und 75 Passagiere ließen ihr Leben.
»Sind die Delfine denn in Neuseeland?«, fragt Ben, der von Neuseeland nur weiß, dass man dort nicht herauskäme, wür-

de man ein Loch in die Erde bohren, sondern im Meer, so dass das Meer ausliefe, bei uns aber nur als salziger Dampf ankäme, weil der Erdmittelpunkt es zerkochte.
»Nein«, sagt Mami, »die Delfine sind in allen Weltmeeren zu Hause. Die schönsten Exemplare leben vor der Küste von Sansibar. Dort kann man mit ihnen sogar schwimmen. Aber das erzähle ich dir morgen. Farvel. Und träum was Schönes.«
Später im Bett macht es Ben den Delfinen nach: Während er seine linke Gehirnhälfte schlafen lässt, beobachtet er mit der rechten das schwarze Auge, das ihn durch das Astloch anstiert, schläft die rechte Gehirnhälfte, beobachtet er es mit der linken. So wird niemand auf ihn schießen. Schon gar nicht durch seine Rückenflosse.

ES IST SECHS UHR MORGENS. Nachdem Ruth einige Stunden wach gelegen hat, steht sie auf, zieht ihren Badeanzug an und fährt mit dem Wagen zum Strand.
Die nächtliche Flut hat tiefe Furchen in den Sand gepflügt. In einer makellos geraden Linie steigt Ruth über sie hinweg. Sie lässt sich in die tintenschwarze See gleiten und setzt, der leichten Dünung zum Trotz, die gerade Linie langsam schwimmend fort. Die Kälte des Wassers durchdringt ihre Haut und rührt an ihren Knochen. Wie ein Hampelmann, dem in stumpfsinniger Gleichförmigkeit am Faden gezogen wird, bewegt sie sich voran. Nach einiger Zeit lässt sie die Bucht hinter sich und schwimmt aufs offene Meer hinaus.
Das Wasser übernimmt die Führung. Es zieht sie vom Ufer fort. Es ahnt ihren Wunsch, sich zu vereinen, und wittert zugleich ihre Furcht, sich auszuliefern. Es fordert entschlossen ihre Hingabe. Sein Befehl dröhnt in Ruths Kopf. Wattig und monoton. Sie weiß, dass sie umkehren müsste. Doch

das Wasser löst ihre Starre. Ihre Bewegungen werden weich. Es ist ein unglaublicher Trost. Sie wird schläfrig. Sie schließt die Augen. Sie ist bereit, aufzugeben und sich der Tiefe anzuvertrauen.
Ein plötzlicher Strömungswechsel reißt sie aus ihrem Dämmerzustand. Sie öffnet ihre Augen und sieht sich panisch aufs Wasser einschlagen. Keuchend, gegen den gierigen Sog der See ankämpfend, schwimmt sie zurück.
Als sie aus dem Wasser steigt, steht ein dicker Mann am Strand und badet seine Knöchel. Er ist bis auf ein Ledertäschchen, das er an einer Schlaufe um sein Handgelenk trägt, völlig nackt.
»Goddag«, sagt Ruth.
Der Mann sieht sie dämlich an. Dann hellt sich sein Gesicht auf, und er winkt mit seinem Täschchen: »Grüß Gott!«

Während Ruth Kaffee kocht, zieht sie einen Faden aus ihrem Strickzeug. Sie fädelt ihn durch das Loch eines 25-Øre-Stückes und verknotet ihn. Als Ben zum Frühstück in die Küche kommt, legt sie ihm das Geldstück um den Hals und sagt: »Ich erkläre dich zum Prinzen von Sjælland, Prins mit s.«
Ben strahlt: »Und wer bist du?«
»Die Königin vielleicht?«
»Ja«, sagt Ben.
»Warte.« Ruth blättert in dem kleinen blauen Buch. »Es heißt Dronning. Du kannst mich Dronning nennen.«
»Dronning«, sagt Ben.
»Es ist mir eine Ehre, Prins.«

Den Tag verbringen sie am Strand, Ruth in respektvoller Entfernung zum Wasser. Nur einmal legt sie ihr Strickzeug zur Seite, um Ben beim Bau einer Sandburg zu helfen, die in einer Pfütze entsteht.

»Das ist das Auffangbecken. Ich mache ein Schleusensystem.« Ben scheint wenig Vertrauen in Ruths Fähigkeiten zu haben. Er gestattet ihr lediglich, einen kleinen Abhang mit Muschelsplittern zu verzieren und die Schleusenwärterstelle mit einem Seestern zu besetzen.
»Hast du gesehen, wie ich durch das Kattegat flutsche?«, fragt er. »Wie Flipper.«
»Ja, wie Flipper«, sagt Ruth und setzt ihm den gehäkelten Sommerhut auf den Kopf. »Ad usum Delphini. Zum Gebrauch des Prinzen. Prins mit s.«

Auf dem Heimweg erzählt sie ihm wie versprochen von der Insel Sansibar. Ihr Freund Kurt Malchow sei dort einige Zeit als Sultan tätig gewesen.
»Man hatte ihn mit Seine Hoheit Bargash ibn Said ibn Sultan, allmächtiger Herrscher über Zayn z'al barr, dem Land der Schwarzen anzureden.«

Zur Ernte 1941 hatte sich in freudiger Erkenntnis ihrer Verpflichtung die Hitlerjugend aus dem havelländischen Oranienburg angekündigt. Kameradschaftsführer Kurt Malchow war Ruths Familie zur Unterbringung zugeteilt worden. Der Papsch räumte im Garten einen Schuppen leer, stellte ein Feldbett hinein und entschied, dass dieses für einen so jungen Kerl zu genügen habe. Einen halben Nachmittag lang lag Ruth ihm in den Ohren, dem Kameradschaftsführer doch wenigstens eine Decke beziehen zu dürfen. Wie üblich gab der Papsch nach. Sie fegte den Schuppen aus, stellte die Fensterbank mit Blumen zu und nagelte zum guten Schluss ein Bündel Weizenähren an die Tür, so dass der Frohsinn und die sonnige Unbeschwertheit, wie man sie von der Hitlerjugend her kannte, Einkehr halten konnte. Am folgenden Abend marschierte die braune Schar unter ohrenbetäubendem Getöse im Ort ein. Der greise Dr. Reckziegel, der Leiter der Bürgerschule, hielt, auf den Pedell gestützt, eine Rede über die Vorteile der kurzen Hose und ließ seine Zuhörerschaft wissen, der Führer selbst habe in seinem gewaltigen Werke, das er sich in grausiger Festungshaft abgetrotzt habe, dezidiert, dass der Junge, der mit langen Röhrenhosen herumlaufe, in seinem laffigen Modewesen das Antriebsmittel zu seiner körperlichen Ertüchtigung verlöre. Zum feierlichen Ausklang sang der örtliche Männerchor das Horst-Wessel-Lied, und dann stand er endlich vor ihnen, der Kameradschaftsführer, gehörig groß und ausgiebig blond. Zackig grüßte er: »Heil Hitler, Malchow der Name!«, und schüttelte der Tochter seiner Gasteltern die Hand: »Tag, kleines Mädchen.«

»Tagsüber mussten die Hitlerjungs auf die Felder, aber abends habe ich Kurt manchmal im Garten aufgelauert, und dann hat er mir seine Geschichten erzählt.«
»Wahre Geschichten?«, fragt Ben.
»Was glaubst du denn? Natürlich. Einmal hat er sich seine Bettdecke als Turban um den Kopf gewickelt und mich ins Malchower Sultanat gebeten, Papschs Apfelzucht. Er nannte es Sansibar. Kurt war ein großer Bewunderer von Dr. Carl Peters. Er hatte ihn einmal in einem Spielfilm gesehen. In einer Szene reitet dieser furchtbare Mensch in seiner weißen Uniform und mit einem Tropenhelm auf dem Kopf auf den Schultern eines Sklaven über den Küstenstreifen des Sultanats. Kurt erzählte, er sei als Dr. Carl Peters durch Sklaven- und Elfenbeinhandel unvorstellbar reich geworden und habe sich deshalb hinter Papschs Brombeeren einen Palast mit Fahrstuhl und elektrischem Licht erbauen lassen, umgeben von der weltgrößten Gewürznelkenplantage. »Willkommen in meinem Serail, kleines Mädchen.« Kurt reichte mir einen Kommissbrotwürfel, zeigte mir seine Zähne und sagte, ihr

erstklassiger Zustand sei die Folge seiner kannibalischen Ernährungsweise.«
»Hat er wirklich Menschen gegessen?«, fragt Ben.
»Selbstverständlich.«
»Das ist aber verboten.«
»Ach was, Eunuchengeschwätz!«, sagt Ruth und schließt die Tür zum Haus auf.

Am Abend sitzt Ruth auf der Veranda und nippt geizig an einem geschmuggelten Whiskey. In der Ferne hört sie das Meer rauschen. Es klingt wie der schläfrige Atem des Landes. Das Wasser kann ihr nichts mehr anhaben. Sie sitzt sicher auf einem dänischen Hügel, Holz unter den Füßen, einen gehäkelten Sommerhut auf dem Kopf, und betrinkt sich.

Nachdem die Hitlerjugend mit dem Ostwind, der die Fahnen hebt, abgerückt war, wurde Ruth krank. Dr. Klecker erkannte auf eine Angina und verordnete Topfenumschläge um den geschwollenen Hals. Ihre ersten Worte nach zwei Wochen fiebrigen Zähneklapperns flüsterte Ruth dem Papsch ins Ohr:
»Ich vermisse ihn so sehr.«
»Den Fritz?«, fragte der Papsch, Ruths älterer Bruder war an die Front verlegt worden.
»Ja, den auch.«
»Und wen noch?«
»Den Kameradschaftsführer Kurt Heinrich Malchow aus dem Havelland.«
Tante Luise Wellensieck, die wohlhabende Witwe eines Oberhausener Motorenfabrikanten, verfügte für ihre rekonvaleszente Nichte eine Erholungsreise ins schweizerische Zermatt, auf die sie sie selbstverständlich begleiten wollte. Zu diesem Zweck begab sie sich mit dem Automobil nach Frankfurt am Main, chauffiert vom umwerfend gutaussehenden Herrn Ma-

ximilian, um dort die zuvor mit dem Zug angereiste Patientin an Bord zu nehmen.
Von Ruths wortreicher Dankbarkeit bestürmt, bemerkte die Tante knapp, man sei ja nicht umsonst vom alten Wellensieck und seiner GmbH & Co. KG so splendid bedacht worden. »Sei nicht so bescheiden, Kindchen. Wir leben doch nur einmal. Außer dem Herrn Maximilian. Der ist Buddhistiker.«
»Sehr wohl, gnädige Frau«, ließ sich Herr Maximilian diskret vernehmen und lenkte die stattliche Limousine über die regenglänzende Reichsautobahn den Schweizer Bergen entgegen.
Im Örtchen Täsch, wenige Kilometer vor ihrem Ziel, wurden sie von einer dürren Gestalt aufgeklärt, dass man auf einer der Ortschaft vorgelagerten Wiese zu parkieren und das letzte Teilstück der Reise mit dem Zug zurückzulegen habe, Automobile seien in Zermatt nicht gestattet.
»Na, hörnsemal«, sagte Tante Luise.
Nach kurzer Fahrt in Zermatt angelangt, stiegen sie in einen offenen Pferdewagen um und ließen sich zum Grandhotel hinauf kutschieren. Dort hatten sie in einem der Obergeschosse drei Zimmer mit Blick auf die einzigartige Bergwelt angemietet.
Herr Maximilian hatte bereits fernmündlich ein Arrangement mit dem Bergführer Zurbriggen getroffen, um unter seiner Anleitung anderntags das Geheimnis des Stemmbogens zu enträtseln, und die Tante plante für den nächsten Morgen, ihrer Nichte die blasse Haut mit Delial-Salbe einzucremen, einen Gang über die hotelnahen Klippen zu wagen und dort Ausschau nach den Gämsen zu halten.
»Wir werden Ausschau nach den Gänsen halten?«, fragte Ruth.
»Nein, mein Ruthilein, nach den Gämsen. Das sind Schafe.«
»Mit Verlaub, es sind Ziegen, gnädige Frau«, wandte Herr

Maximilian ein und zog, seinem Grundsatz treu, dass zur Verständigung mit seinen Mitmenschen der Gebrauch mehrerer Körperteile ausschweifend und daher unfein sei, die Nase kraus.
»Es sind Schafe mit Hörnern, die durch die Berge stolpern, Sie Sportskanone.«
»Sehr wohl, gnädige Frau. Die durch die Berge stolpern.«

Auf dem Nachbargrundstück patrouilliert ein Herr vor seinem Haus. Mit einem Federballschläger schießt er Zweige vom Kies.
»Sie sind von Deutschland?«, ruft er. »Velkommen i Danmark!«
Ruth steht auf und geht wankend hinüber.
»Ich heiße Ruth Schrader. Ich komme aus Hamburg und bin mit meinem Sohn Benjamin im Urlaub.«
»Jacobsen«, sagt der Mann, ohne dabei merklich den Mund zu öffnen. »Magst du es?«
»Ja, sehr«, sagt Ruth.
»Wenn du brombær brauchst, du kannst sie holen in meinen Garten. Viel zu viele in diesen Jahr.« Er zeigt vage in die Landschaft und schüttelt lachend den Kopf.
»Möchten Sie einen Whiskey, Herr Jacobsen?«, fragt Ruth.
»Jawohl«, sagt Herr Jacobsen und legt zwei Finger an die Stirn. Doch dann sieht er seine Frau aus dem Haus kommen und zwinkert: »Vielleicht ein anderen Mal.«
Frau Jacobsen sieht aus wie ein Fass. Auf winzigen Füßen schwankt sie über die Einfahrt. Zwei Knöpfe sind von ihrer Brust geplatzt, und an ihrem rechten Mundwinkel klebt etwas Marmelade.
»Hej«, sagt sie.
»Hej«, sagt Ruth.

»WARUM HÄNGT DA OBEN EIN SCHLIPS?« Ben zeigt auf den Fahnenmast, der in einem Beet vor dem Haus der Nachbarn steht.
Mami lacht: »Das ist kein Schlips. Das ist der Dannebrog, die dänische Landesfahne.«
»Die ist aber sehr dünn«, sagt Ben.
»Dänemark ist ja auch sehr klein«, sagt Mami und nach einer Weile: »Übrigens heißen unsere Nachbarn Herr und Frau Jacobsen.«
Sie sind auf dem Weg zum Brugsen. Hier sagt man Vej zum Weg. Zur Begrenzung liegen weiß gekalkte Steine aus, hinter die man zur Not flüchten kann, wenn die Saabs und Volvos auf einen zurasen.
Die Fleischtheke ist Bens Lieblingsabteilung im Brugsen. Weiße Fettstücke schwitzen in grellrosa Wurstscheiben, das Rentierfleisch ist getrocknet und sieht wie Baumrinde aus, und die Frikadellen sind nicht viel größer als Murmeln. Der Fleischer schenkt Ben eine røde Pølse. Seine Brille hängt ihm schief von der Nasenspitze, denn das rechte Glas ist dicker als das linke. Ben muss tief Luft holen, ehe er sich traut, »tak« zu sagen. Der Fleischer lacht polternd, schiebt seine Brille zurecht und verschmiert die Gläser. Ben wird rød. Er piepst: »Tyskland«, doch der Fleischer lacht unbeirrt weiter.
»Möchtest du ein Eis?«, fragt Mami. Ben kriegt keinen Ton mehr raus. »Na gut, ich kaufe mir aber eins.«
Draußen möchte Mami, dass Ben zum Strand vorausgeht, sie wolle den Einkauf nach Hause bringen und dann nachkommen. Ben nickt stumm. Ohne Mami ist Dänemark riesig. Um sich nicht zu verlieren, starrt Ben stur auf den Weg. Dort liegen Kienäppel und Kiefernnadeln. Ameisen rennen auf ihnen herum, und einmal steigt ein Käfer mühselig über ein Stöckchen. Grün schimmernde Fliegen landen auf einem Haufen Rehkacke. Die Scherben einer zerbrochenen Carls-

berg-Flasche werden von ihrem Etikett zusammengehalten. Irgendwann werden die Kienäppel seltener und der Strandhafer häufiger. Der Krach vom Kattegat zwingt Ben, aufzusehen. Am Fuß der Dünen steht eine Bude. Ein Blechschild quietscht im Wind. Øl. Ein ganzer Laden nur für Salatsoße. Auf dem gefliesten Platz vor der Bude spielen zwei Männer Schach mit Figuren, die so groß wie Vorschulkinder sind.

»Mannomann«, sagt Ben und sieht extra weg. Was für ein riesiges Land.

Er sucht einen Weg zum Strand hinunter, der möglichst weit von den unheimlichen Dänen entfernt ist, von denen einige vielleicht tropenbehelmte Sklavenhändler sind und furchtbar, weil sie gefärbte Wurst essen und Ymer aus Litertüten.

Er zieht sich hastig aus und stürzt sich ins Wasser. Das Kattegat rollt über ihn hinweg. Eine gewaltige Welle baut sich zu einer Wand auf. Ben wirft sich gegen sie, die Wand bricht ein und begräbt ihn. Ein Sog reißt ihn von den Füßen. Eine neue Wand baut sich auf. Ben kämpft sich durchs Wasser, springt hoch, höher als es das Kattegat je könnte, und sieht bis zum Horizont. Dort verwischt das Meer mit dem Himmel, und sie bedeuten dasselbe. Ben hat das Kattegat bezwungen, jetzt ist es ihm untertan. Schaum spritzt auf, eine letzte Welle schleudert ihn auf den Rücken und trägt ihn wie in einer Sänfte fort. Ben holt tief Luft, dann dreht er sich und taucht als Pelorus Jack in die Tiefe. Wenn er der verirrten Penguin jetzt begegnete, würde er sie retten. Zweimal springt er noch auf, dann lässt er sich vom Kattegat an den Strand spülen.

Mami winkt mit dem Badelaken, das sie eigentlich als Teppich benutzen.

»Gewaltig, nicht wahr?« Mit zusammengekniffenen Augen sieht sie auf das Kattegat hinaus.

»Es geht«, sagt Ben und denkt, was für ein riesiges Land, dieses kleine Dänemark, und was für ein zahmes Meer davor.

Am Nachmittag besuchen sie ihre Nachbarn. Ihr Haus ist ebenfalls aus Holz, aber innen weiß lackiert wie die Wände einer Færge. Herr Jacobsen führt sie herum, die dicke Frau Jacobsen schaukelt hinter ihnen her. In jedem der Zimmer vermeldet Herr Jacobsen dessen dänische Bezeichnung, und Mami übersetzt ins Deutsche.

»Badeværelse.«

»Badezimmer.«

»Soveværelse.«

»Schlafzimmer.«

»Stue.«

»Wie bitte? Ach so, Stube.«

Bei »Køkken« lacht Mami und zeigt auf den Herd.

Herr Jacobsen geht mit ihr in den Garten hinaus, um Brombeeren zu pflücken. Ben bleibt mit Frau Jacobsen im Haus zurück, und sie zeigt ihm ihre Sammlung rot lackierter Holzpferde. Sie stehen zu siebt der Größe nach nebeneinander in einem Regal. Frau Jacobsen nimmt ein Pferd in die Hand, sagt: »Dalahest, Dalahest«, und streicht über seinen bunten Blumensattel.

Ben nickt freundlich und sagt: »Tak.« Ihm fällt gerade kein anderes dänisches Wort ein. Frau Jacobsen sieht ihn entgeistert an. Ihre Lippen schrumpfen zu einem schmalen Strich. Ihre Nase bläht sich, und sie atmet schwer. Plötzlich wabbeln die Lappen an ihrem Hals. Mit einem Ächzen legt sie das Pferd in Bens Hand.

»Für mich?«, fragt Ben.

»Dalahest«, sagt Frau Jacobsen und nickt verlassen.

Draußen lachen Mami und Herr Jacobsen. Sie stehen in den Brombeeren, recken kleine Tassen in die Luft und prosten einander zu.

Als sie sich später verabschieden, hat Mami etwas Garten im Haar, und Herr Jacobsen hat zweimal an ihre Schulter gefasst.
»Hej-Hej.« Frau Jacobsen betrachtet wehmütig das Pferd in Bens Hand.
»Hej-Hej, fru Jacobsen.«
Natürlich hätte Ben auch Ymer sagen können, oder skov, aber leider fallen ihm die Wörter erst ein, als sie schon wieder zu Hause sind.
»Jetzt kochen wir Brombeermarmelade ein. Mit Fruchtstücken und einem Schuss Whiskey.«
Die winzige Küche ist für zwei zu klein. Mami muss den Eimer Brombeeren auf Bens Kopf abstellen, während sie die Beeren mit Gelierzucker vermischt.
»Was ist mit deinem Freund, dem Sultan dann passiert?«
»Das weiß ich leider nicht. Ich habe es nie erfahren. Ich bin nach seiner Abfahrt krank geworden, und meine Tante Luise hat mich zur Erholung in die Schweiz eingeladen. In Zermatt haben wir in einem Grandhotel gewohnt. Am ersten Morgen bin ich mit der Dämmerung aufgewacht, weil ich glaubte, Kurts Stimme zu hören. Durch mein Fenster habe ich das Matterhorn gesehen, den Berg auf der Toblerone, den die Schweizer »ds'Hore« nennen. Die Pyramide seines Gipfels stand goldglühend vor dem dunklen Himmel. Es war wunderschön. Meinem Freund Kurt hätte es sicher gefallen. Er hätte seiner Dhau die Segel gesetzt und wäre hinübergefahren, um Hibiskus zu ernten, wilden Kaffee, Pfeffer, vielleicht etwas Zimt und natürlich Gewürznelken. Siehst du, kleines Mädchen, hätte er gesagt, Afrika ist nah und Sansibar gleich um die Ecke.«
Mami hat Tränen in den Augen, die Ben etwas nervös machen.
»Naja«, sagt sie. »Es wandelt niemand ungestraft unter Palmen. Dänemark ist auch ganz schön.«

ZWEI TAGE SPÄTER kehren sie bei stürmischem Wetter nach Hamburg zurück. Während sich Mami von den Jacobsens verabschiedet, schreibt Ben eine Karte an Chrisse: Dänemark bestehe aus fast fünfhundert Inseln, alle mit Strand, das sei mehr als in China, das Kattegat sei allerdings ein ziemlich lasches Gewässer. Die Dänen in den Dünen nuschelten alle, was zwar recht freundlich klinge, aber insgesamt seien sie gefährliche Leute. Er beleckt Dronning Margarethe und klebt sie auf die Karte. Dann zählt er die 36 Kienäppel, die er gesammelt hat, noch einmal durch, bevor er sie aus dem Fenster wirft.

»Halt dich ran«, sagt Mami. »Wir dürfen die Fähre nicht verpassen.«

»Die Færge«, sagt Ben und hängt den Holzaffen mit dem Bauchnabel ans Astloch, um dem betrunkenen Auge darin die Sicht zu nehmen.

»Jetzt mach schon.«

Als der DAF beladen ist, streicht Ben ein letztes Mal über das Holz des Hauses, in dem noch die Wärme der vergangenen Tage knistert, dann knirschen sie über den Kies zur Straße hinunter.

»Im Auto kannst du den Häkelhut ruhig abnehmen«, sagt Mami.

Ben stellt das Dalahest auf die Hutablage und sieht hinaus. Der Rückweg kommt ihm bekannt vor, als bereise er das riesige Dänemark, das er als Prins regiert, schon seit vielen Jahren und als wiesen die weißen Steine am Straßenrand den Weg zu seinem Palast. Die Saabs und Volvos grüßt Ben wie die Kutschen seiner Untertanen.

Vor Rødby sitzen die Möwen in den Feldern. Sie strecken ihre Schnäbel in den Wind und warten, dass der Regen aufhört. Ob sie wissen, dass sie Dänen sind? Und ob sie sich darüber freuen? Vielleicht würden sie lieber in Hamburg leben, mit einem größeren Hafen, mit mehr Häusern, einer U-Bahn und einem riesigen Friedhof. Aber ohne das Kattegat, ohne Dronning Margarethe und ohne Ymer in Litertüten.

Wegen des Regens bleiben sie unter Deck. Mami hat sich von ihrer Sonnenbrille verschlucken lassen und starrt aufs Meer hinaus. Ben fiept ein Lied durch sein Atemloch, damit es noch ein bisschen so bleiben kann, wie es eine Woche lang, bis eben, war.

ELF

»ALLEZ, MES ENFANTS! La chasse commence!« Madame Windgassen klatscht in die Hände. »Vier Gruppen à drei Personen. Die Gruppen haben die Farben wie auf die Kärtschen: rouge, bleu, vert et jaune. Hat jeder sein Kärtschen?«
Sie sind dreizehn. Das geht nicht auf. Da kann Guido Borgmann wohl nicht mitmachen.

Chrisses Mutter hatte einige Tage zuvor der Liste der Kinder, die Chrisse zu seinem Geburtstag einladen wollte, in spitzer Französinnen-Schrift den Namen Guido Borgmanns hinzugefügt, und es gab Krach mit Chrisses Vater, der Ben sehr peinlich war.
»Igitt, Guido Borgmann, den lade ich nicht ein.«
»Wenn deine Mutter möchte, dass du Guido Borgmann einlädst, dann lädst du Guido Borgmann ein, oder du kannst dir deine Geburtstagsfeier sonst wo hinstecken.«
»Aber es ist mein Geburtstag. Mit meinen Freunden.«
»Deine Mutter hat ihre Gründe, und ich in zehn Minuten ein Telefonat mit dem Bundeslandwirtschaftsminister.«
»Papa, du kennst Guido Borgmann nicht.«
»Ein Grund mehr, ihn einzuladen. Ich freue mich schon auf Guido Borgmann. Ebenso, wie ich mich auf Josef Ertl freue, und das will etwas heißen.«

»Guido Borgmann ist komisch. Er tropft Hängespucke auf den Tisch. Er geht mit Schuhen ins Bett und sagt komische Sachen.«
»Das tut Josef Ertl auch.«
»Wer ist Josef Ertl?«, heulte Chrisse.
»Das ist der Bundeslandwirtschaftsminister«, flüsterte Ben.
Dr. Windgassen ließ seine Hand auf Bens Schulter krachen. Er brüllte, dass dies korrekt sei und Chrisse sich ein Beispiel an seinem Freund nehmen solle, und knallte die Tür zu seinem Arbeitszimmer zu.

»Eine Gruppe ist à vier Personen«, entscheidet Madame, »Guido kommt zu bleu.«
Obwohl er seine Farbe längst weiß, starrt Ben auf das blaue Kärtchen in seiner Hand. Typisch. Mit Guido Borgmann in der Gruppe ist die Schnitzeljagd für ihn gelaufen. Guido kann sich nicht beeilen. Einmal hat Ben ihm angeboten, seinen Turnbeutel für ihn zu tragen, damit er schneller sei, doch es nützte nichts, Guido fing zwar an zu schnaufen und ein grüner Popel flatterte an seinem Nasenloch, doch schneller wurde er nicht. Vielleicht kann Guido nichts dafür, dass er komisch ist, seine Eltern gehören einer unheimlichen Religion an, und er muss pausenlos beten, sonst geht die Welt unter, aber sie haben sich nun mal angewöhnt, immer wenn von Guido Borgmann die Rede ist, sich den Finger in den Hals zu stecken, und die Sache mit den Schuhen stimmt wirklich. Außer Guido und Ben sind noch Dagmar Vollrath und Andy Senkbach bleu. Was für eine kranke Gruppe. Seit Dagmar kürzlich nach der Schule durch ihre Strumpfhose gepinkelt und dabei den Finger draufgehalten hat, gilt sie als frühreif. Sie hat einen breiten Mund, dünne Zöpfe und ist über und über mit Sommersprossen bekleckert. Weil sie gut in Leichtathletik ist, hat sie Vogelbeine und zum Glück heute keine

Strumpfhose an. Andy Senkbach trägt den ganzen Tag über Fußballschuhe mit Schraubstollen. Sein Vater sagt, er sei ein Abwehrbollwerk und wenn die C-Jugend ihn nicht nehme, könne die was erleben. Die Stollen machen Dellen ins Parkett.
»Hört zu! Ihr müsst die Hinweise folgen, zu die Stationen laufen und den Menschen dort ihre Fragen beantworten. Die Lösungen sind Zahlen. In der rischtigen Reihenfolge ergeben sie eine Telefonnummer. Die müsst ihr anrufen. Dort bekommt ihr dann die Hinweis für die Schatz. Jede Gruppe bekommt zwanzisch Pfennisch für die Telefonzelle. Allez! Rouge beginnt.«
Rouge sind Chrisse, Arno Barkhahn und Uwe Frick. Sie stürmen johlend durch den Vorgarten und verschwinden hinter der Hecke.
Fünf Minuten später startet bleu. Guido Borgmann rennt in die falsche Richtung und muss gerufen werden. Sie folgen den Pfeilen auf der Straße. Wenn Guido einen Pfeil entdeckt, schreit er: »Da ist einer.« Zum Glück entdeckt Guido nur selten Pfeile und wenn, dann nur sehr große.
Die erste Station ist der Junge mit den eckigen Schultern. Er ist seit den Sommerferien Françoises fester Freund. Um nicht wiedererkannt zu werden, grinst Ben, bis ihm sein Gesicht wehtut. Der feste Freund liest seine Frage gelangweilt von einem Zettel ab: »Wie heißt die Stadt, in der du wohnst? Zähle die Buchstaben zusammen.«
Andy sagt: »Langenhorn-Markt«, und klappert mit den Stollen.
Françoises fester Freund bekommt einen Lachanfall. Während Andy auf seinen Daumen starrt und »L« murmelt, dann auf seinen Zeigefinger und »A«, sagt Ben: »Hamburg, sieben.«
»Wenn du meinst, du widerliche Kröte, dann ist das vielleicht, möglicherweise eure erste Ziffer.«
Françoises fester Freund hat ihn trotz Grinsen erkannt. Zit-

ternd notiert Ben eine Sieben und zur Sicherheit ein Fragezeichen.
»Hier geht ein Pfeil um die Ecke«, schreit Guido.
Sie biegen in einen Schotterweg ein, und das Klappern der Stollen geht in Knirschen über.
»Ich wohne aber in Langenhorn-Markt«, sagt Andy.
»Langenhorn-Markt ist eine U-Bahnstation, keine Stadt, du Wurst«, sagt Dagmar und zu Ben: »Übrigens, wehe, wenn du mich Daggi nennst.«
»Wie denn dann?«, fragt Ben, der nie auf die Idee gekommen wäre, Dagmar Vollrath Daggi zu nennen.
»Dag«, sagt sie und zeigt auf einen Pfeil, der aus Stöckchen zusammengesetzt ist. »Jetzt halt dich mal ran, Guido.«
An einem Gatter wartet eine Dame, die einen Jägerhut trägt und ein Seidenhalstuch mit aufgedruckten Steigbügeln. Sie stellt sich als die Mutter von Thekla vor. Ben hat keine Ahnung, von wem die Rede ist, bis er sich an ein unscheinbares Mädchen erinnert, dass einmal ein verschimmeltes Pausenbrot ausgepackt hat und seitdem in der Klasse hinten sitzt und sich hinter seinem Pony versteckt. Das Mädchen heißt Thekla.
»Also, liebe Gruppe, ich habe eine Sportfrage für euch.« Sphortfrage, sagt die Mutter von Thekla. »Wie viele Minuten dauert die Halbzeit eines Fußballspiels?«
»Erwachsene oder F-Jugend, C-Jugend, A-Jugend oder B-Jugend?«, fragt Andy und bringt die Mutter von Thekla durcheinander: »Ich möchte meinen, es handelt sich wohl, also, da bin ich doch glatt … Wie lange dauert denn eine Halbzeit bei der C-Jugend, junger Mann?«
»35 Minuten.«
»Ach. Nur? Da würde ich doch meinen, dass sich die Frage auf die Spieldauer der erwachsenen Spieler bezieht.« Sphieldauer, sagt die Mutter von Thekla.

»45 Minuten«, sagt Andy Senkbach und: »Pillepalle.«
Das könne möglicherweise »sthimmen«, meint die Mutter von Thekla. Ben notiert eine 45. »Und nun lauf, liebe Grhuppe, lauf!«
Sie brauchen sechs Pfeile, bis sie bei Françoise ankommen, die hinter einer Böschung auf einem Campingstuhl sitzt. Sie sieht nach oben, wo außer Hellblau nichts zu sehen ist, und sagt: »Der Mond kreist um die Erde. Wie lange braucht er dafür? A, 24 Stunden, B, vier Wochen, oder C, ein Jahr?«
Sie sehen hinauf, und Guido malt mit seinem spuckeglänzenden Finger Kreise in den Himmel. Andy sagt: »Wenn es nachts nicht regnet, kann man den Mond sehen.« Das stimmt schon mal.
Dag schiebt ihn zur Seite: »Nach Vollmond nimmt der Mond ab, bis er weg ist. Das heißt Neumond. Dann nimmt er wieder zu. Dazwischen liegen vier Wochen. B ist richtig.«
Ben hört, dass Françoise ihre Clogs viermal gegeneinander schlägt, und sagt: »Ich bin auch für vier.«
»Bei Neumond sieht man den Mond nicht, weil er dann auf der anderen Seite von der Erde ist«, sagt Dag.
»Genau so hat sich Jehova das alles ausgedacht«, sagt Guido und malt eine Sichel in den Himmel. Ben notiert eine Vier.
»Wenn ihr euch traut, könnt ihr über den Bach abkürzen«, sagt Françoise. »Wenn nicht, müsst ihr da hinten über die Brücke.« Ben fragt, was die anderen gemacht hätten. »Abgekürzt, was glaubst du denn?«
Doch wegen Guido entscheidet Ben: »Wir gehen über die Brücke.«
»Meinetwegen, aber achtet auf den hungrigen Fisch!«
Auf das Geländer der Brücke sind kleine Pfeile gekritzelt, die Guido Borgmann alle übersieht.
»Was hat die mit dem Fisch gemeint?«, fragt Dag.
»Ich glaube den Kupferteich, der ist da vorne«, sagt Ben.

Dag wirft ihre dünnen Zöpfe über die Schulter und sagt, dass sie sich mit der Vier von eben sicher sei, denn der Mond steuere auch die weiblichen Eierstöcke und die bräuchten auch vier Wochen, bis ihre Eier fertig seien. Sie plane, Forscherin zu werden, deshalb kenne sie sich mit so was aus. Oder Friseuse, das sei auch ein guter Beruf.
Ben ist sehr beeindruckt und ein bisschen heiser: »Interessant.«
Andy drängelt sich zwischen sie und erklärt, dass er Starfighter-Pilot werden würde. Sein Vater habe gesagt, Kriegspiloten kriegten Geld wie Heu und obendrein umsonst Schokolade und in Vietnam sogar Haschisch. Er habe ein Starfighter-Poster zu Hause und sei mit der Maschine mittlerweile vertraut. Dag fragt Ben, was er werden wolle. Ben sagt, er wolle einmal für Esso arbeiten. Auf einer Bohrinsel im Nordmeer. In der Nähe von Norwegen. Dass er ein Bohrinsel-Poster hat, verschweigt er. Was die denn da machten, in der Nähe von Norwegen, will Andy Senkbach wissen.
»Benzin, was denn sonst?«, sagt Dag und schiebt Andy abermals zur Seite.
Vielleicht würde er auch die Versorgungsflüge für die Bohrinsel machen, sagt Ben, in einem Hubschrauber. Andy sagt, dass Hubschrauber Krücken im Vergleich zu Starfightern seien, und knirscht sich beleidigt vom Weg, um gegen den Weizen zu treten, der nebenan auf einem Feld steht.
Plötzlich schreit Guido und fuchtelt mit den Armen. »Der Fisch! Der Fisch! Er hat Hunger!« Er steht vor der Kupferklause und schlägt mit der flachen Hand gegen das Wirtshausschild. Auf dem Schild ist ein dicker Fisch abgebildet, der auf einem Stuhl sitzt. Er hat eine Serviette umgebunden, in der rechten Flosse hält er eine Gabel, in der linken ein Glas Rotwein. Auf dem Tisch vor dem Fisch stehen die Preise.

»Macht nicht so'n Krach.« Ein bärtiger Mann kommt aus dem Lokal. »Ihr wollt zu mir. Rein mit euch.«
Im Lokal ist es dunkel, nur ein Aquarium leuchtet wie ein verwunschenes Unterwasserreich. Ein Javafarn wächst durch den Spalt eines Steinplateaus. Im Hintergrund wucherndes Tausendblatt, barschfestes Büchsenkraut und der indische Wasserfreund. Eine rötlich schimmernde Pflanze, deren Namen Ben nicht kennt, überwächst eine knotige Baumwurzel. Kleine, bunte Fische schießen hervor und schwimmen schnurgerade Linien durchs Wasser, nicht träge Kurven wie Bens Fische zu Hause.
»Einer von euch muss die Fische zählen.«
Sie beschließen, dass Guido zählen darf, weil er das Wirtshausschild entdeckt hat, und obwohl er einen Fisch zweimal zählt, kommt er auf neun, was stimmt.
»Und nun die letzte Frage!« Dr. Windgassen sitzt in einem Winkel des Lokals bei einem Glas Bier. »Sie trinken Rotwein in rauen Mengen, sie lieben Käse, und ihre Lieder heißen Chansons. Wie heißt das Land, in dem sie wohnen?«
Während er hinzufügt, dass es sich nicht um Schweden handle, sagen Dag und Ben gleichzeitig: »Frankreich«, und Guido zur Überraschung aller: »Zehn.«
»Dann geht mal telefonieren«, sagt Dr. Windgassen und prostet ihnen feierlich zu. »Vor der Kupferklause steht eine Telefonzelle.«
Ben notiert die Fische-Neun und die Frankreich-Zehn und streicht das Fragezeichen.
Bis auf Andys rechten Stollenfuß passen sie alle in die Telefonzelle. Ben wirft das Geld ein und wählt. Noch vor dem ersten Klingeln hört er Madame Windgassen: »Allô? Hier ist das Schatztelefon.«
»Hier spricht Benjamin Schrader.«
»Du musst mir sagen, welsche Farbe, Ben!«

»Bleu.«
»Also gut, hör zu. Auf der Wiese an der Ende von die Ohlendieksredder steht eine alte Buche. In ihren Ästen hängen kleine Eimer in euren Farben. Euer Eimer ist bleu. Ihr müsst ihn holen. Dort ist die Schatz versteckt. Macht schnell!«
Dag ist zuerst am Baum. Die Eimer hängen an Schnüren an einem blattlosen Ast, zu hoch, um sie ohne Hilfsmittel zu erreichen. Während Andy nach etwas Ausschau hält, mit dem sich der blaue Eimer vom Baum schießen lässt, schlägt Dag Ben eine Räuberleiter vor: »Du darfst dich auch an meinen Schultern festhalten.«
Ben steigt in Dags verschränkte Hände, hält sich an ihren Schultern, dann an ihren Haaren fest und streckt sich schließlich. Als er den blauen Eimer vom Ast knoten will, schwankt Dag. Ben kippt etwas, und sein Pimmel drückt gegen Dags rechtes Ohr. Er ist knallrot, als er wieder unten ankommt.
In dem Eimer liegen drei Kompasse, ihre Nadeln fluoreszierend und flüssigkeitsgelagert. Es ist ein Kompass zu wenig. Um Zeit zu gewinnen, tut Ben so, als hätte er nichts bemerkt. Er braucht dringend einen Kompass, und er wüsste nicht, wofür Guido Borgmann einen brauchen könnte. Andy fragt, wofür die Dinger gut seien.
»Das sind Kompasse«, sagt Ben.
»Ja, und?«
»Weißt du nicht, was ein Kompass ist?«
Und obwohl Andy »doch« nuschelt, sagt Dag, dass es sich bei einem Kompass um ein Gerät zur Bestimmung der Himmelsrichtung handle, dessen Nadel magnetisch aufgeladen sei und sich am Nordpol ausrichte, wobei der geomagnetische Nordpol nicht der richtige Nordpol sei, aber zur Orientierung völlig ausreiche, und dass es ihr an Andy Senkbachs Stelle unfassbar peinlich wäre, so ein Vollidiot zu sein.
Andy sagt, er brauche so einen Scheiß nicht, sein Vater fah-

re ihn sowieso immer, da könne ihn die Himmelsrichtung am Arsch lecken. Er dreht sich weg und interessiert sich wie wahnsinnig für einen Löwenzahn.
Eine Minute und 23 Sekunden nach Rouge überquert Bleu die Ziellinie vor Chrisses Zuhause und wird Gewinner der Schnitzeljagd, für Vert und Jaune uneinholbar. Rouge war gut durchgekommen, tippte aber beim Mond auf ein Jahr, und Françoise hatte keine Lust, ihrem Bruder zu helfen. Die St. Bonifatius-Gemeinde, die Rouge anschließend anrief, hatte von einem Schatz in der Nähe des Ohlendieksredders keine Kenntnis und fühlte sich für Schatzfragen auch nicht zuständig, und Chrisse brauchte ziemlich lange, um zu bemerken, dass die richtige Telefonnummer seine eigene war. Vert hatte sich verlaufen. Jaune war bis zuletzt die schnellste Gruppe, doch auf der Wiese unter der Buche grasten unerwartet Kühe, und Dr. Windgassen musste geholt werden, um die Tiere zu verjagen.
Während Bleu zur Siegerehrung mit Goldmedaillen aus Schokotalern behängt wird, nimmt sich Ben vor, irgendwann mal was mit Guido Borgmann zu unternehmen. Dann wird es dunkel.

»Für die Fete leg ich *Mexico* als Erstes auf.«
»Toll«, sagt Ben und denkt an Rex Gildo.
»Ich bin jetzt dreizehn«,
»Ja. Glückwunsch.«
»Wollen wir runter?«, fragt Chrisse.
»Ja. Gehen wir runter«, sagt Ben.
Neben der Tür zum Hobbyraum stehen drei Mädchen im Disko-Licht. Sie stecken ihre Köpfe zusammen und kichern. Ben weiß nicht, welche Strähne der vielen Haare zu welchem Mädchen gehört. Auf einem alten Sofa gegenüber sitzen ein paar Jungs. In Andy Senkbachs Mund passen zwei Bockwürs-

te gleichzeitig, in Arno Barkhahns Mund zweieinhalb und noch ein Löffel Kartoffelsalat.
Uwe Frick reicht Ben einen Becher mit Limonade und sagt: »Hätte ich nicht gedacht, dass ihr gewinnt.«
»Ich auch nicht«, sagt Ben.
»Ich dachte, wir gewinnen, weil Chrisse sich hier auskennt, oder die Gruppe von Olli Erdmannsdorff.«
»Hab ich auch gedacht.«
»Hauptsache die Gruppe von Matze Schmidt hat verloren. Matze Schmidt ist einfach fett.«
»Matze Schmidt ist einfach zuckerkrank«, sagt Ben und lässt Uwe Frick stehen, um Chrisse zu helfen, der die *Mexico*-Platte nicht finden kann.
»Dann nehme ich eben *Salem Aleikum* von Dunja Rajter.«
Niemand traut sich auf die Tanzfläche, alle quetschen sich an die Wand und grinsen blöd. Vielleicht liegt es an Dunja Rajter. Als Nächstes spielt Chrisse was über Regen in Kalifornien. Uwe setzt sich neben Arno auf Ralfs Schenkel und tritt dabei aus Versehen auf Sven Kählers Fuß. Sonst geschieht nichts. Während eines Liedes von Adamo stellt sich Ben neben Dag. Zum Refrain schreit Dag Ben etwas ins Ohr, das Ben nicht versteht, und Ben schreit etwas zurück, das Dag nicht versteht. Das nächste Lied heißt *Popcorn*. Es klingt wie das Armaturenbrett einer Rakete. Die Mädchen neben der Tür fangen zu hüpfen an, und Matze Schmidt traut sich für kurz auf die Tanzfläche, allerdings ohne zu tanzen. Er singt nur ein bisschen mit, und es sieht aus, als lache ein Pudding. Endlich findet Chrisse die *Mexico*-Platte. Jetzt wollen außer Andy Senkbach alle tanzen, obwohl es eigentlich nicht nach Rex Gildo klingt. Chrisse spielt das Lied dreimal, und die Fete läuft. Er schreit: »Aus dem Studio drei der Berliner Unionfilm mit der Startnummer 5!«, und spielt *Eine neue Liebe ist wie ein neues Leben*.

»Nanananana naa!«, machen die Mädchen.
Während ein Männerchor was summt, legt Antonio Sparacio Sabine von Laatzen die Hände auf die Schultern. Die nächste Platte hat einen Sprung, was Guido Borgmann nicht davon abhält, sich langsam im Kreis zu drehen. Chrisse macht das Licht aus und lässt nur die roten Party-Lampen blinken. Mireille Mathieu singt *Tarata-Ting, Tarata-Tong*, und Antonio Sparacio legt Sabine von Laatzen die Hände auf das obere Drittel ihres Pos.
Chrisse dreht lauter und spielt ein paar Platten hintereinander auf 45 Umdrehungen. Sie springen, stampfen und klatschen gegeneinander. Jungsschultern rempeln, und Mädchenhaare bleiben im Gesicht kleben. Die Luft verbraucht sich und riecht nach Fruchtgummi und Sauerampfer. In der Pause beruhigen sie sich und werden verlegen. Chrisse spielt *Am Tag, als Conny Kramer starb* von Juliane Werding, und Antonio Sparacio und Sabine von Laatzen machen Engtanz. Dann machen Anke Petersen und Oliver Erdmannsdorff Engtanz. Und dann Dag und Ben. Ben muss sich etwas strecken, damit sein Kinn über Dags Schulter passt, und er hat keine Ahnung, wo er sie anfassen soll. Vorläufig steckt er seine Zeigefinger in die Gürtelschlaufen an ihrem Kleid.
Dag ist warm. Die Luft in dem Spalt zwischen ihr und Ben heizt sich auf und weht hinaus. Ihr Geruch vermischt sich mit seinem Geruch. Sie legt ihre Hände auf seine Hüfte. Sie schwenkt nach links. Er schwenkt mit. Sie schwenkt nach rechts. Er mit. Sie bestimmt, er folgt. Er ist dabei schön vorsichtig, er hat vorhin nichts gesehen, aber vielleicht ist unter ihrem Kleid schon was, und vielleicht tut es ihr weh, wenn er dagegen stößt.
Ihr Ohr klebt auf seiner Wange, und er hört sie atmen. Ihr dünner Zopf kitzelt an seinem Hals. Ihre Haut an seinem Kinn ist feucht. Ihr Herz klopft in seiner Brust. Zwischen

zwei Liedern fragt sie ihn, ob er vorhin am Baum einen Steifen gehabt habe. Sein Rachen ist trocken wie Papier, und er kann nur krächzen: »Nein, hatte ich nicht.« Erst jetzt.

Ben traut sich nicht, Dag länger zu berühren, er weicht ihr aus, und der Tanz wird umständlich. Zum Glück stoßen Matze und Andy zusammen. Andy rutscht von seinen Stollen und knallt gegen Antonio und Sabine. Uwe versucht, Sabine aufzufangen, stolpert aber über Sven. Zuletzt fallen alle um, lachen, schimpfen und verheddern sich. Chrisse spielt Elektrogitarrenkrach.

Ben isst gerade einen Erdnussflip, den er auf dem Teppich gefunden hat, als Dag ihn plötzlich küsst. Sie fasst ihn an den Schultern und legt ihre Lippen auf seinen Mund. Ben hört zu kauen auf, und der Flip klebt an seinem Gaumen fest. Dag öffnet ihre Lippen, und ihr Atem kitzelt an seiner Oberlippe. Nach einer Weile rutscht seine Oberlippe zwischen ihre Lippen, und es kitzelt weniger. Dann leckt Dag mit ihrer Zungenspitze über seine Oberlippe, und es kitzelt wieder mehr. Ben schiebt mit seiner Zungenspitze den Flip zur Seite, dabei berührt er aus Versehen Dags Zungenspitze. Dags Zunge ist groß, weich, nass und warm. Bens Zunge ist hart wie ein Knopf. Er ist sehr aufgeregt, und während in Udo Jürgens' Herz ein kleiner Schmetterling flattert, wälzt sich durch Bens Bauch ein Durchfall aus Kartoffelsalat.

Auf der Sofalehne sitzt die unscheinbare Thekla und weint in ihren Pony.

Dag steht auf. Sie wirft sich ihre dünnen Zöpfe über die Schultern und geht auf die Tanzfläche. Sie klopft Guido den Abdruck eines verschmierten Kreidepfeils vom Pullunder, schiebt Antonio zur Seite, der über Sabines Schultern hängt, als sei er ohnmächtig geworden, und verschwindet. Ben weiß nicht, was er machen soll. Er bleibt sitzen und verknotet seine

Finger, bis sie wehtun. Dags Spucke in seinem Mund ist zwar eklig, macht ihn aber unglaublich stolz.

Die meisten Kinder werden von ihren Eltern abgeholt. Mami kommt nicht. Es ist nicht unwahrscheinlich, dass sie mittlerweile Kommunistin ist und mit Wichtigerem beschäftigt.
Als sie allein sind, sagt Chrisse: »Guck mal, Uwe hat mir einen Rennwagen aus Klopapierrollen gebastelt. Da knicken die Räder ab.«
»Den hätte er ja wenigstens mal anmalen können«, sagt Ben.
»Naja, er hat mit Kuli Türgriffe drauf gemalt. Aber außer den Sachen von meinen Eltern ist dein Geschenk sowieso das Beste.«
Von seinen Eltern hat Chrisse eine Carrera-Bahn und eine Kette mit einem Eiffelturm-Anhänger bekommen, und Ben hat ihm Wum, den Hund aus *Drei mal Neun*, durchgepaust und ihm ein Buch von Alfred Hitchcock geschenkt, das er gerne selber einmal lesen würde: *Die drei Fragezeichen und die Geisterinsel*.
Chrisse reißt dem Rennwagen die Hinterräder ab. »Thekla ist in dich verknallt.«
»In mich?«
»Klar, sie hat doch geheult.«
»Wegen mir?«
»Glaub schon.«
»Wirklich?
»Ja.«
»Ich geh aber jetzt mit Dag.«
»Mit wem?«
»Mit Dagmar Vollrath.«
Chrisse schweigt. Dann sagt er: »Dagmar Vollrath ist gut in Leichtathletik.«

»Und in Erdkunde«, sagt Ben und traut sich zu fragen: »Stimmt es, dass Frauen auch Eier haben?«
»Ja«, sagt Chrisse. »Aber innen. Nicht außen wie wir.«
Ben ist froh, dass Chrisse sein bester Freund ist und nicht Guido Borgmann oder Andy Senkbach oder Uwe Frick.

EINE TROCKENE HITZE HAT SICH IM HAUS EINGENISTET, die Ruth nicht schlafen lässt. In der Nacht fährt sie zum Moor hinaus. Sie parkt ihren Wagen, steigt aus und folgt dem Schwefelgeruch ins Dickicht. Sie hat von Irrlichtern gelesen, die im frühen Nebel des 2. Dezember 1807 vom Astronomen Bessel beobachtet worden waren. Bläulich schimmernde Flämmchen, die über einem mit stehendem Wasser bedeckten Grund entstanden und, nachdem sie einige Zeit geleuchtet hatten, wieder verschwanden. Doch erst eine wesentlich gründlichere Expedition würde der Frage nachgehen können, ob es sich bei diesen Flämmchen um das Leuchten der Seelen verstorbener Kinder handelt, eine Frage, zu deren Beantwortung der Astronom Bessel, sonst nicht wortkarg, wenig beizutragen hatte.
Ruth schlägt eine Schneise durch ein Wollgrasfeld. Der Sumpf zerrt an ihren Füßen. Sie kämpft dagegen an, doch dann stürzt sie und landet mit dem Gesicht in Schmutz und Binsen. Statt aufzustehen, bleibt sie liegen und wühlt ihren Körper in den Dreck. Ihre Bluse saugt sich voll. Das Wasser auf dem Weg schmeckt brackig. Sie kriecht tiefer ins Moor. Sie beginnt zu wimmern wie ein ausgesetztes Tier. Ihr Rock verfängt sich an einem Ast und reißt. Sie verliert einen Schuh. Sie schlägt mit der flachen Hand auf den Boden und brüllt. Sie will eine Panik hervorrufen, die ihren Verstand stilllegt. Dass ihr Hören und Sehen vergeht. Und jedes Fühlen. Dass

sie endlich dumm wird. Vielleicht stirbt sie hier. Versunken im Moor. Wenigstens für einen Tag. Und dann wieder und wieder. So dass sie morgen gestern gestorben sein wird und nur heute noch da. Für diesen einen Tag.

Im Morgengrauen erinnert sie sich ihres Vorsatzes, niemals draußen zu weinen, sondern nur zu Hause, auf der Heizdecke sitzend, den Regler auf Stufe drei gestellt. Sie wringt ihre Bluse aus, sucht nach ihrem Schuh, verlässt das Moor und kehrt in einen Zustand disziplinierter Apathie zurück. Eine Laufmasche hat sich durch ihren Strumpf gebissen.

Zu Hause duscht sie, zieht frische Kleidung an, setzt sich ins Wohnzimmer und trinkt den Rest des nach Dänemark geschmuggelten Whiskeys. Sie versucht, die Dinge um sie her mit starrer Linse zu betrachten, als sei ihr Blick der tote Blick der verbrannten Kamera ihres Sohnes, die lediglich das Vorhandensein der Dinge registriert und ihr Vermögen, Licht zu reflektieren. Das Bild, das sie produziert, besteht aus kalter Chemie, aus der Aufspaltung in Silber und Brom. Es ist ohne Tiefe, ohne Zeit, es kennt nur Flächen, nur den Augenblick. Doch die Dinge im Wohnzimmer scheinen unter Ruths Blick lebendig zu werden. Die Zeit zieht in Sonnenflecken über sie hinweg und erschafft ihnen eine Wirklichkeit, die Ruth kaum erträgt. Aus der Küche tickt die Uhr. Sie spottet über ein Leben, das nur mehr andauert, eine stete Folge gesichtsloser Tage.

»PAPPI MÖCHTE ZEIT MIT DIR VERBRINGEN.«
»Warum?«, fragt Ben.
»Weil er dein Vater ist«, sagt Mami und lacht ein kommunistisches Lachen.

Auf dem Weg zu Pappis Auto heizt sich Ben so sehr auf, dass sein Gehirn schlappmacht. Als er ankommt, ist er klatschnass. »Ich freue mich«, sagt Pappi und glitscht mit seiner Hand über Bens Gesicht. »Ich freue mich sehr.«
»Ja«, sagt Ben und aus Versehen: »Ich auch.«
Er hat kurze Hosen an. Als Pappi ihn auf die Rückbank lässt, klebt er mit seinen Beinen am Kunststoff des Sitzes fest. Der Schweiß läuft über seinen Hals wie Tränen an der falschen Stelle. Seine Bohnen schwimmen durch seine Unterhose. In seinen Achselhöhlen kocht es wie Nudelwasser. Ben schmiert seine Finger über die Rückbank und hört Pappi, der sagt, dass sie dann mal wollen. Was, fragt sich Ben. Er presst seine Stirn gegen Pappis Kopfstütze und stempelt einen Fleck darauf.
»Ich habe mir gedacht, dass wir zum Flughafen fahren. Wir können uns die Flugzeuge ansehen, und später gehen wir in ein Restaurant.« Pappi sieht durch den Rückspiegel. »Und wie geht es dir?«
»Gut.«
»Und deiner Mutter?«
»Auch gut.«
»Und wie geht es in der Schule?«
»Auch gut.«
Auf der Hauptstraße ist genügend Verkehr, um Pappi abzulenken, und Ben durchsucht sein Gehirn nach etwas, das er erzählen könnte. Er findet nichts. Es ist zu heiß, seine Gedanken sind zerkocht. Ben sieht sich im Auto um. In der Ablage zwischen den Vordersitzen liegen eine Dose mit Hustenbonbons und eine kleine Flasche Magenbitter. Pappis Ingenieurstift rollt in den Kurven hin und her. Was soll man über Hustenbonbons, Magenbitter und Ingenieurstifte schon groß sagen? Am Rückspiegel baumelt ein Kinderschuh von Jonas. Pappi bremst hinter einem Lastwagen, und Ben sieht einen Spatz mit matter Miene auf einer Hecke hocken.

»Wahrscheinlich schwitzt er«, sagt Ben, ohne es zu wollen.
»Wer schwitzt?«
»Der Spatz.«
»Welcher Spatz?«
Sie sind inzwischen weitergefahren, und Ben weiß nicht, wie er es erklären soll.
»Der auf der Hecke.«
»Auf welcher Hecke?«
»Als du eben gebremst hast.«
»Ich habe wegen einer Hecke gebremst?«
»Nein, wegen einem Laster. Wahrscheinlich ist er schon weggeflogen.«
»Wer?«
»Der Spatz.«
Pappi sieht auf die Straße. Und kurz in den Himmel.

Über der Landebahn flimmert das Licht wie flüssig. Eine Boeing 737 der Lufthansa setzt auf, als wolle sie baden gehen. Sie schlittert über die Asphaltpfützen, ihre Nase zerteilt die Luft, und der Kranich auf ihrem Schwanz hat seinen Flügel gespreizt.
»Der Kranich liebt die Feuchtgebiete«, sagt Ben und murmelt zur Erklärung: »Bio.« Er hat seine Arme um das Geländer der Aussichtsplattform gewickelt und seinen Kopf auf seinen Ellenbogen gelegt.
»Der Kranich?«, fragt Pappi. Er steht als Schattenriss vor der Sonne.
Ben winkt müde ab. Der Schattenriss erklärt, es gebe einen entscheidenden Unterschied zwischen dem Flug eines Vogels und dem eines Flugzeugs. Dabei lässt er seine Schattenarme auf- und abschwingen. Ein Vogel schlage mit den Flügeln, die Flügel eines Flugzeugs seien hingegen starr. Die Schattenarme bleiben stehen. Es habe in der Geschichte der Luftfahrt

zwar immer wieder Versuche mit Schlagflügelapparaten gegeben, doch seien sie sämtlich gescheitert. Der starre Flügel eines Flugzeugs verdanke seine Flugfähigkeit seiner Form. Die Wölbung auf seiner Oberseite verwirble die Luft, so dass sie an Geschwindigkeit zunehme. Dies führe zu einem Unterdruck oberhalb des Flügels. Auf diese Weise entstehe ein Sog, der das Flugzeug in der Luft halte. Man nenne dieses Phänomen Auftrieb.
Ben könnte jetzt vom Auftrieb einer Færge erzählen, und dass sie, obwohl sie ein einziger Eisenhaufen ist, nicht untergeht, doch sein Gehirn ist immer noch zu heiß. Auf dem Vorfeld folgt ein Charterflugzeug einem Follow-me-Wagen wie ein großer Vogel einer Biene.
»Der Kondor frisst keine Insekten, sondern eher Bergziegen«, sagt Ben.
»Die besten Flieger stammen ohnehin aus der Natur«, sagt Pappi und verschränkt seine Schattenrissarme.
Sie müssen aber schwitzen, denkt Ben.

Zum Mittagessen erfährt Ben, dass der hohe Verbrauch an Tomatensaft dem niedrigen Luftdruck in der Kabine geschuldet sei, dass man die Busse, die die Passagiere zu den Maschinen bringen, Vorfeldbusse nenne, dass man seinen Sicherheitsgurt zu schließen habe, sobald es »ready for departure« heiße, und dass Ben seine Kartoffeln nicht mit dem Messer schneiden solle.
Die Luft im Restaurant ist kühl, und Bens Gehirn fallen einige gute Fragen ein, die Pappi ihm stellen könnte. Welche Flugzeuge gefallen dir am besten? Boeings 747. Warum? Weil sie zweistöckig sind. Welche Fluglinie findest du am besten? Pan Am. Was gefällt dir an der Fliegerei besonders gut? Das verpackte Metallbesteck und das Erfrischungstuch. Möchtest du später einmal in der Luftfahrt arbeiten? Ja, als Hubschrau-

berpilot für Esso. Kann dein Körper ohne Hilfsmittel fliegen? Gelegentlich. Es ist aber kompliziert. Hättest du lieber Pommes gehabt, die man nicht zerteilen muss? Ja, die hätte ich lieber gehabt. Aber Pappi fragt nichts.
In der Abflughalle geht Ben den Flugplan durch. LH 971 geht nach MUC, LH 947 nach STR und SAS 612 nach CPH. Unter Bemerkungen steht, dass die Flüge gestrichen sind. LH 700 bis LH 704 nach FRA sind ebenfalls gestrichen. Die Fluglotsen seien im Bummelstreik, sagt Pappi, sie machten entweder Dienst nach Vorschrift oder meldeten sich krank. Er sei deshalb mit dem Auto gekommen.
Ein Fluglotsen-Bummelstreik ist eine gute Zeit für Seelen. Sie können in aller Ruhe aus den Toten wehen und sich auf den Weg in den Himmel machen, ohne sich beeilen zu müssen, weil eine Boeing sie bedrängt, eine 737 von Condor oder ein Jumbojet von der Lufthansa. Wenn sie wollen, können die Seelen sogar Umwege fliegen, sie können schlechtem Wetter ausweichen und auf einer Wolke Pause machen. Sie können sich zusammentun und in Gruppen fliegen, oder allein, ganz wie sie es möchten.

Als sie nach Hause fahren, sagt Ben, dass er lieber mit der Bahn verreisen und statt Tomatensaft Coca-Cola trinken würde.
Pappi sieht traurig aus. Er hat sich eine Zigarette angezündet und bläst den Rauch in verschiedene Richtungen. So muss es aussehen, wenn die Indsmen eine Friedenspfeife rauchen. An einer roten Ampel gibt Ben Pappi sein Geschenk. Er hat den Schriftzug von Frau Knolls Karmann Ghia durchgepaust und darunter »Von 0 auf 100 in 19,4 Sekunden« geschrieben. Pappi freut sich über das Geschenk. Er streicht über das Blatt und sagt, dass er Ben sehr vermisse. Das sei nicht nötig, sagt Ben. Der Zigarettenrauch zieht durchs Auto. Die Ampel

springt auf Grün, Pappi gibt Gas und der Ingenieurstift klappert durch die Ablage.

Zu Hause parkt Pappi auf der Straße, nicht wie früher in der Einfahrt.
»Du bekommst ein Geschwisterchen, Benjamin.«
»Was?«
»Tante Maren bekommt ein Kind.« In Bens Gehirn tut sich nichts, obwohl er inzwischen friert. »Deine Mutter weiß es noch nicht. Vielleicht warten wir noch etwas, bevor wir es ihr erzählen.«
»Und wann kommt das Kind?«
»In einigen Monaten.«
»In wie viel Monaten?«
»In fünf vielleicht, vielleicht auch in fünfeinhalb.«
»In Frankfurt?«, fragt Ben.
»Ja, in Frankfurt«, sagt Pappi.
LH 700 nach FRA denkt Ben und drückt seine Stirn in den Fleck, den er vorhin auf die Kopfstütze gemacht hat. Als Pappi fragt, ob Ben sich über sein Geschwisterchen freue, sagt er, dass es einer Kartoffel egal sein könne, wie man sie zerteilt.

Ben zwingt sich, Pappi zum Abschied zu winken. Dann schließt er auf und ruft in den Flur: »Ich bin zurück.«
Doch Mami ist verschwunden. Das Haus ist leer und verlassen. Das war zu erwarten. Der Kommunismus ist eine ernste Sache, und Mami sagte neulich, die Revolution fresse ihre Kinder. Selbst in der Garage ist sie nicht zu finden. Ben geht in die Küche und öffnet den Vorratsschrank. Mehl, Zucker, Spaghetti, Stärke, Reis, Linsen und Brühwürfel. Ein paar Konserven. Im Fach darunter Kartoffeln, aus denen Triebe wachsen. Salz, Pfeffer, Maggi, Paprika und eine halbe Muskatnuss. Wenn er seine Vorräte vernünftig einteilt, reichen sie

für einige Wochen. Danach muss er sich was einfallen lassen. Vielleicht ließe sich mit Frau Knoll eine Zweckgemeinschaft gründen. Er könnte den Karmann Ghia waschen und den Rasen in ihrem Vorgarten mähen. Als Gegenleistung würde sie ihm etwas zu essen einkaufen. Er könnte ihr auch sein Lied auf der C-Flöte vorspielen.
Er pult eine saure Gurke aus dem Glas, beißt zweimal ab, legt den Rest der Gurke ins Glas zurück und isst sechs Rosinen zum Nachtisch.
Das Haus ist vor kurzem mit Heizöl betankt worden, Wärme hat er für diesen Winter genug. Im nächsten Winter wird er zuerst die Bücher verfeuern, dann das Bücherregal und dann die Möbel, die ihm nicht gefallen.
Er wird erklären müssen, warum Mami bei keinem der Elternabende erscheint. Um vom Kommunismus abzulenken, wird er sagen, dass sie einen Posten in Dänemark angenommen habe, der entfernt mit der Regierung in Zusammenhang stehe. Sie nenne sich jetzt Dronning, so viel dürfe er verraten, darüber hinaus sei es ihm jedoch verboten, über die Angelegenheit zu sprechen. In seinem Besitz befinde sich ein Dokument, in dem sie erkläre, dass alles seine Richtigkeit habe und das Haus jetzt ihm gehöre. Ihre Unterschrift kann er zum Glück schon seit über einem halben Jahr nachmachen.
Um den Garten wird er sich nicht kümmern. Er hasst Gartenarbeit. Aus Frau Knolls Garten werden die Kirschen herüberwehen, und das Moos wird die Wege überwachsen. Der Rasen wird wuchern wie das Gras in der Savanne. Büffel werden schläfrig darauf herumkauen und in ihren Eutern Milch machen. Sonntags wird Herr Gäbler zu Besuch kommen. Sie werden Schwarzwälder Kirschtorte essen und das Turbogetriebe durchnehmen.
Er geht in Mamis Schlafzimmer. Er rollt die Heizdecke ein und stapelt die Bettwäsche zu einem ordentlichen Haufen.

Er schließt das Fenster und zieht die Vorhänge zu. Als er den Kleiderschrank öffnet, um sich an die Pietät zu erinnern, hört er die Haustür gehen. Er zerwühlt das Bettzeug, öffnet das Fenster, läuft in sein Zimmer und holt sein Mathebuch aus dem Ranzen. Mami ist zurückgekommen. Sie hat ihn dem Kommunismus vorgezogen. Das ist ein großes Glück. Als sie an seine Tür klopft, freut sich Ben, als würde er sie gerade erst kennenlernen.
»Und? Was hat Pappi gesagt?«
»Nichts. Nur, dass wir uns beim nächsten Mal den Hauptbahnhof angucken wollen.«

ES IST SONNTAG. Ben fährt in extragroßen Schlangenlinien Dag besuchen.
»Partout«, sagt ihre Mutter. Sie rupft an einer durchfallfarbenen Kunstlederfaltwand und zwängt ihren Kopf durch einen schmalen Spalt. »Wollt ihr partout nichts essen?«
»Nein, Mutter«, sagt Dag. Sie sagt »Mutter« zu ihrer Mutter. Sie wohnt mit ihr in einem Reihenhaus mit heruntergelassenen Rollos.
»Und ihr wollt partout im Dunkeln sitzen? Ihr verderbt euch noch die Augen.«
Dags Mutter hat auf ihre Augen pflaumenblaue Schatten geschminkt.
»Es ist hell genug.«
»Ich weiß ja nicht«, sagt Dags Mutter und schließt die Faltwand.
»Ich aber, Mutter«, murmelt Dag, als sie das Schloss der Faltwand zuschnappen hört. Sie schaltet das Licht in ihrer Puppenstube an. »Alles elektrisch, über beide Stockwerke, nur das Erdgeschoss fehlt noch.«

Es ist wunderschön. Über dem Esstisch hängt eine Lampe aus Kupfer und Bast, über der Spüle eine nackte Glühbirne. Auf dem Nachttischchen im Elternschlafzimmer steht ein Leselicht und im Wohnzimmer neben der Couchgarnitur eine Lampe mit einem schicken Schirm. Im Treppenhaus sind die Schalter.
»Toll!«, sagt Ben.
»Hab ich selbst eingebaut.«
»Toll!«, sagt Ben noch einmal.
»Nach dem Krieg haben viele Häuser so ausgesehen. Ohne Wand an der Seite. Wenn da eine Bombe reingefallen war.«
Ben überlegt, ob er noch mal toll sagen soll.
»Und wo sind die Puppen?«, fragt er.
»Ich habe keine Puppen.«
»Aber du brauchst doch Puppen.«
»Wieso?«, sagt Dag, und eine Falte zwischen ihren Brauen zerteilt ihr Gesicht. »Im Erdgeschoss ist ein Kaufmannsladen. Hier gibt es Waschmittel und Ochsenschwanzsuppe.«
Ben überlegt, ob er seinen Fisch Blacky Glubschauge ins Puppenhaus einziehen lassen sollte, er könnte sich in die Badewanne unter der Neonröhre legen, es wäre ein Anfang. Er hat ihn aber nicht mit.
»Toll!«, sagt er. Zum vorläufig letzten Mal.
Dag löscht das Licht in der Puppenstube und fragt in die Dunkelheit, ob Ben sie heiraten wolle. Bens Herz klopft gegen seine Stimmbänder, als er fragt, ob sie in echt meine.
Dag sagt nichts, und Ben nimmt an, dass die Falte zwischen ihren Brauen tiefer geworden ist. Sie greift nach Bens Hand und fingert ihre Finger in seine.
»Du kannst jetzt »Ja« sagen.«
»Ja. – Und du?«
»Ja.«
Im Wohnzimmer zieht Dags Mutter einen Staubsauger über den Teppich.

»Und jetzt?«
Jetzt stößt Dags Mutter mit dem Staubsauger gegen ein Möbel.
»Jetzt kannst du mich küssen.«
Obwohl Ben sie schon einmal geküsst hat, weiß er nicht wohin. Dags Mutter schaltet den Staubsauger ein. Das Staubsaugerrohr saugt sich fest. Ben entscheidet sich für Dags Haare. Sie schmecken kühl. Nach einer Weile dreht Dag ihren Kopf, und ihre Lippen schmieren über Bens Wange. Dags Mutter stellt den Staubsauger auf eine höhere Stufe. Ben stülpt seine Lippen vor, und Dag pfropft ihre darauf. Ihre Nasen berühren sich. Dags Mutter schaltet den Staubsauger aus. Plötzlich ist es still, und Ben findet, dass er was machen sollte. Er schiebt seine Zunge vor und drückt sie in den Spalt zwischen Dags Zähnen. Dags Mutter schaltet den Staubsauger wieder an. Bens Zunge stößt gegen Dags Zunge. Dabei muss er an einen Regenwurm in der Farbe eines Pimmelkopfes denken. Er zieht seine Zunge zurück, schließt seinen Mund und dreht sich weg. »War's das?«, fragt er.
»Ja«, sagt Dag.
»Toll«, sagt Ben.
Dags Mutter saugt jetzt in den Ecken.
Zur Feier ihrer Hochzeit essen sie den bunten Reis aus der Waschmittelverpackung und teilen sich das Zuckerstück aus der Ochsenschwanzsuppendose. Als der Zucker in seinem Mund geschmolzen ist, bereut Ben die Hochzeit. Seit Mami sich für ihn vom Kommunismus losgesagt hat, fühlt er sich für sie verantwortlich.
»Ich muss nach Hause«, sagt er. »Meine Mutter wartet auf mich. Das hat sie gesagt.«

In Dags Wohnzimmer brennt überall Licht, selbst in der venezianischen Plastikgondel, die auf einem Spitzendeckchen

im Geschirrregal ankert. Dags Mutter hat einen höhenverstellbaren Couchtisch auf niedrig gekurbelt und poliert die Zierkacheln.
»Habt ihr schön gespielt?«, fragt sie.
Ihre kirschroten Fingernägel krallen sich in den Putzlappen.
»Ja, Mutter«, sagt Dag.
»Und ihr geht in dieselbe Klasse?«
»Ja, Mutter.«
»Dann seid ihr befreundet?«
»Ja, Mutter.«
»Wie schön, Junge, dass du uns besuchen kommst. Es besucht uns so selten jemand in dieser Einöde.«
Dags Mutter streckt ihre Hand aus. Die kirschroten Fingernägel schweben in der Luft. Hinter den pflaumenblauen Augen weint es.
»Auf Wiedersehen, Frau Vollrath«, sagt Ben, und Dags Mutter sagt: »Auf Wiedersehen, Junge.«
»Vielleicht besser, du kommst nicht noch mal«, sagt Dag, als sie Ben durch die Haustür schiebt. »Meine Mutter hat eine seltene Allergie.« In der Falte zwischen Dags Brauen steht Schweiß.

Auf dem Rückweg geht von Bens Bauchnabel ein Klopfen aus. Seine Haut brennt, als pissten eine Million Ameisen ihr Gift in die Ecken. Die Zentrale Verwaltung übernimmt. Bens Füße auf den Pedalen werden taub, und sein Po auf dem Sattel wird riesig. Seine Schultern biegen sich nach vorne, und plötzlich sieht er sich von oben. Er sieht einen Jungen, der extra Schlangenlinien fährt. Der Junge ist normal groß. Er hat einen Leberfleck vier Fingerbreiten neben seinem Bauchnabel, den man unter seinem Hemd nicht sieht. Er ist ein Einzelkind, seit fast einem Jahr. Ben verlässt den Jungen und fliegt in den Himmel. Er bleibt ein Stück unter der Sonne, damit er nicht verbrennt. Er fliegt nach Amerika und klappert im Westen die Baustellen ab, er fliegt über den Jang-Tse und sucht nach dem Gelb des Flusses, er fliegt nach Peru und brät sich ein Kamel, er fliegt in den Norden und reitet auf einem Dalahest. Dann fliegt er nach Frankfurt, kann aber Pappis Schatten nicht finden. Er fliegt nach Hause und sieht Mami auf der Heizdecke weinen. Die Zentrale Verwaltung dankt für die Mitarbeit und meldet sich ab. Als Ben auf das Klapprad zurückkehrt, muss er scharf bremsen, weil Herr Gäbler, ohne sich umzusehen, die Straße zur Siedlung überquert.

»Oh, Benjamin! Jetzt habe ich doch glatt den Schulterblick vergessen.«

»Der ist aber wichtig«, sagt Ben.

»Da hast du recht.« Herr Gäbler gibt Ben die Hand. »Entschuldige bitte meinen Geruch. Ich rieche etwas muffig. Ich bin kürzlich auf Düngemittel umgestiegen. Ich handle jetzt mit Guano. Im Grunde ist es Vogeldreck.«

»Vom Bavariablau abgekratzt?«, fragt Ben, während er überlegt, ob es an der Stelle, an der Herrn Gäblers Hand ein Finger fehlt, einen Phantomgeruch gibt.

»Nein, er wird in großen Säcken aus Peru importiert. Er ist die Hinterlassenschaft einer Kormoranart.«

»Der Kormoran frisst Bergziegen.«

»Tatsächlich?«

»Ja. Und es gibt Kamele in Peru.«

»Stimmt, das Alpaka. Aus seiner Wolle werden weiche Mäntel gefertigt.«

»Meine Mutter hat auch so einen Mantel.«

»Das freut mich, Benjamin. Wie geht es deiner Mutter?«

»Sie ist doch keine Kommunistin geworden.«

»Ach. Hatte sie das vorgehabt?«

»Ich glaube.«

Eine Weile betrachten sie das Flackern einer defekten Laterne.

»Sie kocht das Mittagessen neuerdings aus Dosen. Es schmeckt aber trotzdem ganz gut.«
»Oh«, sagt Herr Gäbler. »Das will ich hoffen.«

ZWÖLF

DIE 6B IST DER HSV, sonst macht sie nicht mit. Andy Senkbach hat schon dreimal gegen den Fahrradständer getreten und seinen Turnbeutel ins Gebüsch geschmissen, doch die 6b bleibt stur.

»Gut, dann sind wir eben Wuppertal«, sagt Arno Barkhahn.

»Wir sind was?«, fragt Andy Senkbach.

»Wir sind der Wuppertaler SV Borussia, du Wurst.«

»Warum?« Andy sieht in den Himmel und wirft seine Hände in die Luft, als bete er auf altmodische Weise.

»Weil mein Onkel da stellvertretender Platzwart ist und ich jetzt Günter Pröpper, Nummer drei auf der Torjägerliste, direkt hinter Gerd Müller und Jupp Heynckes und damit automatisch Kapitän.«

Borussia heißt Preußen auf Lateinisch, weil Preußen zur Ostzone gehört. Fußball ist bescheuert, findet Ben, und die Leute, die ihn gut finden, auch, doch Chrisse hat gesagt, er müsse mal mitmachen, sonst dächten die anderen, er sei ein Schwulibert.

»Wenn ich mitmache, denken sie das sowieso.«

»Nein, dann stellen sie dich hinten rein und denken gar nichts mehr.«

Sie spielen neun gegen acht, weil Ben und Dorothea Böger für einen zählen. Dorothea soll an die rechte Seitenlinie und

dort stehen bleiben, Ben muss wie erwartet ins Tor. Sven Kähler protestiert, er habe die letzten Wochen unter der Teppichklopfstange seiner Großmutter Torwart geübt. »Der weiß doch nicht mal, was Übergreifen ist, der Sack!«
Doch Arno entscheidet, dass Sven fürs Spiel unverzichtbar sei und ins Mittelfeld müsse, das sei sowieso die beste Position, die er, Arno, selbst einnehmen würde, wäre er heute nicht der Pröpper mit der erstklassigen Kopfballtechnik und deshalb, logisch, Sturmspitze.
»Meine Handschuhe kriegt der aber nicht«, sagt Sven.
Ben wüsste auch nicht wofür, es ist gerade mal Herbst und noch warm.
Antonio Sparacio zeigt wie pickend auf seinen Turnschuh und dann mit einer sanften, einen weiten Bogen beschreibenden Geste in die gegnerische Hälfte. »Linksefuße.«
Arno nickt andächtig und schweigt.
Chrisse wird neben Sven eingeteilt und Arnos Fußballfreund Matze Schmidt weiter hinten als Ausputzer. Ralf Grothmann soll rumrennen, wo immer gerade Platz ist, und Andy Senkbach ist das Wuppertaler Abwehrbollwerk, obwohl er immer noch beleidigt mit den Stollen klappert.
Während Arno nach erfolgter Aufstellung kapitänshaft ausspuckt, behängt Herr Konrad, der versprochen hat, das Spiel zu pfeifen, die Spieler der 6b mit blauen Schärpen, die sie zur Mannschaft adeln. Sie sind nun verschworene Genossen eines Bundes, der zum blaustrahlenden Sieg des HSV hemmungslos entschlossen ist.
Ben schlurft ins Wuppertaler Tor. Es ist unendlich groß. Noch im Liegen würde er mehr als viermal reinpassen, doch man darf sich nicht hinlegen oder auch nur müßig stehen, Herr Konrad hat ihnen in einer der letzten Geschichtsstunden aus einer zerfledderten Ausgabe der Fußballregeln von 1875 vorgelesen, die Gespielschaft habe sich durch fortwäh-

rende Bewegung dicht am Ball zu halten, es sei denn, ein Ostwind gehe, dann freilich müsse man Sorge tragen, dass niemand gegen ihn anrenne und dergestalt seine Gesundheit beschädige.
Heute weht der Wind, wenn überhaupt, von oben. Vor Ben liegt der endlose, graue Schotterplatz. Er sieht wie das riesige, mit Teerpappe gedeckte Dach eines Turmes aus, der unter dem Druck eines plötzlich einsetzenden Ostwindes nachgeben und sich schwankend zur Seite neigen wird. Alle werden runterrutschen und, Dorothea Böger hinterher, in einen finsteren Abgrund stürzen.
Doch noch hält sich das Dach gerade. An seinem gegenüberliegenden Ende, in der Nähe des gegnerischen Tores, zwischen dessen Pfosten ein Junge hockt, spielt der blonde Kapitän des HSV Stein-Schere-Papier gemein mit Brunnen und gewinnt den Anstoß. Herr Konrad schreitet, den braunen Lederball unterm Arm, feierlich zu einem Punkt, den er für die Mitte des Platzes hält. Er legt den Ball ab, streckt sich, sieht auf seine Uhr, hebt seine linke Hand und bläst in seine Trillerpfeife. Der HSV stößt an. Leider fliegt der Ball komisch zur Seite. Er springt von einer im Weg stehenden HSV-Hacke und knallt gegen Dorothea Bögers Schulter. Sie lässt sich nichts anmerken. Während der Ball aufs Spielfeld zurückfliegt und nach einer laschen Kurve vor Matzes Füßen zum Liegen kommt, richtet sie das Haargummi an ihrem Zopf. Matze braucht etwas, um sich zu sammeln, dann brüllt er den Ball an, tritt ihn und rennt ihm hinterher.
»Gib ab«, schreien Chrisse und Ralf, doch Matze rennt weiter. Aus dem Mittelfeld des HSV greift jemand an, Matze weicht nach rechts aus, legt sich den Ball vor, rennt, will schießen, ist aber noch zu weit weg und rennt weiter. Ein Verteidiger des HSV stolpert über den Ball. Er ditscht ihn dabei hinter die Torauslinie und landet mit seinen Knien im

Dreck. Erste Ecke. Der halbe HSV meckert und fasst sich in die Haare.
Herr Konrad legt den Eckpunkt fest, indem er mit der Spitze seines Schuhs einige Meter neben dem Tor des HSV auf die Torauslinie tippt. Arno schickt Matze zum Schießen. Matze zielt auf den rechten Verteidiger des HSV, doch der bückt sich und tut so, als sei sein Schnürsenkel offen. Ralf, der hinter dem rechten Verteidiger steht, stoppt den Ball mit seinem Bauch. Während er ein gurgelndes Geräusch von sich gibt, fällt der Ball vor seine Füße. Ralf hämmert ihn aufs Tor, dann atmet er pfeifend ein. Wie ein Frosch springt der Junge im Tor des HSV hoch und drischt den Ball mit beiden Fäusten ins linke Seitenaus. Selbst in seiner Hälfte des Spielfelds hört Ben noch einen lauten Knall.
»Aua«, sagt der Junge. Der Rest des HSV jubelt.
Vom Knie des HSV-Verteidigers, der zuvor die Ecke verursacht hat, rinnt Blut. Ben steht weit entfernt, und die Sonne blendet ihn, doch er ist sich ziemlich sicher. Das wäre die Lösung seines Problems. Die Spieler des HSV verletzten sich dort vorne. Sie blieben wehklagend in ihrer Hälfte liegen, und Ben käme noch einmal davon.
»Haut rein!«, schreit er, während Antonio einwirft. Der Ball hüpft von Svens Kopf zwischen die Füße eines großen HSV-Jungen. Der Junge rennt los, und Ben hat das Gefühl, dass das Dach etwas nachgibt. Obwohl der Junge rennt, bleibt der Ball zwischen seinen Füßen, was ein ziemliches Wunder ist. Der Junge schiebt Chrisse und Ralf zur Seite und kratzt sich am rechten Ellenbogen.
Etwas Rot-Weißes flitzt über den Platz. Der HSV-Junge gerät aus dem Takt, und das Rot-Weiße schiebt den Ball sauber ins linke Seitenaus. Hinten hat es einen Zopf, und als es stehen bleibt, ist es Dorothea. Sie dreht sich um und geht langsam, den Blick zu Boden gerichtet, die Arme von sich gestreckt wie

ein Küken die Flügel, auf ihre Position zurück. Beim nächsten Spiel wird sie als ganzer Mann zählen, und Ben wird nicht mehr mitmachen. Der Wuppertaler SV bestaunt ihren Rückweg und achtet nicht auf den HSV-Jungen, der für seinen Kapitän einwirft. Während der Kapitän auf Bens Tor zuprescht, verwandelt er sich in einen Wasserbüffel. In einen blonden Wasserbüffel mit geschwungenen Hörnern.
Ben schreit »Abseits!«, weil man das macht, wenn ein Wasserbüffel auf einen zurast. Doch Herr Konrad gestikuliert ein »Nein«, und der Büffel lässt sich nicht mehr aufhalten. Er glitscht mit dem Ball durch einen Rest Strafraum-Pfütze. Gegen jede Wahrscheinlichkeit hebt der Ball ab und fliegt wie ein verdreckter Komet auf Ben zu. Ben geht einen Schritt zur Seite und streckt die Arme in die Höhe, um nicht zu blöd auszusehen. 1:0 für den HSV.
Matze, Arno, Ralf und Andy Senkbach schreien: »Nein!«, Antonio: »No!«, und Chrisse wenig überzeugt: »Macht nichts.« Sven Kähler läuft zu Ben und zischt ihm ins Ohr: »Du Sack!« Die Spieler des HSV hüpfen wie Flummis in ihre Hälfte, der Wuppertaler SV trottet hinterher. Ben wartet, bis seine Mannschaft am Anstoßpunkt angekommen ist, den Herr Konrad einige Meter näher ans HSV-Tor verlegt hat, dann wischt er sich ein paar Tränen ins Turnhemd und etwas Rotze von seinem Zeigefinger.
Ralf stößt an. Chrisse erwischt den Ball und gibt ihn an Sven ab. Sven versucht einen Übersteiger, was ihm misslingt. Ein besonders dünner HSV-Junge kommt an den Ball. Andy Senkbach sprintet los, der dünne HSV-Junge erstarrt, und Andy hämmert den Ball in astreiner Schusstechnik einen Meter am Tor vorbei. Der Junge im HSV-Tor scheint sich zu langweilen. Er stößt ab. Der Ball fliegt lässig über drei Viertel des Feldes und landet an der Stelle, an der eigentlich Andy Senkbach hätte stehen sollen. Ben muss aus seinem Tor

raus. Er will den Ball mit der Hand aufnehmen, doch plötzlich steht Dorothea neben ihm und sagt: »Lass mich. Hier ist Hand verboten. Auch für einen Torwart.« Sie kennt sogar die Regeln.

Dorothea rennt los, schlägt zwei Haken und schießt Matze den Ball in den Lauf. Schon im nächsten Moment fliegen Matze und der Ball ins Tor des HSV. 1:1. Ausgleich. Arno hebt seinen Freund Matze hoch, obwohl er 61 Kilo wiegt.

Der folgende Anstoß des HSV geht abgefälscht mehrere Meter neben dem Wuppertaler Tor ins Aus. Ben sucht den Ball im Gebüsch und findet eine alte Türklinke. Er beschließt, dass die Türklinke ihm Glück bringen werde. Er steckt sie ein, zieht den Ball aus den Zweigen und läuft in sein Tor zurück. Sein Abstoß geht leider schief. Er trifft den HSV-Kapitän an der Hüfte. Sofort wachsen dem Kapitän wieder geschwungene Hörner. Das Dach neigt sich, der Platz steht fast senkrecht, und Herr Konrad und die Fußballspieler fallen Ben entgegen. Ben ist von der kaltblütigen Langeweile, mit der der HSV-Kapitän auf den Ball drischt, so verblüfft, dass er vergisst, zur Seite zu gehen. Erst im letzten Moment reißt er seine Arme hoch, um sein Gesicht zu schützen. Der Ball kracht auf die Spitzen seiner Ellenbogen, und Ben fällt um. Die Teerpappe schrammt über seine linke Schulter.

»Gehalten!«, schreit jemand.

Tatsächlich, immer noch 1:1. Während Andy mit dem Ball übers Spielfeld in die gegnerische Hälfte stürmt, klatscht der Wuppertaler SV in die Hände, und Chrisse rennt zu Ben, hüpft hoch und freut sich.

Im Verlauf des nächsten unübersichtlichen Angriffs wird Ralf im Strafraum des HSV gefoult, und Herr Konrad entscheidet auf etwa acht Meter. Arno schießt. Wieder springt der Junge im Tor des HSV wie ein Frosch in die Höhe, doch diesmal in die falsche Richtung.

»Pröpper!«, schreit Arno, »Meister Pröpper!« Der Ball fliegt durchs Tor, knallt gegen einen Zaun und erschrickt eine Amsel. 2:1. Das müssen sie jetzt nur noch über die Zeit bringen. Einer aus dem HSV stößt an, und eine Herde erbarmungsloser Wasserbüffel trampelt über den Platz dem Wuppertaler Tor entgegen. Staub wirbelt auf, und Ben kann nichts mehr erkennen. Der Ball ist verschwunden. Es geht längst nicht mehr um Fußball. Das Dach schwankt, die Teerpappe wellt sich und brandet über den Platz. Plötzlich fällt der Ball aus der Sonne und auf den Kopf eines Wasserbüffels, von dem Ben nur weiß, dass er Lars heißt und sein Vater Busfahrer auf der Linie 172 ist.

Ben berührt die Türklinke in seiner Turnhose und erinnert sich an das Froschartige seines feindlichen Gegenübers. Er geht in die Hocke, springt hoch und streckt seine Hände dem Ball entgegen. Mit einem scharfen Knall fliegt der Ball gegen seine Handflächen. Seine Achselhöhlen tun etwas, das sie noch nie getan haben, und seine Handgelenke knicken ein. Es dämmert Ben, wofür man als Torwart Handschuhe brauchen könnte. Er landet im Dreck. Doch er hat den Ball gehalten. Der Ball fliegt aufs Feld zurück, und Ralf schießt ihn über die Mittellinie. Im Wuppertaler SV schreien sie durcheinander, nur Ben ist still. Er sieht Herrn Konrad nicken. Seine Handflächen brennen. Sie sind knallrot.

Matze bricht durch die Abwehr des HSV und flankt zu Arno. Arno flankt zu Chrisse und Chrisse zu Dorothea. Dorothea legt für Matze vor, Matze schreit »Sturmungeheuer« und stolpert über den Ball. Der Ball rollt in eine Kuhle. Herr Konrad sieht auf die Uhr. »Das war's«, ruft er und pfeift ab.

Der Wuppertaler SV Borussia hat den Hamburger Sport Verein mit 2:1 Toren besiegt.

Arno rennt über den Platz, hebt Ben hoch und trägt ihn aus dem Tor. »Klasse gehalten!«, sagt er. Matze und Ralf umar-

men Ben, und Ralf sagt: »Das war eine Hammer-Granate.« Antonio jubelt: »Forza Italia«, und dreht seinen Zeigefinger in seine Locken. Chrisse sagt: »Siehste«, und Dorothea Böger gibt Ben die Hand.
Auf dem Weg zum Fahrradständer klopft selbst Andy Senkbach ein paar Mal auf Bens Schulterblätter. Sie üben Doppelpässe quer über den Weg und ein paar Steilpässe ins Gebüsch. Als sie ankommen, trägt Matze den Fußball unter seinem Turnhemd.
»Schwanger?«, fragt ihn ein dürrer Junge aus der Oberstufe.
»Nein, gewonnen«, sagt Matze Schmidt.
»Guck mal, Jörn, die Zwerge. Als sei männliches Glück jenseits des Kompetitiven ausgeschlossen.« Der dürre Junge reibt sich durch den Fusselbart. Jörn, sein Freund, schiebt sich ein Pfund Haare aus der Stirn: »Pygmäen. Kleine. Stinkende.«

»Ich bin jetzt Torwart«, sagt Ben später bei Kassler mit Spinat und Spiegelei.
»Was bitte?«, fragt Mami.
»Ich bin jetzt Torwart.«
Er zeigt ihr seine Hände. Sie sind nicht mehr rot, und der Schmerz hat sich in ein sattes Ziehen verwandelt.
»Was heißt das?«
»Beim Fußball.«
»Bei welchem Fußball?«
»Bei dem in der Schule.«
»Schwimmen gehst du wohl gar nicht mehr?«, fragt Mami. Sie reibt über ihren linken Handrücken, als hobelte sie das Holz glatt. Der Baum verwandelt sich in ein Möbel mit planen Flächen und scharfen Kanten. Was noch zu sagen wäre, friert an Bens Zunge fest.

ES WIRD ZUSEHENDS UNERTRÄGLICH, sich Fremden auszusetzen. Ruth nutzt die frühen Vormittagsstunden, um in die Bücherei zu fahren und sich mit Büchern zu versorgen. Sie liest sie wie ausgehungert auf der Suche nach Worten, die etwas über sie mitteilen könnten. Vor einiger Zeit hat sie gelesen, dass der Tod eine Möglichkeit sei.
Die Bücherei ist angenehm leer. Ein junger Mann trägt einen Stapel Bücher zur Registratur. Die Bibliothekarin, die die Bücher entgegennimmt, ist Ruth unbekannt. Während sie einem Band mit Reproduktionen impressionistischer Frauenakte die Lochkarte entnimmt, mustert sie den jungen Mann unverhohlen. Er ignoriert sie. Er verstaut die Bücher in seiner Aktentasche und geht.
Ruth tritt an den Tresen und erkundigt sich, ob Frau Schwämmle zu sprechen sei. Die Bibliothekarin verneint es wortlos.
»Ich suche etwas über Kohlenstoffverbindungen.«
»Zur deren Chemie, Naturwissenschaften, dritter Gang rechts, zu ihrer wirtschaftlichen Bedeutung, Geographie, vierter Gang links, und zur Herstellung von Stadtgas, Zeitgeschichte, hier vorne hinter dem Tresen.«

Ruth entscheidet sich für die Naturwissenschaften im dritten Gang rechts. In einem Gespräch über den Nutzen der Ziervögel, den diese jenseits ihres schönen Anblicks hätten, erwähnte Herr Meyer kürzlich den Harzer Roller. Dies sei ein Kanarienvogel, der zur Warnung vor »matten Wettern« im Bergbau eingesetzt werde. Er weise den Bergmann auf giftige Gase wie das Kohlenmonoxid hin, indem er unvermittelt seinen Gesang einstelle, dessen Hauptmerkmal die Hohlrolle sei, ein rollendes R in Verbindung mit einem Ü oder U, und betäubt von der Stange falle. Selbst wenn der Bergmann bei seiner Flucht aus dem Stollen sich des Vogels annehmen

und den Bauer, auf dessen Boden der kleine Piepmatz nun stumm und mit von sich gestreckten Beinchen liege, aus der Grube heraufbringen sollte, sei die Wahrscheinlichkeit, dass der Vogel den Vorfall überlebe, äußerst gering, da bereits eine niedrige Konzentration dieses heimtückischen Giftes in der Atemluft ausreiche, um den sicheren Tod herbeizuführen.
»Das arme Tier«, sagte Ruth, um Herrn Meyer einen Gefallen zu tun.

In einem Lehrbuch der Organischen Chemie auf ungebleichtem Zonenpapier liest Ruth, dass das Kohlenmonoxid, Summenformel CO, durch unvollständige Verbrennung kohlenstoffhaltiger Substanzen bei unzureichender Luftzufuhr entstehe und dass es sich wesentlich bereitwilliger an das Hämoglobin im menschlichen Organismus binde als der Sauerstoff. Die Aufnahme dieses Gases führe binnen kurzer Zeit zu einem sanften Tod, der schmerzlos und ohne ein quälendes Erstickungsgefühl eintrete. Der Tote habe ein rosiges Aussehen. Sein Blut sei kirschrot.

In seinem vorletzten Sommer schleppte Jonas eine Leiter in den Garten und lehnte sie an den Zaun zu Frau Knolls Garten. Er stieg hinauf und spannte einen dunklen Regenschirm auf.
»Was, um Himmels willen, machst du da oben?«
»Schatten auf die Morellen.«
»Und wie lange stehst du da schon?«
»Schon lange.«
Tatsächlich stand er dort erst seit wenigen Minuten, dennoch glaubte Ruth in diesem Moment, als Mutter versagt zu haben. Jonas' blindes Vertrauen in seine Unverletzlichkeit hätte sie verpflichten müssen, aufmerksam zu sein. Stattdessen war sie ihren eigenen Interessen gefolgt. Vermutlich hatte sie gelesen.

Inzwischen ist Jonas gestorben. Er wird auch morgen gestorben sein und in der nächsten Woche. Im nächsten Monat. Im nächsten Jahr. Er ist tot und klug, denkt Ruth. Ihr Neid auf Jonas frisst sich allmählich an die Oberfläche.
Obgleich es nach dem Tod eines Kindes irrsinnig ist, ein anderes Kind versorgen zu wollen, wenn man nicht einmal über eine Straße gehen kann, ohne befürchten zu müssen, im nächsten Moment auf allen vieren durch den Dreck zu kriechen, ist Ruth entschlossen, Ben niemals allein zu lassen. Dieser Entschluss ist nicht verhandelbar. Auch wenn ihre Trauer sie für eine Weile auf getrennte Wege geführt hat, sind sie doch geblieben, was sie von Beginn an waren, Angehörige eines Paktes, für die nur eine Regel gilt: einander zu gehören. Das Blut hat die Farbe von Kirschen, denkt Ruth. Wenn es kalt wird, fahren wir.

Ruth stellt das Chemie-Lehrbuch ins Regal zurück, besorgt sich aus der Geographie, vierter Gang links, wahllos einige Bände zur Geologie der Alpen, aus der Kinderbibliothek einen schmalen Band über bekannte Torhüter und schafft sie zur Registratur.
»Kennen Sie Frau Schwämmle?«, fragt sie die Bibliothekarin, während diese die Lochkarten einliest.
»Selbstverständlich, wir sind Kolleginnen. Außerdem spielen wir im selben Streichquartett.«
»Und welches Instrument spielen Sie?«
»Das Cello«, sagt die Bibliothekarin.

PHILIP BÜHRMANN HOCKT bei den Mülltonnen auf einem leeren Eimer Kartoffelsalat und findet das Wetter gut. Mit der Hacke seines Schuhs hält er eine Spinne fest. Vergeb-

lich greift sie ins Leere. »Richtig gut.« Ben hat keine Ahnung, was Philip meint. Philip steht auf und schmiert die Spinne mit seiner Sohle in den Asphalt. Es wirkt irgendwie schlapp.
»Die war eklig«, sagt Ben und betrachtet zwei abgetrennte Spinnenbeine, die überraschend parallel nebeneinander auf der Straße liegen.
»Die war nicht eklig«, sagt Philip. »Die war nur klein.«
Er legt seine Hand in Bens Nacken. Zwei Finger berühren sanft Bens Haut. Sie sind arglos und warm, doch Ben weiß, dass Philip Bührmann ihm auch mit zwei Fingern das Genick brechen kann.
Ohne ein Wort zu sagen, schiebt Philip Ben über eine kleine Böschung in ein Waldstück, in dem Ben und Chrisse vor einiger Zeit Baader-Meinhof-Bande gespielt haben. Sie legten auf der Flucht vor dem Schweinestaat ein Erddepot an und vergruben Luft, weil sie nichts anderes dabeihatten. Das ist plötzlich sehr lange her. Auf der Wiese hinter dem Waldstück stößt Philip Ben ins Gras.
»Du musst die Beine auseinandermachen. Steh auf.«
Ben steht auf und stellt sich breitbeinig hin.
»Nicht so rum«, sagt Philip und stößt Ben wieder um. Diesmal landet Ben auf etwas Hartem. »Andersrum. Steh auf.«
Ben lässt sich seinen Schmerz nicht anmerken. Es ist die einzige Freiheit, die ihm bleibt. In Schrittstellung erwartet er den nächsten Schlag.
»Du musst dich krumm machen.«
Diesmal haut Philip von der Seite zu, und Ben fällt wieder um. Er beißt sich auf die Zunge. Sein Blut schmeckt ihm ganz gut. Manche Leute meinen, Blut schmecke nach Metall. Ben nimmt sich vor, später über ein Geländer zu lecken. Er merkt sich den Geschmack des Blutes, um ihn mit dem Geschmack des Geländers vergleichen zu können.
»Warum heulst du nicht?«, fragt Philip. Er wirkt gelangweilt.

Er verschränkt seine Arme vor der Brust und rammt Ben mit dem Oberkörper um. Sein braungestreiftes Unterhemd hat gelbe Flecken. Ben denkt über die Tapete im Reihenhaus von Philips Großmutter nach. Sie ist wahrscheinlich auch braun gestreift. Und vielleicht hat auch sie gelbe Flecken. Plötzlich hockt Philip auf Bens Brust, ohne dass Ben mitbekommen hat, wie er dort hingelangt ist.
»Warum heulst du nicht?«, fragt Philip noch mal.
»Soll ich?«
»Egal.« Philip stößt sein Knie in Bens Magen. »Ich glaube, du bist zu blöd zum dich Wehren.« Philip schlägt Ben mit der flachen Hand ins Gesicht. Jetzt könnte Ben weinen, doch er wird es nicht tun. Er schließt seine Augen. Philip bohrt seine Ellenbogen in Bens Oberarme. Er streckt sich auf Ben aus, als wolle er ihn in die Wiese walzen. Ben tut nichts mehr. Er bläst nicht einmal Philips Haare weg, die auf seinem Gesicht liegen, weil Philip an seinem linken Ohr in seine Halsbeuge stöhnt. In Philips Hose steckt etwas Hartes. Ben fürchtet, dass es ein Messer ist. Wenn das hier schiefgeht, hätte er Jonas gerade mal um ein Jahr überlebt. Philip ächzt, obwohl er sich eigentlich nicht besonders anstrengt und Ben sogar seinen linken Arm befreien kann. Er bringt ihn zwischen ihre Körper und dreht sich zur Seite. Dabei spürt er, dass das Harte in Philips Hose warm ist und dass an seinem Ende was Feuchtes durch die Hose dringt. Philip grunzt, es klingt, als müsse er aufs Klo, dann rutscht er von Ben und bleibt schnaufend neben ihm liegen.
Irgendwann murmelt er: »Wenn du was sagst, stech ich dich ab.«
Fast hätte Ben gefragt, womit, Pimmel seien dafür zu stumpf. Doch er lässt es. Philip Bührmann tut ihm leid, wie er neben ihm auf der Wiese liegt, als hätte er sich in die Hosen gemacht.

Ben rennt über die Wiese und einen Umweg durch die Schrebergärten, damit Philip ihm nicht folgen kann. An der Stelle, an der sie im Winter Salatblätter und Apfelschalen für die Rehe auslegen, entdeckt er Mami. Sie sitzt auf einer Bank, eine Serviette auf ihrem Schoß.

»Was machst du denn hier?«

»Ich mache eine Art Picknick. Hast du Hunger?«

Obwohl er eigentlich keinen Hunger hat, sagt Ben: »Ja.«

»Willst du etwas Kartoffelsalat?«

Ben erinnert sich an den leeren Eimer, auf dem Philip Bührmann gehockt hat. »Hast du auch was anderes?«

»Natürlich. Brote und hartgekochte Eier.«

Während Ben Camembert von einem Brot leckt, schält Mami ihm ein Ei. Plk, plk. Ben überlegt, ob er mit ihr über Schwarze Männer reden soll. Matze Schmidt hat ihm erzählt, dass Schwarze Männer oft gar nicht schwarz seien, man bei ihnen aber zwischen Exhibitionisten und Mitschnackern unterscheiden müsse. Exhibitionisten würden Regenmäntel tragen, Mitschnacker nur Trainingsanzüge. Exhibitionisten würden auch nie mit einem reden, sondern nur ihre Pimmel rausholen und sich eins wichsen. Mitschnacker würden wollen, dass man sie in den Wald begleitet oder hinter die Mülltonnen. Matze habe schon mal einen Mitschnacker getroffen, obwohl der eigentlich eher ein Exhibitionist gewesen sei, aber ein Exhibitionist in Strickjacke. Er habe an der Bushaltestelle gesessen und sein Pimmel habe wie ein Hammerstiel aus seiner Hose geragt. Matze habe so getan, als interessiere er sich für die Abfahrtszeiten, aus dem Augenwinkel habe er aber beobachtet, wie der Mitschnacker seine Eier rausgeholt und sie eines nach dem anderen gegen seine Beine geschlenkert habe. Es habe faltig ausgesehen, wie bei einem Elefanten, und Matze sei lieber weggelaufen. Wo die Schwarzen Männer wohnen, wusste Matze Schmidt nicht. Ben weiß es jetzt. Sie

wohnen in den Reihenhäusern ihrer Großmütter am Ende der Siedlung, und ihre braungestreiften Tapeten haben gelbe Flecken. Sie sind die Herren der Luftmusik.
»Du bist ganz zerzaust, was hast du gemacht?«
»Ach, nichts. Baader-Meinhof-Bande gespielt.«
»Oh«, sagt Mami. »Das ist aber sehr gefährlich.«
»Ja«, sagt Ben und nickt abgeklärt. »Aber die Roten Brigaden helfen uns. Und warum machst du ein Picknick?«
»Ich dachte, ich mache heute etwas Schönes.«
Ben lehnt sich an ihre Schulter und beißt in sein gekochtes Ei. Es schmeckt wie das härteste Ei, das er jemals gegessen hat, so wie sich Mamis Schulter wie die bequemste Schulter anfühlt, an die er sich jemals gelehnt hat.
»Weißt du eigentlich, dass der berühmte Torhüter Dino Zoff in deinem Alter nur 1,47 Meter groß war?«, fragt Mami. »Er war viel zu klein für einen Torhüter. Deshalb hat ihm seine Großmutter eine Eierkur verordnet. Es hat gewirkt. Heute ist Dino Zoff 1,82 Meter groß.«
»Dann nehme ich noch eins.«
»Das habe ich mir gedacht.«
»Ist Dino Zoff auch bei den Roten Brigaden?«
»Nein«, sagt Mami. »Ich glaube, dafür hat er keine Zeit.«
Lange sehen sie dem guten Wetter beim Dämmrigwerden zu. Irgendwann sagt Mami: »Heute vor einem Jahr ist Jonas gestorben.«
Obwohl Ben es vergessen hat, nickt er, ohne erschrocken zu sein.

Zu Hause leckt er über das Garagentor, weil er kein vernünftiges Geländer finden kann. Er hat das Gefühl, dass Sand durch seine Stimme rieselt. Sein Körper streckt sich mit der Kraft hartgekochter Eier, und sein Blut zirkuliert durch seine Adern, bitter wie ein Garagentor.

MATZE SCHMIDTS VATER, Herr Kaczmarek, liegt mit gebrochenem Oberschenkelhals im Krankenhaus. Er habe sich mit seinem Parzellennachbarn Herrn Petrowski gekracht, dieser solle sich darauf gefasst machen, dass es sich mit dem 1:0 des Wuppertaler SV gegen den HSV in der Hinrunde ausgepröppert habe, Herr Petrowski werde noch sein blaues Wunder erleben. Dabei sei Herr Kaczmarek versehentlich in seinen Gartenteich getreten und auf einem Fisch ausgerutscht.
Ben fragte Matze, warum er seinen Vater Herrn Kaczmarek nenne.
Weil er nun mal so heiße, sagte Matze Schmidt. Und dass sein Vater auf dem Weg zum Krankenwagen geschrien habe, dass dieses Scheiß-Wuppertal ihm vielleicht den Oberschenkel, aber niemals das Rückgrat brechen könne. Herr Sichtermann, der zweite Vorsitzende des Schrebergartenvereins, habe Matze dann geraten, sich in seinen Schuppen zu verkrümeln. »Sonst holt dich noch das Jugendamt.« Matze heulte ein bisschen, seine Mutter sei nun schon seit eineinhalb Jahren zur Kur im Landeskrankenhaus, und sein Bruder mit einem Ford Taunus Vinyldach auf einer illegalen Rallye durch die Beneluxländer. Da habe das Jugendamt wohl wirklich ein Wörtchen mitzureden. Am liebsten wolle es ihn in ein Kinderheim stecken. Er wohne jetzt heimlich im Schrebergarten, mache keinen Mucks, habe den ganzen Tag die Vorhänge zu und Frau Sichtermann bringe ihm was zu essen und helfe ihm bei seinem Insulin.
Ben konnte sich Matze ohne Mucks nicht vorstellen. Um ihm Mut zu machen, erzählte er ihm vom Luginsland. In so einem Kinderheim bekämen die Kinder nur Wasser und vom Brot den Knust. Abends werde das Wasser warm gemacht und mit einer Prise Salz als Suppe serviert. Man müsse im Stehen schlafen, damit die Pisse, falls man ins Bett mache, besser ablaufen könne.
»Woher willst du das wissen?«

»Ich war schon mal in einem Kinderheim. Am Ende hat es gebrannt.«
»Das denkst du dir nur aus«, sagte Matze Schmidt und fügte hinzu, dass man auf jeden Fall aufgeschmissen sei, wenn einem die Eltern krank würden. Ja, das sei man wohl, sagte Ben. Als die Klingel klingelte, fing die große Pause an. Sie hatten aus Versehen Französisch bei Frau Windgassen geschwänzt. Seither ist Chrisse sauer auf Ben. Er hätte gerne mitgeschwänzt.

Ohne seinen Ranzen vom Rücken zu nehmen, setzt sich Ben an seinen Platz. Nach einer Weile sagt er, dass es ihm leidtue, dass Chrisse nicht mitgeschwänzt habe, sie hätten aber nur aus Versehen geschwänzt und es sei auch besser so, immerhin sei Madame Windgassen seine Mutter und könne ihn mit Hausarrest bestrafen. Chrisse schweigt und sieht wie Reklame aus. Ben nickt, steht auf und summt sich durchs Klassenzimmer. Arno Barkhahn ist vor einiger Zeit in die letzte Reihe gesetzt worden, der Platz neben ihm ist frei.
»Kann ich?«, fragt Ben.
»Wenn du mir was schenkst«, sagt Arno.
In Bens vorderer Ranzentasche liegt ein Suppenwürfel. Ben kann sich nicht erinnern, wie er dorthin gelangt ist. Er legt ihn auf Arnos Geschichtsbuch.
»Das ist Astronautennahrung.«
»Das ist ein Suppenwürfel«, sagt Arno, zeigt aber trotzdem auf den Stuhl neben sich. Ben setzt sich mit seinem halben Po auf die vordere Kante des Stuhls und lässt den Kopf auf den Tisch fallen.

Wie eine Windbö betritt Herr Konrad die Klasse. Mit einer schwungvollen Drehung nimmt er Aufstellung, öffnet die zerfledderte Ausgabe seiner Fußballregeln und lässt seine

Stimme erschallen. Er wolle zum Sieg des Wuppertaler SV auf dem schuleigenen Schotterplatz, den dieser nicht zuletzt einer beeindruckenden Torwartleistung zu verdanken habe, etwas Geschichtliches hinzufügen, um dem grassierenden Irrtum entgegenzutreten, es handle sich beim Fußball um eine Spielerei, der es nur darum zu tun sei, die Zeit totzuschlagen. Das echte Fußballspiel wolle, unter Anspannung aller Kräfte, als Arbeit betrieben werden. Eine Arbeit freilich, in der die Freiheit, ganz im Gegensatz zum sonstigen pädagogischen Bemühen, stets gewahrt bleibe.
Herrn Konrads Oberlippenbärtchen tanzt während seines Vortrags auf und ab. »Es ist das untrügliche Kennzeichen eines guten Spieles, dass alle freiwillig ihr Bestes tun und keine Anstrengung scheuen. So bietet es eine nie versiegende Quelle reinen Vergnügens.« Nur müsse man auch eifrig üben, dass einem nicht gleich der Wind ausgehe. Schnelles Zuspielen ließe sich nur durch wackeren Fleiß erlernen und auch für den Stoß aufs Tor komme es zuvörderst darauf an, dass er mit raschem Entschlusse ausgeführt werde, mahnt Herr Konrad und fügt hinzu, dass das gebräuchliche, aus dem Englischen herkommende Wort »passen« am ehesten mit »abgeben« zu übersetzen sei und denjenigen, der selbstsüchtig den Ball für sich beanspruche, anhalte, ihn einem Mitspieler zuzuspielen.
»Aber dann stinken die Jungs immer so«, sagt Anke Petersen.
Herr Konrad blickt hinter den Fußballregeln hervor. Nachdem er etwas geblättert hat, sagt er, dass es dem Spieler aus diesem Grunde ohne besondere Erlaubnis nicht gestattet sei, den Rock abzulegen, es sei denn, er trage ein wollenes Hemd. Feierlich klappt er die Regeln zu und weckt Susi Gronewoldt, die auf ihrem Ranzen eingeschlafen ist. »In der nächsten Stunde werden wir unser frisch erworbenes Wissen auf der Wiese hinter der Turnhalle anwenden, und die Mädchen werden dieses eine Mal ohne Murren mittun.«

Ein Wolkenbruch durchkreuzt Herrn Konrads Vorstoß gegen das Stubenhockertum. Er pfeift das Vorhaben ab. Ben will Arno Barkhahn den Ball durch den Regen zuschlenzen, damit er ihn wegpacken kann, schießt aber versehentlich statt des Balls eine Ladung Sand aus der Weitsprunggrube in Chrisses Gesicht.

Blind vor Dreck und Wut stürzt sich Chrisse auf Ben. Knurrend presst er seine Stirn auf Bens Stirn und bohrt ihm sein Knie in den Magen. Ben bekommt kaum noch Luft und denkt einen Augenblick darüber nach, dass seine Gedanken im Liegen ebenfalls liegen.

»Debededehakapee«, zischt Chrisse.

»Und auch keine Medizin«, schreit Ben.

»Du bist so doof, wie du klein bist«, schreit Chrisse.

»Du bist auch doof«, schreit Ben und noch etwas, das im schneidenden Ton von Herrn Konrads Drohung untergeht, im Falle der Verweigerung eines unverzüglichen Friedensschlusses in der sechsten Stunde, über den verworrenen Ereignissen der Punischen Kriege brütend, nachsitzen zu müssen.

Ben versucht noch, Chrisse seine Glücks-Türklinke in die Wade zu hacken, doch Matze zieht Chrisse von Ben fort, stellt ihn auf die Füße und wischt ihm mit der Hand übers tränenverschmierte Gesicht. »Sei nicht so etepetete, du Nachtigall.«

Unterdessen hämmert Arno Barkhahn den Ball in die Hecke des Schulgartens. Ein Busch, den Frau Piening von der Insel Teneriffa mitgebracht und im Schulgarten eigenhändig angepflanzt hat, spießt den Ball auf. Giftige Luft zischt heraus, und der Ball faltet sich zu einem gebogenen Dreieck.

Nach der Schule hocken sie bei den Fahrradständern im klammen Gebüsch und rauchen eine Mentholzigarette. Der Rauch brennt auf Bens Zunge und schmeckt nach verdreckten Hustenbonbons.

»Du musst runterschlucken«, sagt Anke Petersen. »So wie du kann das jedes Baby.«
Sie unterhalten sich übers Fernsehprogramm, finden *Robbi, Tobbi und das Fliewatüüt* besser als *Kleiner König Kalle Wirsch*, Wim Thoelke besser als Rudi Carrell, und Ben findet *Flipper* besser als *Bonanza*. Er sieht zu Chrisse hinüber, doch Chrisse hört ihm nicht zu. Er riecht an Ralf Grothmanns Pausenbrot und sagt, dass es nach Hundefutter stinke.
»Nicht auch ein bisschen nach Pommes?«
Die meisten finden, dass Ilja Richter ein Spiddel ist. Die Schlagersänger in seiner Sendung kämen aus Dörfern mit krummen Postleitzahlen, seien im Hauptberuf Schaufensterdekorateur und bewegten im Fernsehen nur ihre Münder. Ben überlegt, ob er sagen soll, dass Heino Augen hat.
»Man sagt Bembel zu Bechern.«
»Und der mit der Brille heißt Det. Das kommt von Detlef. Der hat keine Frau.«
Chrisse sagt, dass er die Reihenfolge wisse, in der bei den Waltons das Licht ausgehe, und er könne auch die Farben vom Testbild aufzählen.
»Gute Nacht, John-Boy.«
Olli Erdmannsdorff ist noch bei den Schlagersängern von Ilja Richter und findet, dass die Dörfer, aus denen sie kommen, schweinische Namen haben.
»Welche denn?«, fragt Anke. Ihr Mund steht einen Fingerbreit offen.
»Schweinfurt«, sagt Olli und wird rot.
»Darmstadt«, sagt Ralf.
»Paderborn«, schreit Matze.
»Wieso?«, schreien die anderen.
Bevor Matze antworten kann, sagt Chrisse: »Jadebusen.« Ben möchte »Rüsselsheim« sagen, doch Sven Kähler kommt ihm zuvor. Er fuchtelt mit den Händen und kräht: »Titikakasee.«

Arno Barkhahn sagt verträumt: »Langenhorn.« Matze und Sven stecken sich Finger in den Mund und schreien: »Die Hühner picken auf dem Hof.« Dabei lachen sie sich schlapp. Guido Borgmann möchte lieber ein bisschen Winnetou spielen.
»Du spielst das immer mit Gewehr«, sagt Olli Erdmannsdorff. »Indianer haben aber nur Tomahawks, mit Gewehren sind sie keine richtigen Indianer.«
»Winnetou ist von allen Indianern der Richtigste«, sagt Guido, und Ben sagt, dass Winnetous Silberbüchse im Westen weltberühmt sei.
Guido zieht an Ollis Fuß. »Ihr seid ein räudiger Coyote, wenn ich mich nicht irre.« Er würde auch einen Komantschen spielen, der seine Spuren verwischt, wenn es sein müsse. Als Ben vorschlägt, Guido ein bisschen nachzuschleichen und seine Fährte zu lesen, sagt Chrisse, ohne Ben anzusehen: »Musst du nicht nach Hause? Deine Mutter wartet auf dich.«
Tatsächlich. Mami hat den DAF neben den roten Audi von Herrn Behrends geparkt. Sie hat die Autotür geöffnet und ihren linken Fuß auf den Parkplatz gestellt. Sie raucht. Wortlos zieht Ben seinen Ranzen auf den Rücken. Er kriecht aus dem Gebüsch und geht langsam über den Hof. Die Peinlichkeit brennt auf jedem Zentimeter seines Körpers.
»Was machst du denn hier?«
»Ich werde dich bei dem Wetter ja wohl abholen dürfen.«
»Und mein Rad?«
»Das kannst du hierlassen. Ich bringe dich morgen auch wieder her.«

DREIZEHN

»SIE WERDEN ES KAUM FÜR MÖGLICH HALTEN, Frau Schwämmle, aber die Grenze zu Afrika liegt bei Zermatt in der Schweiz.«

Ruth legt die Bücher zur Geologie der Alpen und den schmalen Band über bekannte Torhüter in den Korb für die Rückgaben.

»Es war der Grönlandforscher Alfred Wegener, der als Erster erkannt hat, dass eine Landmasse nicht einfach versinken kann. Sie liege lediglich auf dem Erdmantel auf und wandere auf ihm umher. Leider konnte er sich die Ursache dieses Phänomens nicht erklären, worüber er verbitterte. Heute weiß man, dass die Wärmeströme im Erdinneren die Bewegung der kontinentalen Platten bewirken. An einer Bruchspalte driften die Platten auseinander, Lava dringt nach und drückt die Platten voneinander fort. Auf diesem Weg zerbrach der Urkontinent Pangaea, und es entstand das Tethys-Meer. Vor etwa 100 Millionen Jahren kehrte sich die Bewegung der Platten um, und der afrikanische Kontinent begann sich auf den europäischen zuzubewegen. Langsam schob sich der Grund des Tethys-Meeres unter das Festland des afrikanischen Kontinents. Ein Vorgang, den die Geologen Subduktion nennen. Im Lauf der nächsten 50 Millionen Jahre hatte sich der afrikanische Kontinent so weit voranbewegt, dass

es zu einer Kollision mit dem europäischen Kontinent kam. Das Penninikum, der ehemals ozeanische Teil des afrikanischen Kontinents, stieß mit dem Helvetikum, dem Schelf des europäischen Kontinents zusammen. Das Gestein des Penninikums wurde nach Norden und nach Westen geschoben, auf komplizierte Weise verfaltet und zu einem Gebirge aufgetürmt, dessen Gipfel nicht selten bis zu dreißig Kilometer hoch waren. Die Alpen, wie wir sie heute kennen, sind nur der klägliche Rest.«
Hinter den phototropen Gläsern ihrer Brille scheint Frau Schwämmle große Augen zu machen.
»Obwohl das Gestein des Pennikums, das zum afrikanischen Kontinent gezählt wird, über den abgescherten Sedimenten des europäischen Kontinents liegt, glaubten die Geologen lange, dass das Monte-Rosa-Massiv bei Zermatt eine, warten Sie, Aufdomung des äußeren Randes des europäischen Kontinents sei. Doch inzwischen ist man der Ansicht, dass es sich hier vielmehr um eine, und das muss ich Ihnen jetzt vorlesen, Frau Schwämmle, Einschuppung südpenninischer Serien handle, also mit anderen Worten um eine ganze Menge Afrika im Gestein dieses Gipfels.«
»Erstaunlich«, sagt Frau Schwämmle.
»Nicht wahr?«, sagt Ruth und verliert für einen Moment das Vertrauen in den Boden, auf dem sie steht.
Frau Schwämmle lacht. »Was ist mit den 25 Kilometern Gebirge geschehen, die den Alpen mittlerweile fehlen?«
»Gletscher«, sagt Ruth. »Gletscher, Frau Schwämmle. Sie haben die Felsen poliert und abgetragen, das Übrige hat die Zeit erledigt.« Während Frau Schwämmle die Lochkarten aus den zurückgegebenen Büchern in das Lesegerät steckt, wirft Ruth einen Blick in die Bücherei. Zwischen den Buchstaben K und L der Schönen Literatur sitzt eine Frau in ihrem Alter auf einer Fensterbank und liest. Sie hat ihre Beine übereinander-

geschlagen, der linke Schuh hängt nachlässig an ihrem Fuß. »Als Kind bin ich einmal in Zermatt gewesen.«

»Ach«, sagt Frau Schwämmle. »Also, genau genommen, in Afrika.« Sie lacht.

»Ja«, sagt Ruth. »Genau genommen. Leider habe ich es damals noch nicht gewusst.«

Ruth hört den Schuh der Frau in der Schönen Literatur auf den Teppich fallen. Frau Schwämmle sortiert die Lochkarten in einen Karteikasten. »Ich habe die Berge gesehen und mir vorgestellt, hinter ihnen breite sich Afrika aus und dufte nach Nelken, Zimt und Vanille.«

»Ein Kontinent wie ein Stück Weihnachtsgebäck, Frau Schrader. Sie sollten unbedingt noch einmal dorthin fahren.«

»Das werde ich, Frau Schwämmle. Wenn es kalt wird, fahre ich.«

Ruth nimmt die Hand der Bibliothekarin und vergisst, sie loszulassen.

»Würden Sie für mich einmal Ihre Brille abnehmen, Frau Schwämmle?«

»Gern«, sagt Frau Schwämmle. Sie zieht ihre Brille vom Gesicht und lächelt verlegen. »Ich habe empfindliche Augen, aber das kennen Sie ja.«

»Ja, Frau Schwämmle, das kenne ich.«

Ruth möchte noch etwas sagen, entscheidet sich jedoch dagegen. Sie lässt die Hand der Bibliothekarin fallen, grüßt stumm, wendet sich ab und geht.

Ruth fährt zur Schule, um Ben abzuholen. Sie parkt vor einem Kiosk, Ben hat sie gebeten, nicht mehr auf dem Schulparkplatz auf ihn zu warten. Als Ruth ihn kommen sieht, drückt sie ihre Zigarette in einem taillierten Eternitkübel aus.

»Was hast du da?«

»Ein Gehirn.« Ben zeigt ihr ein Plastikgehirn, das er sich aus

der biologischen Lehrmittelsammlung der Schule geliehen hat.
»Und was willst du damit?«
»Es mir in Ruhe vergegenwärtigen.«
Ruth öffnet die Wagentür und wundert sich über ihr merkwürdiges Kind. Ben steigt auf die Rückbank, legt das Gehirn in seinen Schoß und beißt nachdenklich auf seine Zunge.
»Warum bist du so schweigsam?«
»Ich will nicht so viel reden, um mich nicht so zu verraten. Wir haben heute über Herrn Kärber gelästert, weil er ein Hippie ist und zu Hause keine Dusche hat, dann ist Herr Behrends gekommen und hat mich so lange angeschrien, bis sein Hals lila geworden ist.«
»Warum hat er denn geschrien?«
»Dass wir ruhig sein sollen, und ich schon mal sowieso, und dann hat er was über den Tod vor Stalingrad gesagt. Wir kriegen den Tod aber erst in der Neunten.«
»Gehst du eigentlich gerne zur Schule?«
»Nein«, sagt Ben.
Ruth betrachtet ihn durch den Rückspiegel. »Hättest du lieber Ferien?«
»Ja. Viel lieber.« Er streckt seine Beine aus und lächelt seinen Knien zu.
»Wenn es kalt wird, fahren wir.«
»Und wohin?«, fragt Ben. Er stellt das Gehirn auf seine Knie.
»In die Berge. Wir fahren in die Berge.«

Gegen Abend fährt Ruth zum Friedhof. Der Herbstwind fegt rau über die Gräber, und das Gelände scheint verlassen. Während sie mit einem Taschentuch die Gravur an Jonas' Grabstein säubert, formen die Quarze und Feldspate in dem grauen Granit bizarre Landschaften. Magmatische Chemismen penninischer Strukturen, denkt Ruth und meint schrundige

Felsen, die von Klüften brechen und unter wildem Gedröhn in die Tiefe stürzen. Ruth ersehnt diesen Lärm. Sie erinnert sich an Jonas mittlerweile nur noch als Ursprung einer endlosen Stille. Diese Stille breitet sich unerbittlich aus und erfasst jeden Moment ihres Lebens. Ruth weiß jetzt, dass sie schuldig geworden ist. Künftig wird jeder Trost ihrer Seele etwas rauben. Sie schickte Jonas in der heißen Mittagssonne nackt auf eine Rutsche, und er verbrannte sich den Po, sie grub einen Milchzahn, den er in der Sandkiste verloren hatte, heimlich unter, weil ihr das rituelle Theater um die Zahnfee auf die Nerven ging, sie redete Jonas das Vergnügen aus, stundenlang sinnlos seine Hand in den Strahl des Gartenschlauchs zu halten, sie log, dass der Käfer, der rücklings auf der Terrasse lag, nur eingeschlafen sei, um Jonas vor der Erkenntnis des Todes zu bewahren. Später sagte sie ihm, Hans habe eine Stelle als Bürgermeister in Frankfurt angetreten und daher ins Frankfurter Rathaus umziehen müssen, sie versprach ihm, nachts an seinem Bett zu sitzen und seine Träume zu bewachen. Sie schickte ihn mit der Nachbarin ins Schwimmbad.
Ruth bekreuzigt sich. Ihr fällt auf, dass sie nicht weiß, woran Jonas geglaubt hat. Sie hat vergessen, zu fragen. Vermutlich hat er an Gott geglaubt. Aber wie hat er ihn sich vorgestellt? Als einen alten Mann in einem weißen Kittel, der auf einer Wolke sitzt, umgeben von geschlechtslosen Engeln? Mit tiefer Stimme und gütigem Blick? Ruth hat sich den Himmel immer wie Kurt Malchows Sansibar vorgestellt. Bunt, laut und tropenbehelmt, nach Zimt und Nelken duftend, nach wildem Kaffee und Vanille. Wen da dürstet, der komme.
Der letzte Bus vor Schließung des Friedhofs ist bereits gefahren, und Ruth geht zu Fuß zum Haupteingang. Die Tage werden kürzer und die Wege länger. Die Eichhörnchen sind gierig geworden.

WÄHREND ERDKUNDE BEI HERRN KIESSLING fragt Chrisse, ob sie heute Jonas besuchen wollen. Ben muss tief durchatmen, weil sich in seiner Brust ein Ballon aufbläst, dann nickt er stumm. Das hat ihn außer Mami noch nie jemand gefragt. Vor einigen Tagen fiel Chrisse ein, dass Ben ihn vor den Sommerferien vor einem Wels gerettet hat, obwohl der vielleicht nur ein Strudel war, aber ein Strudel, der Hunde verschlingen kann. Seither sitzt Ben wieder auf seinem Platz.

Nach der Schule fährt Chrisse in die falsche Richtung.
»Ich dachte, wir wollten Jonas besuchen.«
»Wollen wir ja auch.«
»Zum Friedhof geht es aber hier lang.«
Chrisse rutscht von der Pedale. »Ich meinte das Kind von Swantje.«
»Ach so, ja klar.«
»Wir können aber auch zu deinem Bruder fahren, wenn du möchtest.«
»Mein Bruder ist da sowieso nicht.«
»Und wo ist er?«
»Wo die Seelen sind.«
»Und was ist auf dem Friedhof?«
»Nur seine Knochen und das, was vom Sarg noch übrig ist. Das wird von den Regenwürmern belüftet.«
»Ich war noch nie auf einem Friedhof.«
»Sei froh«, sagt Ben. Er tritt in die Pedale und fährt in die falsche Richtung, also in die für Bauer Brakels Kuhkind richtige. Der Ballon hinter seiner Brust hat nur geringfügig an Luft verloren.

Auf dem Hof von Bauer Brakel schaufelt eine dicke Frau Futterrüben von einem Anhänger. Sie hat eine Hasenscharte und

erinnert Ben oben herum an ein Kamel. Das Tier, an das sie ihn unten herum erinnert, fällt ihm gerade nicht ein.
»Das ist die Frau von Bauer Brakel«, flüstert Chrisse.
»Die ist aber nicht von der CDU«, sagt Ben.
»Nein, die hackt in ihrer Freizeit Holz. – Guten Tag, Frau Brakel.«
»Mein Mann ist im Stall«, sagt die Frau und zeigt mit der Schaufel auf ein Tor. Durch die Hasenscharte klingt es wie Meihnmahnnisimschdhall.
Bauer Brakel füttert die Schweine mit Kraftfutter. Die Kleinen quieken, die Großen grunzen, rülpsen und röcheln und schmeißen sich gegen die Bretter ihres Verschlags. Aber alle Schweine lächeln freundlich.
»Hallo, Schweine«, sagt Ben und lächelt zurück.
»Hallo, Herr Brakel«, sagt Chrisse und erklärt Ben, dass das Lächeln der Schweine Heimtücke sei, in Wirklichkeit seien sie gefährlich, sie würden einem am liebsten die Finger abbeißen, denn Finger seien für sie so lecker wie Eicheln. »Die sind unberechenbar, diese Schweine.«
Bauer Brakel nickt. »Das stimmt wohl«, sagt er.
»Hallo, Herr Brakel«, sagt Ben und verbeugt sich.
»Ihr wollt zum Bullkalb, oder?«
»Ja, zu Jonas«, sagt Chrisse und legt seinen Arm um Bens Schulter.
»Der Lütte ist einzeln aufgestallt«, sagt Bauer Brakel, und Chrisse flüstert, Bauer Brakel meine damit, dass Jonas sein eigenes Zimmer habe. »Ja. Er lässt sich so leichter anfüttern.«
Jonas steht froh in seinem Mist und saugt an der Gummizitze eines Nuckeleimers.
»Was trinkt er da?«, fragt Chrisse.
»Milch natürlich«, sagt Bauer Brakel.
Chrisse schnalzt mit der Zunge. »Natürlich, Jonas ist ja eine Kuh.«

»Nein«, sagt Bauer Brakel. »Ein Bullkalb. Und was für eins.« Er schlägt mit der flachen Hand auf Jonas' Fell. »Schöner kann man so ein Tier nicht malen. Flach angelegter Rücken. Ausgeprägte Schulterpartie. Ein Spitzentier. Alles, was ein Bulle haben muss. Der kommt mit auf die Ausstellung. Ihr könnt ihm über die Blesse streicheln, wenn ihr wollt, aber passt auf, der hat schon Kraft.« Bauer Brakel schippt eine Ladung Heu in Jonas' Zimmer, ein bisschen Kraftfutter in seinen Trog, sagt: »Sonst wird das mit dem Pansen nichts«, und schlurft zurück zu den hinterhältigen Schweinen.
Jonas guckt Ben an, als stellte er ihm eine Frage.
»Hallo, Jonas«, sagt Ben. Vorsichtig streicht er über den birnenförmigen Fleck auf Jonas' Stirn. Jonas presst seine nasse Nase gegen Bens Hand und brummt.
»Das Flotzmaul«, kichert Chrisse.
Ben sieht in Jonas' dunkle Augen. Sie glänzen feucht. Lange, weiße Wimpern schützen sie vor den umhersummenden Fliegen. Das Fell auf Jonas' Stirn kräuselt sich zu Locken. Seine Nase sieht aus wie ein Unterwassertier. Da sie ihm geholfen haben, auf die Welt zu kommen, nickt Ben Jonas zu und beantwortet ihm leise seine Frage: »Dass es ihr endlich wieder gutgeht.« In einem Buch über Haustiere hat Ben gelesen, dass in Indien die Kühe die Wünsche der Menschen erfüllen können. Vielleicht können sie es bei Bauer Brakel auch.
Später gibt es in der Küche Knust mit Butter und für jeden eine Gewürzgurke. Auf dem Küchentisch wuchert der Wachsdeckenklee, im Fernsehen läuft der Vietnamkrieg.
»Kennen Sie eigentlich Herrn Gäbler?«, fragt Ben. Leider ist Herr Gäbler in der Brakel'schen Küche unbekannt.
»Wir sind jetzt Vegetarier«, sagt Chrisse. »Wir essen nie wieder Kühe.«
»Wir essen nicht mal mehr in der Kirche Jesus« sagt Ben.
»Wir essen nur noch Gemüse«, sagt Chrisse.

»Oder Blumenkohl«, sagt Ben.
»Ich esse ja am liebsten Lehberhwursdh.« Frau Brakel lässt das Wort durch ihre Hasenscharte wehen, und Ben weiß nun, dass das Tier, das ihm vorhin nicht eingefallen ist, ein Nilpferd ist.
Bauer Brakel schiebt seine Mütze in den Nacken und trinkt vom Essigwasser. »Wenn ihr wollt, könnt ihr in den Ferien helfen kommen. Wenn ihr wollt.«
Chrisse nickt, dass seine Zähne gegeneinanderschlagen, doch Ben sagt: »In den Ferien kann ich leider nicht, da fahre ich mit meiner Mutter in die Berge.«
Auf dem Hof picken die Hühner. Ben steckt sich zwei Finger in den Mund. Was daran wohl so lustig ist?

DREI TAGE SPÄTER IST MAMI KRANK, und Dr. Glander muss geholt werden.
»Bilaterale Tonsillitis, vulgo Angina, die Mandeln stark angeschwollen, massiver Eiterbefall. Sie halten strikte Bettruhe. Leichte Rachenspülung mit Kamille, nicht gurgeln, warme Halswickel und reichlich Geduld. Ich verschreibe Ihnen Penicillin und sehe Sie in drei Tagen wieder.« Ben begleitet Dr. Glander zur Haustür. »Du machst deiner Mutter einen Kamillentee und stellst ihr ein Gefäß zum Ausspucken ans Bett. Und halte Abstand, damit du dich nicht ansteckst.«
Bevor Ben zu Mami ins Schlafzimmer zurückkehrt, zieht er ihre Gartenhandschuhe an.
»Ich koche dir einen Kamillentee«, sagt er.
»Das ist prima«, sagt Mami. Es klingt wie: Chasisplima.
»Und ich bringe dir einen Eimer zum Ausspucken.«
»Danke. Das ist auch prima.« Chasisauplima.
Als hätte Mami eine gebrochene Zunge wie Karl May da-

mals, gefangen im Pueblo der Apachen, obwohl es auch ein bisschen wie Hasenscharte klingt. Ben trägt den Holzspatel, mit dessen Hilfe Doktor Glander sich Mamis Mandeln angesehen hat, in den Müll. Er ist voller Angina. Dann kocht er Mami einen Kamillentee und bringt ihr einen kleinen Eimer ans Bett.

»Das ist …«

Plima, denkt Ben.

»… lieb von dir«, sagt Mami. »Jetzt musst du aber zur Schule. Mach dir keine Sorgen, ich schlafe einfach, bis du zurück bist.« Bissusurübis.

In der Ersten hat Ben Mathe bei Frau Gehlen, und es riecht wie immer nach Haarspray. Frau Gehlen hat ihre Frisur zu einem Büschel hochgesprüht, das aussieht, als lebten Heuschrecken darin. Sie starrt auf einen Wasserschaden an der Decke des Klassenzimmers und erzählt von fünf Waldarbeitern, die in einer Schonung Bäume anpflanzen. Sie brauchen für dreißig Bäume eineinhalb Stunden. Frau Gehlen möchte nun wissen, wie lange acht Waldarbeiter für achtzig Bäume brauchen. Lange, denkt Ben, wenn man die Pause mitrechnet, in der sie ihre Brote essen. Er wartet, bis Frau Gehlen sich umgedreht hat, um die Zahlen für die Waldarbeiter an die Tafel zu schreiben, dann sagt er leise: »Meine Mutter hat Angina.«

»Was ist das?«, fragt Chrisse.

»Eine Krankheit.«

»Mhm.«

»Bei der man geschwollene Mandeln hat.«

»Mhm.«

»Und Fieber.«

»Mhm.«

»Und nicht mehr richtig reden kann. Und ausspucken muss.«

»Und warum hast du Handschuhe an?«
»Damit ich mich nicht anstecke.«
»Mhm.«
»Angina ist ansteckend.«
Plötzlich schreit Frau Gehlen, dass ihr Haarbüschel zittert. Langsam habe sie die Nase voll, und zwar gestrichen, diese grauenvolle Klasse mache sie krank, sehr krank sogar, seit längerem schon habe sie erhöhten Blutdruck und seit einigen Tagen ein handtellergroßes Ekzem. Die Mühe, durch lebensnahe Beispiele der Klasse die Welt der Mathematik anschaulich zu machen, sei in jedweder Hinsicht vergeblich, diese Klasse sei der Alptraum jeden Lehrers: Schüler Schmidt würde abwechselnd entweder essen oder schlafen, Schülerin Gronewoldt Löcher in die Luft starren, Schüler Erdmannsdorff überhaupt jegliche Auskunft verweigern und Schülerin von Laatzen sich wieder einmal nicht blicken lassen. Die Schüler Schrader und Windgassen würden unablässig romanhaft ausschweifende Gespräche führen und sich am Unterrichtsgeschehen nur mehr herablassend beteiligen und Schüler Borgmann habe den Weg zur Sonderschule wohl verpasst und sei nur versehentlich im Gymnasium gelandet. All dies mache sie krank und bringe sie binnen Jahresfrist ins Grab. »Und du, Beate, packst jetzt deinen Lippenstift weg, für Kosmetika bist du noch zu jung!«
Als Chrisse Frau Gehlen erklären will, dass Beates Lippenstift ihr Klebestift sei, den sie nur mit etwas Silberpapier verschönert habe, brüllt Frau Gehlen, der Schüler Windgassen möge gefälligst seine Klappe halten, der Sohn einer Aushilfslehrerin zu sein, eine Tätigkeit, die von jeder Fremdsprachenkorrespondentin erledigt werden könne, würde den Schüler Windgassen nicht vor Strafe feien, sie, Frau Gehlen, würde hingegen ein Kernfach unterrichten und daher jetzt beim Direktor Meldung machen, dann könne der Schüler

Windgassen ja sehen, wohin ihn seine fragwürdige Eins in Französisch bringe, er würde sein tiefblaues Wunder erleben, darauf könne er Gift nehmen, einschließlich eines ebensolchen Briefes.

»Zweieinhalb Stunden«, sagt Martina Pölcher und schnipst mit beiden Händen, »so lange brauchen die für die Bäume.« Doch da hat Frau Gehlen bereits die Tür hinter sich zugeknallt.

Wie erschrockene Fische glotzen sie ihr nach. Nur Susi Gronewoldt kichert und starrt ein besonders großes Loch in die Luft. Olli Erdmannsdorff steht auf und setzt sich auf Chrisses Tischhälfte. »Das meint die nicht so.«

Beate Seibert stellt sich dazu und wispert: »Danke, Christophe.«

»Frau Gehlen kann deine Mutter nun mal nicht leiden«, sagt Olli Erdmannsdorff.

»Da kann doch ich nichts für«, sagt Chrisse.

In der letzten Reihe weint Guido Borgmann und muss von Matze Schmidt getröstet werden, und am Nebentisch haut Arno Barkhahn Ralf Grothmann eine runter, das hat aber nichts mit Frau Gehlen zu tun.

Wenn es stimmt, was Frau Gehlen gesagt hat, dann können Menschen andere Menschen krankmachen. Sie stecken sie an, obwohl sie selbst nicht krank sind. Es reicht aus, dass sie anwesend sind. Es geht etwas von ihnen aus, das in die anderen eindringt und dort ihren Blutdruck erhöht, ein Ekzem bewirkt, eine Angina oder etwas Unsichtbares, das niemals gefunden wird.

Ben packt seine Sachen. »Ich muss nach Hause.«

»Wieso?«, fragt Chrisse.

»Meine Mutter wartet auf mich.«

Mamis Haut ist dünn wie Durchpauspapier und glänzt über ihren Augen wie Perlmutt. Ihr Mund ist geschlossen, auf ihrer Unterlippe hat sich eine Furche gebildet. Ihr Gesicht glänzt. Sie sieht aus, als würde sie seit Stunden über etwas nachdenken.

»Hallo«, sagt Ben leise.

Mamis Lider öffnen sich, langsam, als würde jemand sie von den Augen schieben, eine Sehne tritt an ihrem Hals hervor wie ein zusätzlicher Knochen, etwas knackt, dann dreht Mami ihren Kopf und öffnet den Mund. Doch außer unsichtbarer Angina kommt nichts heraus. Sie räuspert sich. Dann sagt sie etwas. Es klingt wie Husten. Sie lässt ihren Kopf ins Kissen fallen, stöhnt und fasst sich an die Stirn. Schließlich zeigt sie auf die Tasse mit dem kalten Kamillentee.

Mamis zusätzlicher Knochen tritt wieder hervor, und sie biegt ihren Kopf so weit nach vorne, dass Ben ihn halten kann. Ihre Haare sind nass und kleben am Nacken. Vorsichtig lässt Ben etwas Tee in ihren Mund laufen, sie nickt, dann kneift sie die Augen zusammen und schluckt den Tee hinunter. Dabei zerknittern ihre Lider.

»Aua«, sagt sie und noch etwas, das Ben nicht versteht. Er nickt. Vielleicht sieht sie es durch ihre geschlossenen Augen.

»Mich hat es gründlich erwischt.«

Ben nickt weiter, es passt ja.

Als Ben glaubt, dass Mami eingeschlafen ist, sagt sie: »Vielleicht fragst du Frau Knoll, ob du bei ihr essen darfst. Ich kann leider nichts kochen.«

»Ich kann auch Chrisse fragen«, sagt Ben. Er spricht in die Öffnung des Gartenhandschuhs, um Mami nicht noch mehr anzustecken. »Oder Omi im Altersheim, ob sie mir was abgibt.« Am liebsten würde er zu Pappi fahren, weit weg, damit er für Mami nicht länger gefährlich ist, doch er kennt den Weg nach Frankfurt nicht.

»Nein, frag Frau Knoll. Ich freue mich, wenn du bald wieder zurück bist.« Surübis. »Und vielleicht serviert sie dir das Essen mit einem Erfrischungstuch«, sagt sie und lacht. Es klingt, als würde sie ersticken. Sie presst ihre linke Hand auf ihren Hals und die rechte Faust gegen die Stirn. Sie röchelt und schwitzt. Sie besteht fast nur noch aus Angina.
Als Ben vom Essen bei Frau Knoll zurückkommt, ist Mami eingeschlafen. Er zieht seine Schuhe aus, schleicht über den Teppich, setzt sich zu ihr ans Bett und fasst ihre Hand. Es ist für sie ungefährlich, er hat wieder die Gartenhandschuhe angezogen. Der Schweiß steht in Tropfen auf ihrer Stirn, und es sieht aus, als hätte es in das Schlafzimmer geregnet. Ihr Atem pfeift. Ben betrachtet ihre Hand. Sie ist schmal. Die blauen Adern über den Knochen schimmern durch die Haut. Die Finger sind lang und alt. Auch wenn Ben sich den Nagellack wegdenkt, erinnert ihn nichts an Mamis Hand an Jonas' Hand. Jonas hatte junge, kurze Finger, und als Ben ihm damals im Krankenhaus die Hand gehalten hat, ist Jonas davon aufgewacht. Mami wacht nicht auf. Sie schläft. Und schwitzt. Und pfeift.

IN DER NACHT steht Ruth auf. Sie zieht einen Wintermantel an, holt sich aus der Küche ein scharfes Messer, geht in die Garage und schneidet in die Kofferraumabdeckung hinter der Rückbank ihres Wagens ein Loch mit einem Durchmesser von etwa fünf Zentimetern. Wenn sie die Fugendüse auf den Schlauch ihres Staubsaugers setzt, lässt sich der Schlauch durch das Loch vom Kofferraum aus zwischen die Rückbank und die Innenverkleidung der Karosserie stoßen. Das andere Ende des Schlauches müsste vor Ort mit mehreren Schichten Paketklebeband am Auspuff des Wagens befestigt werden. In der Tasche des Wintermantels findet Ruth einige zerdrückte Sonnenbilder und die verschmutzte Schleife, die sie dem Kranz zu Jonas' Beerdigung abgerissen hat. »In stillem Gedenken. Mami, Papi und Benjamin«.

VIERZEHN

»SEHT IHR MICH, GELIEBTER SIR?«, fragt Ben. »Ihr habt die Augen geöffnet und Euch bewegt. Seht Ihr mich?«
Ruths Augen brennen, und es dauert eine Weile, bis sie Ben erkennt. Er trägt eine ihrer bunteren Blusen, einen Gürtel um die Taille und weiterhin ein Paar Gartenhandschuhe. Er beugt sich über sie und spricht aus dem Mundwinkel. »Habt Ihr Hunger, Sir?«
Ruth verneint.
»Oder sonst einen Wunsch?«
Ruth krächzt, dass sie gerne erfahren würde, warum Ben sich verkleidet habe.
»Weil Ihr krank seid, Sir«, sagt Ben und zieht den antiken Stuhl zu sich heran, den er aus dem Wohnzimmer hochgeschleppt haben muss. »Uff, uff, uff!« Er hilft Ruth, sich aufzusetzen, und lobt sie: »Gut gemacht, Karl.«
Ruth braucht etwas, bis sie bereit ist, sich über Ben zu wundern: »Warum nennst du mich Karl?«
»Weil das dein Vorname ist.«
Es scheint ein Spiel zu sein. Ruth ist von ihrer Bereitschaft, sich darauf einzulassen, verblüfft. In der engen Welt ihres Fiebers empfindet sie es als Trost.
»Und wie lautet mein Nachname?«, fragt sie.
»Old Shatterhand«, sagt Ben. »Karl Old Shatterhand.«

Ben zeigt Mami sein Winnetoubuch, Band eins. Er hat mehrere Eselsohren hineingeknickt und zwischen einige Seiten die Schnipsel eines zerrissenen Kassenzettels gelegt. Er erklärt ihr, dass Karls Zunge im Kampf mit Winnetou verletzt worden sei, obwohl er Winnetou zuvor eine Haarlocke ab- und ihn von seinen Fesseln losgeschnitten habe. Es habe in fingerdickem Strahle geblutet, so dass Karl nicht mehr habe sprechen können. Er sei nur knapp dem Tode entronnen. Man habe ihn halb tot in den Pueblo am Rio Pecos gebracht, sein Körper habe nur noch aus Äther bestanden und gar nicht mehr aus durch die Sinne wahrnehmbaren Stoffen, man habe ihn auf ein Grizzlybärenfell gelegt und ihn mit einer bunt bestickten Indianerdecke zugedeckt.

»Der Arme«, lallt Mami.

»Die Schwester von Winnetou hat ihm aber Gesellschaft geleistet.«

»Das ist gut«, lallt Mami und schließt die Augen.

Ben sieht in ihr bleiches Gesicht, ohne zu blinzeln. Als sie eingeschlafen ist, riecht er an seinen Händen. Sie riechen wie immer.

»Wieheisdiswestevonwinnetu?«

Ben erschrickt: »Wie bitte?«

»Die Schwester von Winnetou. Wie heißt sie?«

Ben gibt Mami einen Kuss auf die Stirn.

»Nscho-tschi. Das heißt Schöner Tag. Die Sammetschwärze ihrer Augen ist dunkler als Nutella.«

Heiser lachend schläft Mami ein.

Als Ruth erwacht, ist sie allein. Der Schmerz zerrt an ihren Gliedern. Die Bettwäsche ist nassgeschwitzt. Ruth friert. Sie zieht sich die klamme Decke bis unters Kinn und lauscht auf das Röcheln aus ihrem wunden Hals. Das metallene Elend ihrer Angina erinnert sie an ihre Kindheit. Wenn sie krank war, saß der Papsch stundenlang an ihrem Bett.

»Hurra! Ein Steinbock!«
»Hast einen geschossen?«
»Sei nicht albern, Papsch! Der Steinbock ist das Zigarettenbildchen aus deiner doppelt Fermentierten.«
Das Bild, vom Cigaretten-Bilderdienst der Packung beigelegt, war in das Album *Aus Wald und Flur – Tiere unserer Heimat* einzukleben, zur Stärkung der tierlieben Wesensart des deutschen Volkes, denn: Was wir dem Tiere Gutes tun, adelt uns selbst.
»Jetzt fehlt mir nur noch das schlafende Füchslein von der Seite vierzig.«
Die Erinnerung flimmert vor Ruths Augen wie eine Chromolithographie in 25 Farben, von hell nach dunkel gedruckt. Im Einschlafen greift Ruth ins Leere. Sie glaubt, Bens Hand zu spüren. Sie liegt warm in ihrer Hand, als sei sie ein Teil von ihr. Bis gestern hat Ruth Bens bedingungsloses Vertrauen in sie entsetzt. Warum hat er nicht begriffen, dass eine Mutter nicht unbedingt die beste Gesellschaft für ihr Kind ist? Warum hat er nicht verstanden, dass Liebe grausam sein kann? Warum hat er die Gefahr, in der er sich befindet, nicht rechtzeitig erkannt? Warum hat er sich nicht in Sicherheit gebracht? Warum ist er geblieben? Nun würde sie ihn nicht mehr loslassen. Sie erinnert sich an den Tag seiner Geburt. Nachdem Hans und die schieläugige Hebamme aus dem Zimmer gegangen waren, formte Ruth ihre Hand zu einer Schale. Sie blies einen warmen Lufthauch hinein und beschirmte damit Bens kleinen Kopf. Flüsternd gab sie ihm ein Versprechen, dass sie nun halten würde.

Ben sitzt am Küchentisch und sucht gute Sätze in seinem Winnetoubuch. Karls Gerede über das Mustang- und Büffelfangen überblättert er, und die vielen »Hihihis« von Sam Hawkens ebenso. Er findet Brauchbares übers Essen und ziemlich viel mit Augen. »Dein Auge ist wie die Sonne, deren Wärme das harte Eis zerweicht und in erquickendes Wasser verwandelt.« – »Deine Augen sind gute Augen, und in deinen Zügen wohnt keine Unehrlichkeit. Ich glaube dir.« Ben findet auch »Seid ja herausgefüttert wie ein Gänserich, der zu Martini gebraten werden soll« gut, doch passt es nicht zu Mamis Anginagestöhne. Den Satz »Ihr Auge blieb mit einem feuchten Schimmer auf ihm haften, und endlich rollte ihr gar ein Tränentropfen über die Wange herab« unterstreicht er doppelt.

Als Ruth ihre Augen öffnet, sieht sie Ben an ihrem Bett stehen. Er hat sie offenbar beobachtet. Jetzt schlägt er sein Buch auf und liest: »Ich wollte zuweilen erfahren, wie es dir geht.«
»Naja«, krächzt Ruth stimmlos.
»Hast du Schmerzen im Munde?«
»Ja. Aber auch ziemlich großen Hunger.«
»Wirst du schlingen können?«
»Ich will es hoffen.«
»Bist du stets so hager gewesen wie jetzt?«
»Ben!«
»So steht es aber in dem Winnetoubuch.« Bevor Ben Ruth etwas zu essen gibt, flößt er ihr einige Löffel eines herzstärkenden Tonikums ein, dass ihr Hans zum letzten Muttertag geschickt hat. »So. Das hat dir wohlgetan.« Er deckt sie mit seinem mexikanischen Poncho zu und betupft ihre Stirn mit mehreren Papiertaschentüchern.
»Die sind von Omi«, sagt er.
»Wo hast du sie her?«
»Die hat sie mir geschenkt, als ich bei ihr zu Besuch war.«
»Du warst bei Omi zu Besuch?«
»Ja. Am Muttertag.«
»Und was habt ihr gemacht?«
»Gymnastik.«

Ben hat Mami Ochsenschwanzsuppe aus der Dose gekocht, eine echte, keine aus einem Puppenkaufmannsladen mit einem Zuckerstück darin. Die Suppe ist ihm gut gelungen, er ist ein Meister in der Zubereitung indianischer Speisen.
»Du brauchst feste Nahrung. Fleisch. Keinen Blumenkohl.«
Er pustet den Löffel kalt und hält ihn an Mamis Mund. Sie lächelt, obwohl ihr das Essen wehtut.
Nach der Suppe fragt Mami, ob Ben den Stecker einstecken könne. Jetzt braucht sie auch noch Strom für ihre Angina.
»Für die Heizdecke.«
»Ja, das muss heizen, das Fieber.«
Während Mami ihre Angina aufheizt, legt er ihr den Kopf seiner C-Flöte in die Hand. »Wenn du später was brauchst, brauchst du nur zu flöten.«
Dann kriecht er zu ihr unter den Poncho und sagt eine Zeitlang nichts. Der Rote schweigt überhaupt gern. Das behauptet Karl jedenfalls in seinem Buch.
Am Abend bringt er Mami einen Rest aufgewärmter Ochsenschwanzsuppe. Während sie isst, sitzt er auf dem antiken Stuhl und liest ihr aus dem Buch vor: »Wir werden dich sehr aufmerksam pflegen, damit du sehr schnell wieder gesund und kräftig wirst. Denn wer am Marterpfahle sterben soll, muss kräftig sein, sonst ist es keine Strafe für ihn. Als kranker, schwacher Mann sehr schnell zu sterben, das ist keine Strafe, und Nscho-tschi würde sich sehr freuen, wenn keine Qual es vermöchte, dir einen Laut des Schmerzes und der Klage zu entlocken. Mache mir diese Freude und stirb als ein Held!«
Ben lächelt mild, dann blättert er zu einem Eselsohr einige Seiten zuvor und liest voll Sanftmut: »Später bemerkte ich, dass ihr Auge, wenn sie sich unbeachtet glaubte, mit einem wehmütigen, still fragenden Blicke auf mir ruhte. Es schien, dass sie begann, mich zu bedauern. Ich hatte ihr also Unrecht getan, als ich annahm, dass sie kein Herz besitze.«

Einige Tage später hat sich Ruth so weit erholt, dass sie am Nachmittag aufstehen kann.
»Warst du eigentlich heute Morgen in der Schule?«
»Naja«, sagt Ben.
»Und in den letzten Tagen?«
Ben schweigt. Es befriedigt Ruth, dass nicht der geringste erzieherische Reflex sie in der Gewissheit stört, dass es mittlerweile völlig gleichgültig geworden ist, ob Ben zur Schule geht oder nicht.
»Egal«, sagt sie.
»Ehrlich?«, strahlt Ben.
»Du gehst doch sowieso nicht gerne hin.«

»Schwester-von-Winnetou-Ben?«, fragt Mami.
»Ja, Mami-Karl?«, sagt Ben.
»Möchtest du deine Ravioli aus der Dose essen?«
»Wieso?«, fragt Ben.
»Weil man das im Wilden Westen so macht.«
»Aber nur, wenn man sie vorher ins Feuer gehalten hat.«
»Das habe ich. Deshalb stellen wir sie auch auf ein Brettchen.«
Während Ben Ravioli schlingt und Mami an einem Zwieback knabbert, überlegen sie, wen sie martern könnten. Ben schlägt Herrn Behrends und Herrn Kießling vor. Mami ist einverstanden. Sie muss lange nachdenken, bis ihr jemand einfällt.
»Was hältst du von Rüdiger, dem Hund unserer Nachbarn?«
»Für ihn braucht man aber einen speziellen Hunde-Marterpfahl.«
»Vielleicht in der Form eines Hundeknochens.«
Ben schlägt noch Maren, die neue Frau von Pappi vor.
»Aber wir kennen sie doch gar nicht. Vielleicht ist sie ganz nett.«
»Sie ist schwanger«, sagt Ben. Weil Mami komisch guckt und

der zusätzliche Knochen aus ihrem Hals hervortritt, fügt er hinzu, dass es noch dauern werde und es außerdem eine Ehre sei, gemartert zu werden. Er blättert zu der Stelle, an der Nscho-tschi das Martern erklärt, und liest, sobald das Schauspiel beginne, stimme der Indianer am Marterpfahle einen Sterbegesang an, in welchem er seine Taten preise und die, die ihn marterten, verhöhne. Je größer die Schmerzen seien, die man ihm zufüge, desto größer die Beleidigungen, die er ihnen an den Kopf werfe.
Mami streicht mit zitternden Fingern über Bens Kopf. Es passt nicht gut zum Martern, ist aber schön.

Ben schläft jetzt in Ruths Schlafzimmer. Sie hat ihm Hans' Seite frisch bezogen und ihm erlaubt, seine Winnetoubücher ins Bett mitzunehmen. Sie nennen das Bett Wigwam. Abends liegen sie auf der Heizdecke und erzählen sich flüsternd Indianergeschichten.

In Mamis Bett wird die Sprache des Roten Mannes gesprochen. Hier sagen sie »Uff, uff, uff!«, wenn sie etwas erstaunt, »Howgh« zu allen möglichen Gelegenheiten und »Das hat wohlgetan, mein Bruder«, wenn ihnen danach ist. Erjagte Bärentatzen legen sie unter die Heizdecke, damit sie den gehörigen Hautgout bekommen und das Calumet rauchen sie mit gekreuzten Beinen im Schneidersitz.

Nach sechs Tagen fällt sulziger Schnee vom Himmel und verwandelt den Garten in eine schlammige Pfütze.
»Es ist kalt geworden, Benjamin«, sagt Ruth. Sie öffnet die Vorhänge.
»Wir sollten eine Beratnng abhalten«, sagt Ben, indem er sich neben sie stellt.
»Eine was?«

»Eine Beratnng. So steht das hier.«
Ruth fährt ihm mit der Hand durch die Haare. »Was meinst du, sollen wir fahren?«
»Willst du das Pueblo verlassen?«
»Den Pueblo.«
»Willst du den Pueblo verlassen?«
»Ja, mein Bruder. Es ist kalt geworden.«
»›So hat mein Bruder Old Shatterhand eine große Macht über die Herzen aller, mit denen er verkehrt.‹ Ben sucht nach einem Eselsohr im hinteren Teil seines Buches. »›Die Zeit rückte mit wahrer Schneckenlangsamkeit vor.‹ Nein, das passt nicht. Warte. Das hier. Das passt. ›Nach diesen Worten drückte er mich an sich und gab mir auf jede Wange einen Kuss. Sie aber reichte mir die Hand und sagte nur das eine Wort: Verzeih!‹«

DIE SCHEINWERFER VON MAMIS DAF lassen die reflektorbewehrten Pfosten erstrahlen, die entlang der Leitplanke an der Autobahn stehen. Hellgelb, lange nichts, dann wieder hellgelb und wieder lange nichts, dann noch mal hellgelb und wieder lange nichts und so weiter bis in die Schweiz, wo die Pfosten dann hoffentlich die Farbe wechseln.
»Brauchen wir noch lange?«
»Ja. Wir sind noch nicht einmal in Hannover.«

Ruths Erinnerung an die letzten Stunden ist lückenhaft. Zunächst befürchtete sie, mit Ben über die Menge des Gepäcks streiten zu müssen, doch dann erklärte er, dass sie eigentlich nichts bräuchten, und packte fröhlich eine kleine Tasche. Sie selbst nahm außer etwas Proviant nichts mit. Während Ben das Bett in ihrem Schlafzimmer frisch bezog, überprüfte sie

den Staubsaugerschlauch im Kofferraum ihres Wagens und legte eine zweite Rolle Paketklebeband ins Handschuhfach. Später aßen sie in der Küche eine Kleinigkeit. Das Radio spielte einen albernen Schlager, den Ben mitsang. Ein Hund wünschte sich eine Miezekatze. »Das ist Wum«, sagte Ben. Irgendwann trug Ruth etwas Wimperntusche auf, schminkte ihren Augen Lidschatten und bemalte ihre Lippen mit einem kirschroten Lippenstift, den sie anschließend ebenfalls ins Handschuhfach legte. Bens Ungeduld, sofort nach dem Essen aufzubrechen, lähmte sie. Während er im Wagen auf sie wartete, schlich sie durchs Haus und drehte zum bereits dritten Mal die Wärmeregler an den Heizkörpern herunter. Einem plötzlichen Drang folgend, ging sie in den Garten hinaus, erntete die Reste einiger Rhabarberpflanzen und stopfte sie in die Mülltonne. Schließlich sperrte sie die Haustür zu, warf den Schlüssel in Frau Knolls Briefkasten und überzeugte sich ein letztes Mal, jetzt aufbrechen zu müssen, da der nächste Schneefall ihr Vorhaben vereiteln würde. Wie betäubt steuerte sie den Wagen durch den Feierabendverkehr.
Seit sie auf der Autobahn sind, hat sich Ruth etwas beruhigt. Das endlose Band schwarzen Asphalts, das sich vor ihren Augen fortwährend erneuert, scheint keine Abweichung mehr zuzulassen. Ruth stellt das Denken ein.
»Was machst du?«
»Ich guck mir die Nummernschilder an und ob sie zu den Farben von den Autos passen.«
»Und? Passen sie?«
»Nein.«

Ben zählt, mit welcher Wahrscheinlichkeit die Autos auf der Autobahn weiß sind und welche Farbe am seltensten vorkommt. Die Wahrscheinlichkeit für Weiß ist hoch, und die seltenste Farbe ist Grün. Je dunkler es wird, desto mehr Last-

wagen müssen sie überholen. Jedes Mal, wenn das Brummen der Laster lauter wird, zuckt Mami zusammen. Nach einem besonders lauten Brummen wechselt sie auf die rechte Spur und fährt an der nächsten Ausfahrt auf einen Parkplatz.
»Jetzt lassen wir die dicken Dinger erst mal vorbeifahren.«
Sie essen belegte Brote und trinken heißen Kakao aus der Thermoskanne. Danach pinkeln sie ins Gebüsch und lachen über die knackenden Äste unter ihren Füßen.

An einer Baustelle staut sich der Verkehr. Ruth versucht, die christliche Botschaft im Rückfenster eines Wohnwagens zu entziffern, irgendetwas mit ewiger Barmherzigkeit. Eine kleine Bewegung würde ausreichen, um den Wagen zur Seite zu lenken. Sie würden über eine niedrige Böschung rutschen, den Ausläufer eines Ackers überqueren und über einen Wirtschaftspfad zur nächsten Landstraße gelangen. In einem Dorf würden sie nach dem Weg in die nächste Stadt fragen.
»Das kann dann ruhig mal weitergehen«, sagt Ben. Er beugt sich vor und versucht, das Fenster der Beifahrertür zu öffnen. »Das geht nicht runtergekurbelt. Das ist zugeklebt.«
»Ja«, sagt Ruth. »Ich weiß. Das soll so sein.«
Der christliche Wohnwagen setzt sich in Bewegung. Der Stau löst sich auf.

Wenn Ben seine Gedanken auf die Gegenfahrbahn lenkt, kann er die Autofahrer zwingen, ihr Fernlicht auszumachen. Werden seine Gedanken lahm, lassen die Autofahrer ihr Fernlicht an und blenden Mami. Dann hebt Mami eine Hand und beschattet ihre Augen. Manchmal greift sie auch an die Variomatik und verschiebt sie ein Stück. Sonst bewegt sie sich nicht. Sie sieht stumm in die Nacht, und Ben glaubt, sie blicke einen Spalt in sie hinein. Ab Bebra wird ihm langweilig. Er erinnert sich, dass er bei seinem letzten Mal in Bebra ein

Brot mit Schweinebraten und Glibber gegessen hat. Dann schläft er ein.

In Weil am Rhein verlässt Ruth die Autobahn, um abseits der großen Straßen die Grenze zu überqueren. Als sie am Übergang Riehen-Weilstraße ankommen, scheint er verlassen. Eine Zeitlang wartet Ruth vor dem Schlagbaum, dann fährt sie den Wagen an den Straßenrand. Im Schweizer Zollhaus brennt Licht. Ruth steigt aus, geht hinüber und klopft an die Tür. Nach einer Weile öffnet ihr ein Korporal des schweizerischen Grenzwachtkorps. Er trägt über seiner Uniform eine schwarze Pelerine. Er bittet Ruth, hereinzukommen. Er murmelt Unverständliches, dabei zeigt er auf einen verrußten Kochtopf, der auf einem Gasherd steht und in dem Erbsen in reichlich Mehl schwitzen. Mit einem Klappmesser rührt der Korporal durch den Topf, dann füllt er die Erbsen in zwei Schüsseln und schneidet einige Scheiben von einem Brotlaib. Er fordert Ruth auf, sich zu setzen. Er setzt sich ihr gegenüber und stellt das Radio an. In den Nachrichten wird der Tod des Verfassers der Anthropologia Helvetica gemeldet. Es folgt Blasmusik. Pausbäckige Trompetenklänge. Am Türstock lehnt ein Repetiergewehr. Ruth fragt sich, ob sie Angst vor dem Korporal haben sollte. Doch die Erbsen schmecken köstlich, und unter dem niedrigen Gebälk ist es angenehm warm. Nach dem Essen schiebt Ruth Bens und ihren Pass über den Tisch. Der Korporal fragt, wo sich der Bub befinde. Er schlafe im Auto, sagt Ruth. Der Korporal füllt einen Rest Erbsen in einen Plastikbehälter, verschließt ihn und stellt ihn vor Ruth auf den Tisch. Dann drückt er einen Stempel auf die dafür vorgesehenen Seiten in Bens und Ruths Pass und wünscht: »E guete Zit in dr Schwiz.«
Bei einem Blick in den Rückspiegel sieht Ruth, dass der Korporal den Schlagbaum, den er Barriere nennt, wieder her-

untergelassen hat. Er verschwindet im Zollhaus und löscht das Licht. Die Finsternis, die sich ausbreitet, verschluckt das Land, das sie soeben verlassen haben. Nur eine vage Schwärze bleibt zurück, die Ruth bald vergessen wird. Auf der Rückbank schläft Ben. Er schnauft voll Zuversicht. Ruth zählt seine Atemzüge.

An der ersten Raststätte nach Basel fährt sie ab, betankt den Wagen und parkt ihn in der Nähe des Restaurants. Sie weckt Ben und fragt ihn, ob er jemals mitten in der Nacht eine Bratwurst gegessen habe.

»Wieso?«

»Weil wir das jetzt machen.«

»Wirklich?«

»Bratwürste sind in der Schweiz besonders lecker.«

»Wir sind schon in der Schweiz?«

»Ja.«

»Über die Grenze rüber?«

»Ja.«

»Und krieg ich die Wurst auch mit Ketchup?«

»Natürlich. Und mit Erbsen, wenn du möchtest.«

Ben verrät nicht, dass er eigentlich noch immer Vegetarier ist. Er kann ja eine Pause einlegen und morgen damit weitermachen. Ein paar Mal stampft er mit den Füßen auf, um wirklich in der Schweiz anzukommen. Er hat die Grenze verpasst und fühlt sich noch nicht ganz im Ausland. Schließlich folgt er Mami über den Parkplatz und betritt mit ihr das im Neonlicht strahlende Restaurant.

Ein Kellner führt sie an einen Tisch. Sein Deutsch klingt schlimmer als Süddeutsch, doch die Wurst, die er serviert, ist lecker. Sie ist innen fast weiß, und es gibt sie mit einem Stück Rösti, das die Erbsen, die Mami ihm anbietet, entbehrlich macht.

»Das Rösti ist eine Art Kartoffelpuffer.«
Die Wurst schmeckt, als habe die Kuh, aus der sie gemacht ist, sehr viel Milch getrunken. Der Puffer ist ebenfalls gut, und auf den Servietten blüht das Edelweiß. Mami trinkt einen schwarzen Kaffee. Zum Nachtisch kauft sie Ben ein Stück Matterhornschokolade.
»Ds'Hore«, sagt Ben.
»Ja«, lacht Mami.
In der Schokolade sind kleine Gletscher, die an Bens Zähnen kleben bleiben.
»Ich habe übrigens die Schokolade aufgegessen.«
»Welche Schokolade?«
»Die für den Nusskuchen gefehlt hat, den wir für Chrisse gebacken haben.«

IM MORGENGRAUEN ERREICHEN SIE die Ortschaft Täsch. Die Wolken hängen tief ins Tal. Ruth fährt langsam, um im Nebel nicht die Orientierung zu verlieren. Hinter einer kleinen Kirche in der Ortsmitte biegt sie in einen Schotterweg ein, der sie auf eine der höher gelegenen Wiesen führt. Diesen Weg muss vor langer Zeit Herr Maximilian mit der Limousine der Tante genommen haben.
»Dort oben ist Schluss«, sagt Ruth. »Weiter sind Autos nicht erlaubt.«
Sie gibt Gas, um eine letzte Steigung zu überwinden, weicht einer Pfütze aus, in der sich der trübe Morgen spiegelt, und erreicht zuletzt die Wiese, von der sie annimmt, dass sie sie seit Ewigkeiten kennt. Sie parkt den Wagen und stellt den Motor ab.
»Die Pfosten sind in der Schweiz auch hellgelb«, sagt Ben.
»Tatsächlich? Und ist das gut?«

»Ja. Ganz gut.«
Die Berggipfel verlieren sich im Dunst.
»Was hältst du davon, wenn wir etwas schlafen? Danach sehen wir weiter.«
»Ist gut«, sagt Ben.
Wir sind durch Zufall geboren und werden sein, als wären wir nie gewesen. Der Atem in unserer Nase ist Rauch, und das Denken ist ein Funke, der vom Schlag des Herzens entfacht wird. Verlöscht er, dann zerfällt der Leib zu Asche, und der Geist verweht wie dünne Luft. Unser Leben geht vorüber wie die Spur einer Wolke und löst sich auf wie ein Nebel, der von den Strahlen der Sonne verscheucht wird, und keiner kommt zurück. Zu mehr hat meine Phantasie nie gereicht, denkt Ruth.

ALS RUTH AUFWACHT, IST SIE ALLEIN. Ben steht etwa zwanzig Meter entfernt am Rand der Wiese und starrt in einen Abgrund. Er hat den Staubsaugerschlauch aus dem Loch im Kofferraum gerissen. Er schleudert ihn empor und lässt ihn über seinem Kopf wirbeln. Der Schlauch schlägt gegen seinen Hals, und Ben schreit auf. Er wirft den Schlauch erneut in die Höhe. Seinem Gesicht gefährlich nah, steigt der Schlauch auf, flattert zunächst, schwingt bei der nächsten Drehung jedoch gleichmäßig über seinem Kopf und beschreibt einen vollendeten Kreis. Namenloser Ärger pocht in Ruths Schläfen. Sie rutscht auf den Beifahrersitz und will die Autotür aufstoßen. Doch in diesem Moment setzt ein Heulen ein, das gellend durch das Tal jagt und von den Felsen zurückgeworfen wird. Dazu brüllt Ben wie ein Wahnsinniger.
Ruth presst die Hände auf ihre Augen. Blitze zucken über ihre

Netzhaut. Ihr Kiefer verkrampft sich, und sie schmeckt Blut. Als sie die Augen wieder öffnet, sieht sie einen Riss durch die Landschaft gehen. Die Wiese bricht auf. Steinmassen schieben sich ineinander, uraltes Sediment drängt an die Oberfläche und zermalmt die Felsen. Die Landschaft faltet sich, schichtet sich neu. Graue Klumpen werden durch die Luft geschleudert, sie krachen gegeneinander und bersten. Schächte klaffen auf, Spalten und Schründe. Aus dem Himmel tost es. Das Gebirge stürzt ein. Das Land verschlingt es. Was bleibt, ist eine Schotterhalde, die, murmelnd mit sich selbst beschäftigt, sich allmählich verflüssigt. Aus den Trümmern entsteht eine endlose, spiegelglatte Fläche, die unmerklich auf und ab wogt. Es ist das Tethys-Meer, aus dem dieses Land einst entstanden ist. Am Horizont zerfließt es ins Nichts.

Ruth zwingt sich zur Vernunft. Du bist im Gebirge, weil du hier vor langer Zeit einmal sicher gewesen bist. Du befindest dich auf der Montanstufe. Nadelgehölze. Tannengrün, Fichtengrün, Kieferngrün. Hier gibt es kein Meer. Hier gibt es nur Bäume, Wiesen und Gestein. Du hast deinen Tod und den Tod deines Kindes geplant. Du hast alles vorbereitet. Du benötigst nur noch den Staubsaugerschlauch, den dein Kind dort vorne durch die Luft wirbelt.

Ben fängt den Schlauch ein. Er lässt ihn fallen und rennt lachend zum Wagen zurück. Er wirft sich auf den Fahrersitz und sagt: »Luftmusik!«

Ruth ist unfähig, zu sprechen. Der Himmel reißt auf, das Licht der Sonne trifft auf den Rückspiegel. Die Reflexion blendet Ruth.

Mit der Luftmusik, die in die Höhe geflogen ist, hat Ben gewusst, dass er Mami endlich davon erzählen muss. Er verknotet seine Finger zu einem Knäuel und macht einen wohl groschengroßen Fleck in die Unterhose. Er sieht Mami nicht an, sondern fixiert den Rand der Wiese, die vor ihm liegt: »Jonas hat geglaubt, dass die toten Menschen, die in den Himmel kommen, weiße Krankenhauskittel anhaben, wie Gott, nur kürzer. Wenn die Menschen gestorben sind, zieht Gott sie lang, bis sie wie Raketen aussehen. Dann bläst er Wind in ihre Kittel, und die Menschen fliegen davon. Sie steuern mit den Schultern. Und erst wenn die Menschen auf ihrer Wolke angekommen sind, lässt Gott sie schrumpfen, bis sie wieder normal aussehen, nur bisschen durchsichtig. Jeder tote Mensch hat im Himmel eine eigene Wolke. Wenn er ankommt, ist sie schon eingerichtet. Mit einem Tisch, einem Stuhl, einem Regal und einem Kühlschrank, alles aus Wolke und deshalb weiß. Es gibt kein Bett. Die Menschen legen sich einfach in die Wolke. Sie ist weich genug. Und es gibt keine Heizung. Die Sonne scheint den ganzen Tag, und die Wolke ist immer warm. Weil die Wolken kein Geländer haben, fällt manchmal ein Mensch runter. Dann zieht Gott ihn wieder lang, und er kann zurückfliegen, oder er lernt auf anderen Wolken andere tote Menschen kennen. Wenn die Menschen Hunger haben, essen sie etwas von der Wolke, das wächst dann nach. Was Jonas nicht wusste, ist, wie tief man in einer Wolke einsinkt und ob man Lego-Steine, die man dort verloren hat, wiederfindet. Als ich Jonas gesagt habe, dass in den Wolken der Wind 250 Stundenkilometer schnell ist und dass es dort kalt ist, bis 30 Grad unter null, hat er gesagt, dass ich mir das ausdenke. Er hat geglaubt, dass man, wenn man nicht möchte, dass man stirbt, nicht einschlafen darf. Deshalb hat er wahrscheinlich versucht, wach zu bleiben. Er hat es aber nicht geschafft.«

Erst jetzt traut sich Ben, Mami anzusehen. Sie weint wie verrückt. Literweise rinnen ihr die Tränen übers Gesicht, und es dauert lange, bis sie genug Luft bekommt, um zu fragen: »Wann hat dir Jonas das gesagt?«

»Als wir uns das letzte Mal gesehen haben. Im Krankenhaus. Als ich seine Hand halten musste.«
Mamis Augen zittern und tropfen aus den Rändern.
»Hat er noch etwas gesagt?«
»Ja, dass er vor Gott keine Angst hat.«

Als Ruth aus dem Fenster sieht, liegt das Meer wieder vor ihr. Es ist nun vollkommen still. Es breitet sich aus wie ein unmögliches Versprechen.
Ruth traut ihm nur vorläufig. Doch sie reißt das Paketklebeband von den Fenstern und kurbelt sie hinunter. Während sie das klebrige Knäuel ins Handschuhfach stopft, zieht Ben eine Puppe aus seiner Tasche. Er setzt sie aufs Armaturenbrett und schlägt ihre Beine übereinander.
»Was ist das?«, fragt Ruth.
»Das ist der Mark-Spitz-Ken. Den hat mir Jonas zurückgegeben. Ich muss ihm aber noch einen Schnurrbart anmalen. Den habe ich vergessen, und den braucht er zum Schwimmen, obwohl er jetzt Zahnarzt ist.«
Ruth reicht Ben ihren kirschroten Lippenstift aus dem Handschuhfach. Sie sieht auf das Meer hinaus und fragt sich, was man außer einem Schnurrbart wohl noch zum Schwimmen brauchen könnte. Langsam fließt das Wasser ab. Das Meer verrinnt. Aus seinem Grund erheben sich die Berge wie gekrümmte Rücken. Die Täler schneiden ins Land. Darüber steht der Himmel, die Wolken zerzaust.

»Ich kann übrigens Auto fahren«, sagt Ben. »Gang rein, Schulterblick, langsam aufs Gas, von der Kupplung runter, wenn es eine gibt, und blinken.«
»Und wohin fahren wir?«, fragt Mami.
»Wohin sollen wir denn?«
»Wohin du magst.«

»Wenn wir ans Meer kommen, müssen wir aber eine Færge nehmen.«
»Ja«, sagt Mami. »Das müssen wir wohl.«